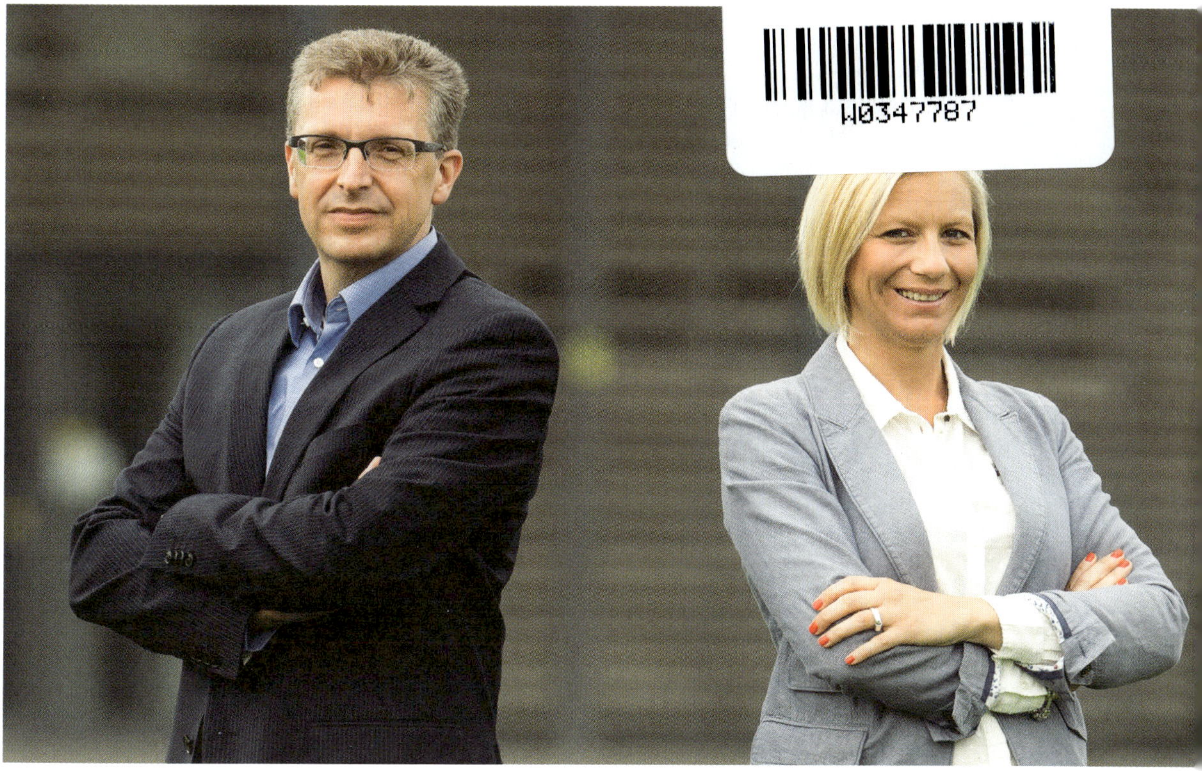

Frank Fligge (M. A.) arbeitete nach dem Germanistik- und Politik-Studium 25 Jahre lang in unterschiedlichen Funktionen als Journalist und in Verlagen – u. a. war er Stellvertretender Chefredakteur der Westfälischen Rundschau und verantwortete bei der Funke-Mediengruppe als Mitglied der Geschäftsführung NRW das redaktionelle Qualitätsmanagement sowie die Produktentwicklung. Als Gastdozent an der Business and Information Technology School (BiTS) in seiner Heimatstadt Iserlohn gibt er seine Erfahrungen an den journalistischen Nachwuchs weiter. Darüber hinaus hat er sich als Autor/Koautor einiger Bücher über Borussia Dortmund („Die Akte Schwarzgelb", „Jetzt muss ein Wunder her : Die 25 größten Spiele im Fußball-Tempel des BVB", „Gelbfieber: Wie Dortmund Fußball-Hauptstadt wurde") einen Namen gemacht. Inzwischen arbeitet er als Kommunikations-/Dialogberater und Moderator. Er lebt mit seiner Familie in Dortmund.

Jola Jaromin-Bowe ist diplomierte Oecotrophologin und Gründerin von „foodcoaching.de". Mit dem von ihr entwickelten Konzept, das auf wissenschaftlichen Grundlagen aufbaut, berät und therapiert sie bereits seit 1999 Klienten in allen Bereichen der Ernährung. Ihre Spezialgebiete sind der Amateur- und Leistungssport sowie die Therapie ernährungsbedingter Erkrankungen und Intoleranzen. Jola Jaromin-Bowe verfügt über jahrelange Erfahrung als Dozentin des Deutschen Turner- und des Deutschen Olympischen Sportbundes sowie der Deutschen Hochschule für Prävention und Gesundheit. Sie wirkte als Ernährungsexpertin bei verschiedenen TV-Formaten wie „The Biggest Loser" und der „WDR Servicezeit" mit. Zudem veröffentlichte sie zahlreiche Beiträge in Fachmagazinen und trat als Gastautorin von „Der Anti-Diät-Club" und als Autorin des Präventionskonzeptes „E.L.A.N." in Erscheinung. Dem „foodcoaching"-Konzept liegt ihr Bestreben zugrunde, alle Aspekte einer bedarfsgerechten und gesunden Ernährung wieder in eine alltagstaugliche und zeitlos umsetzbare Form zu bringen.

Frank Fligge - Jola Jaromin-Bowe

ENTSCHEIDEND IST AUF'M TELLER!

systemed

Redaktion: systemed Verlag, Lünen
systemed GmbH, Kastanienstr. 10, 44534 Lünen
Lektorat: Susanne Bader, Weißach

Fotografie: Studio Reiner Schmitz, München, Seiten 20, 25, 26, 50-55, 66-71, 84-87, 105-109, 116, 123, 125-126, 133, 135, 137, 139, 141, 143, 145, 146-147, 149, 153, 156-157, 179-181, 185, 192-193, 195-226
Alexandre Simoes, Seiten 7, 10, 12, 40-45, 48, 56-64, 72-81, 88-99, 103, 130-131, 132, 134, 136, 139, 140, 142, 144, 146, 148, 150, 152, 154, 157, 160-172, 174-175, 187-189
Monika Sandel, Seiten 30-37
Sascha Fligge, Seiten 110-115, 117, 119
Shotshop GmbH, Seiten 23, 121, 151, 155, 228
Fotolia.com, Seiten 127, 194, 227
Philip Scheding, Dortmund, Seiten 232-233

Foodstyling: Marcel Sumpf, München

Umschlaggestaltung: Hauptmann & Kompanie Werbeagentur, Zürich
Lars Hohmann, Dortmund
WDD Dr. Faltz, Stute & Partner GmbH, Dortmund
Satz: WDD Dr. Faltz, Stute & Partner GmbH, Dortmund

Druck: Florjancic Tisk d.o.o., Slowenien
ISBN: 978–3-95814–040–0

2. Auflage

Frank Fligge - Jola Jaromin-Bowe

ENTSCHEIDEND IST AUF'M TELLER!

Das BVB-Prinzip für optimale Fitness und maximale Energie.
72 Rezepte und **Ernährungspläne**.

systemed

„HIER WIRD VEREINS-FAMILIE LEBENDIG“

BVB-NACHWUCHSKOORDINATOR LARS RICKEN ÜBER KARRIERETRÄUME, HARTE ARBEIT UND DIE TOLLE EIGENDYNAMIK, AUS DER HERAUS DIESES BUCH ENTSTAND.

EIN BALL. ZWEI TORE.

Eine Wiese. Oder ein Ascheplatz. Oder ein asphaltierter Hinterhof mit der Gelben Tonne als rechtem und der Biotonne als linkem Pfosten. Egal. Viel mehr braucht es nicht, um bei Millionen Jungen und längst auch Mädchen in Deutschland die Augen zum Leuchten zu bringen. Die allermeisten von ihnen kicken „just for fun“, aus Spaß an der Bewegung und am sportlichen Wettkampf. „Drei Ecken – ein Elfer“ und „Nächstes Tor entscheidet“: Das jahrzehntealte Regelwerk gilt dabei auch heute noch.

Viele junge Fußballer eifern aber auch großen Vorbildern nach: Marco Reus, Mats Hummels, Thomas Müller, Toni Kroos oder internationalen Stars wie Cristiano Ronaldo, Lionel Messi, Neymar ... Sie träumen davon, selbst einmal Profi zu werden, bei einem großen Klub und in der Nationalmannschaft zu spielen, Titel und Pokale zu gewinnen und – ja, auch das – viel Geld zu verdienen.

Nur für ganz wenige erfüllt sich dieser Traum.

Das liegt nicht etwa daran, dass es einen Mangel an talentierten Spielern gäbe. Wahrlich nicht. Es liegt vielmehr daran, dass zu einer erfolgreichen Karriere als Fußballprofi so viel mehr gehört als nur Talent. Deshalb sind es oft ja auch gar nicht die Superdribbler, die als Zehn- oder Zwölfjährige ihren Gegnern die Beine verknotet haben, die es dann im Übergang vom Nachwuchs zu den Profis tatsächlich schaffen. Sondern diejenigen, bei denen die Summe aus vielen Faktoren stimmt – darunter auch ein Faktor, auf den niemand Einfluss hat: Glück! In ganz jungen Jahren den richtigen Trainer zu haben, der Talente vor allem fördert, statt sie zu früh zu sehr zu fordern. Zum richtigen Zeitpunkt am richtigen Platz zu sein. Manch einer trumpft ausgerechnet an jenem Tag groß auf, an dem der Auswahltrainer unter den Zuschauern ist oder der Talent-Scout vom benachbarten Profiklub – während der talentiertere Teamkollege Grippe hat und mit Fieber im Bett liegt.

„Da machste nix!“, sagt man bei uns im Ruhrgebiet.

Allerdings: Die Zahl der Fußballprofis, die vor allem Glück hatten, ist verschwindend gering. Sie dürfte im Promillebereich liegen. Der Regelfall ist ein anderer. Der Regelfall sind junge, talentierte Spieler, die bereit sind, schon in sehr jungen Jahren hart und diszipliniert zu arbeiten und dem Sport alles andere unterzuordnen. Wer heute im Alter von 35 Jahren eine erfolgreiche Fußballkarriere beendet, hat im Regelfall 25 sehr anstrengende Jahre hinter sich. Denn wer heute als Acht- oder Neunjähriger zu einem Klub wie Borussia Dortmund kommt, zum FC Bayern München, VfB Stuttgart oder SC Freiburg, der entscheidet sich für eine Kindheit und Jugend auf dem Fußballplatz. Drei-, vier-, fünfmal pro Woche Vereinstraining; dazu Spiele oder Turniere am Wochenende; dazu für viele Auswahltraining auf Kreis-, Verbands- oder sogar DFB-Ebene; dazu Spiele mit Kreis-, Verbandsauswahl oder

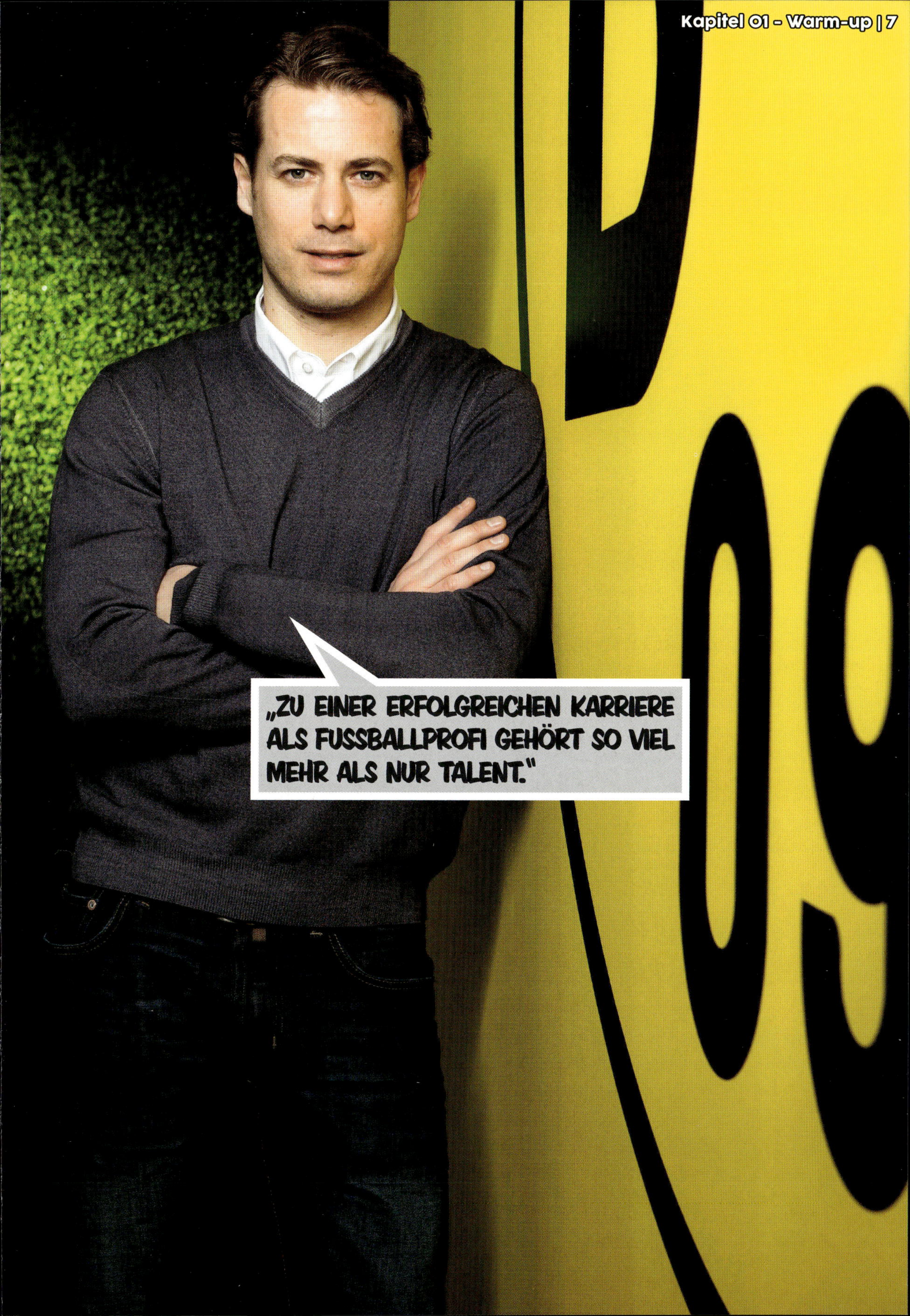
„ZU EINER ERFOLGREICHEN KARRIERE ALS FUSSBALLPROFI GEHÖRT SO VIEL MEHR ALS NUR TALENT."

Nationalmannschaft – und, als Krönung, in den älteren Nachwuchsjahrgängen vielleicht sogar Europa- und Weltmeisterschaften. Die Saison im Nachwuchsbereich ist lang. Sie reicht bis weit in den Sommer hinein. Wenn die Profis längst ausgeruht aus dem Urlaub zurück sind und mit ihrer Vorbereitung auf die nächste Spielzeit beginnen, gehen die höheren U-Teams gerade in die entscheidende Meisterschafts- oder Turnierphase. Das ist ein mehr als sportliches Programm, das wir unseren jungen Kickern abverlangen und dabei nie vergessen dürfen: Sie gehen auch noch zur Schule. Sie müssen auch und vor allem dort ihre Leistung bringen und einen qualifizierten Abschluss schaffen, damit ihnen die Türen zu beruflichem Erfolg auch dann offen stehen, wenn sie keinen Profi-Vertrag erhalten. Zur Erinnerung: Selbst bei großen Klubs mit professionellen Strukturen schaffen die meisten Talente am Ende nicht den Sprung zum Stammspieler in der Bundesliga. Viele aber finden ihr sportliches Glück in Liga 2 oder 3. Und für ausnahmslos a l l e gilt, dass sie in der Nachwuchsabteilung von Borussia Dortmund mindestens eine wertvolle Schule fürs Leben durchlaufen. Ganz nebenbei: Über eine 40-Stunden-Woche können sie nur müde lächeln.

Wir erwarten viel von unseren Talenten.

Wir bieten ihnen aber auch viel. Nicht nur im BVB-Jugendhaus, in dem knapp zwei Dutzend junge Spieler unter 24-Stunden-Rundum-Betreuung wie in einem Internat leben. Nicht nur mit unseren Fußballschulen, an denen Jahr für Jahr mehrere Tausend Kinder teilnehmen. Nicht nur durch unsere enge Kooperation mit Dortmunder Schulen. Wir legen auch großen Wert auf die Persönlichkeitsentwicklung unserer Talente. Wir vermitteln ihnen Werte wie Respekt und Rücksichtnahme, von denen wir glauben, dass sie im Sport, aber auch im Leben ganz allgemein unverzichtbar sind. Wir erziehen sie zu Weltoffenheit und Toleranz. Nach dem Training schauen wir gemeinsam mit den Nachwuchsmannschaften Theaterstücke an, die gesellschaftliche Probleme wie Fremdenfeindlichkeit und Homophobie thematisieren. Wir geben den jungen Spielern Tipps und Ratschläge für den richtigen Umgang mit sozialen Medien.

Wir tun das alles, weil wir wissen, dass es zum Gesamtpaket eines Fußballers heute dazugehört. Aber auch, weil wir uns der Vorbildfunktion und der gesellschaftlichen Verantwortung bewusst sind, die gerade die Nachwuchsabteilung von Borussia Dortmund hat. Talentförderung hatte beim BVB immer einen besonders hohen Stellenwert. Nicht zuletzt, weil dem Klub in seiner langen und erfolgreichen Geschichte zumeist das Geld fehlte, um teure Topspieler zu kaufen. Vielleicht geht die konsequente Nachwuchsarbeit in letzter Konsequenz aber sogar auf die Gründungsgeschichte zurück. Borussia Dortmund wurde am 19. Dezember 1909 eben nicht in ordentlicher Sitzung von einem Kreis ehrenwerter Herren im gesetzten Alter gegründet, sondern aus einer spontanen Protestaktion heraus von ein paar aufmüpfigen Jungs, die selbst kaum erwachsen waren.

Fakt ist: Das alles wäre nicht möglich ohne die vielen engagierten Trainer, Betreuer und Helfer und ohne unsere tollen Eltern, die immer da sind, wenn sie gebraucht werden und die auch familiär vieles dem Fußball unterordnen. Dass sie alle zusammen – Trainer, Eltern und Spieler – jetzt auch noch ein Ernährungskonzept für die Nachwuchsabteilung entwickelt haben, das auf neuesten sport- und ernährungswissenschaftlichen Erkenntnissen basiert, macht mich als Nachwuchskoordinator gleichermaßen sprachlos wie stolz. Plötzlich trifft man sich nicht nur auf dem Trainingsplatz oder auf der Tribüne, sondern privat in der Küche, um Rezepte nachzukochen, aufzuschreiben – und heckt miteinander die Idee zu einem Buchprojekt aus. Eine tolle Eigendynamik rund um ein Thema, das in der Entwicklung junger Sportler eine ganz zentrale Rolle spielt: richtige, leistungsfördernde Ernährung.

„Dieses Buch ist deshalb nicht nur ein Koch- und Rezeptbuch, das Appetit machen soll und Lust darauf, sich selbst intensiver damit zu beschäftigen, was man tagtäglich isst und trinkt. Es ist nicht nur ein Ratgeber für junge Ballsportler und ihre Eltern. Es ist auch ein Miteinander-Buch. Ein Buch, das beweist, dass ein Fußballverein bei aller Professionalität in den Strukturen losgelöst von Ergebnissen, Erfolgen und Misserfolgen am Ende immer auch eines ist: eine starke Gemeinschaft, ein Stück Familie."

ECHTE LIEBE GEHT

AM ANFANG WAR DER BALL. DER POWERPOINT-VORTRAG KAM ERST VIEL SPÄTER. SEIN TITEL KLANG WENIG SPEKTAKULÄR: DIE RICHTIGE ERNÄHRUNG.

Doch in der Nachwuchsabteilung des Fußballbundesligisten Borussia Dortmund löste er dieselbe durchschlagende Wirkung aus wie ein Pass in die Nahtstelle der gegnerischen Abwehrkette. Er wirkte wie ein Stein, der ins Wasser plumpst und Kreise zieht. Kleine erst, dann immer größere.

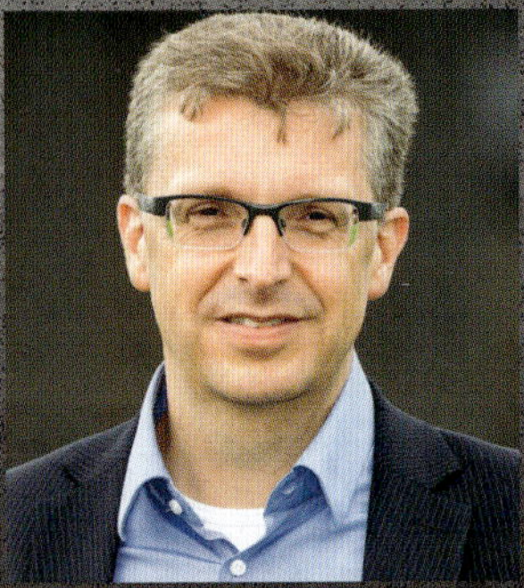

Plötzlich sprachen Trainer, Spieler und Eltern beim BVB nicht länger nur über „Doppel-Sechs", über „echte oder falsche 9", über „4-2-3-1 oder 4-4-2 mit Raute", sondern über Einfach- und Mehrfachzucker, über gesättigte und mehrfach ungesättigte Fettsäuren. Über bedarfsgerechte Ernährung und ihre Leistung steigernde Wirkung. Darüber, was man essen sollte und was besser nicht. Darüber, wann man was essen sollte und wann besser nicht. Und was das alles mit Knochenbildung, mit Muskelwachstum, mit Verletzungsprophylaxe und schnellerer Regeneration zu tun hat. Letztlich also auch: mit besser oder schlechter kicken. Mit gewinnen oder verlieren!

MIT EINEM MAL WUCHS DIE ERKENNTNIS, DASS ...

BVB-Legende Adi Preißler zwar Recht hatte, als er einst feststellte: „Entscheidend ist auf'm Platz!" Dass auf'm Teller aber mindestens genauso wichtig ist.

Fortan trafen sich Nachwuchskicker und Nachwuchskicker-Eltern zum Kochen. Sie recherchierten Rezepte und probierten sie aus – unter Anleitung eines Ernährungsberaters. Sie komponierten eigene Müsli-Riegel und mixten eigene Energiedrinks. Sie stellten fest, dass vieles, was schmeckt, die Leistungsentwicklung bremst. Und dass vieles, was gesund und leistungsfördernd ist, trotzdem schmeckt – ihnen obendrein jede Menge Power gibt und den Turbo in ihnen zündet. Dass also die richtige Ernährung kleine Leistungsexplosionen auslösen kann. Inzwischen gibt es BVB-Rezeptsammlungen und Ernährungsworkshops. Das Nachwuchsthema ist bei Borussia Dortmund zum Klubthema geworden. Die Welle ist übergeschwappt. „Echte Liebe" geht jetzt auch durch den Magen

AM ANFANG WAR DER BALL.

Die Idee zu diesem Buch kam viel später. Auch sie erwuchs aus der Nachwuchsabteilung heraus und zeigt, wie ein kleiner Impuls etwas Großes auslösen kann. Das Ergebnis ist kein Experten- und Wissenschaftlerbuch, sondern eines von Fußballern für Ballsportler, bei dem Experten und Wissenschaftler mitspielen durften. Ein Buch von Familien für Familien. Es ist Ratgeber, Schlaumacher- und Kochbuch. Es ist Fußball-, Geschichten-, Fußballgeschichten- und nicht zuletzt ein Bilderbuch. Denn schließlich isst das Auge auch mit. Auf'm Platz – und auf'm Teller!

Ich wünsche Ihnen viel Spaß. Beim Lesen und beim Anschauen. Beim Nachkochen und beim Essen. Und ich wünsche Ihnen den gleichen Erkenntniszugewinn, den ich selbst bei der Arbeit an diesem Buch hatte: Dass es sich lohnt, ein wenig genauer darauf zu schauen, was man isst. Auch wenn man selbst keine sportlichen Ambitionen verfolgt.

Frank Fligge

DURCH DEN MAGEN

Mit einem
Mal wuchs die
Erkenntnis,
dass BVB-Legende
Adi Preißler
zwar Recht hatte,
als er einst
feststellte:
„Entscheidend ist
auf'm Platz!"
Dass auf'm Teller aber
mindestens genau-
so wichtig ist.

„WIR HABEN EINEN NERV GETROFFEN!"

Matthias Röben ist ein Fels. Gar nicht einmal physisch – da gibt es durchaus noch eindrucksvollere Figuren. Aber als Person und als Persönlichkeit. Da steht Röben so unverrückbar im Leben wie der Mount Everest im Himalaya. Der Diplom-Pädagoge hat so viel erlebt in seiner Berufslaufbahn, dass ihn nichts mehr schockt und erst recht nichts umwirft. Als Straßensozialarbeiter hatte Röben mit rechtsradikalen und mit gewaltbereiten Jugendlichen zu tun. In Griechenland leitete er einige Jahre lang ein Wohnprojekt, das straffälligen Teenagern eine allerletzte Chance bot.
Seit dem 1. Januar 2014 arbeitet Matthias Röben – wenn man so will – wieder in einem Wohnprojekt. Nur suchen die jungen Menschen hier nicht ihre „allerletzte", sondern ihre ganz große Chance. Hier – im topmodernen Nachwuchszentrum des Fußballbundesligisten Borussia Dortmund; einer Art Fußballinternat, in der knapp zwei Dutzend hochtalentierte Kicker leben, die nicht Montag, Dienstag, Mittwoch, Donnerstag, Freitag „mal eben" zum Training fahren können. Junge Fußballer aus Mainz und aus Japan, aus Hannover, Freiburg, Dänemark und Slowenien.

Zusammengeführt hat sie derselbe Kindheitstraum: Fußballprofi zu werden! Doch im Gegensatz zu Millionen anderen Kindern, die diesen Traum ebenfalls träumen, „wissen die Jungs hier, dass sie unmittelbar vor dem letzten und entscheidenden Schritt stehen. Dass sie wirklich die Chance haben, es zu schaffen. Und entsprechend leben sie auch danach".

Sercan Engin könnte der Sohn von Matthias Röben sein. Locker sogar. Die beiden trennen 27 Jahre. Aber viel mehr als sie trennt, eint sie. Die Liebe zum Sport ganz allgemein – Röben ist früher Marathon gelaufen, Engin hat an der Deutschen Sporthochschule in Köln studiert. Die Liebe zum Fußball im Besonderen. Röben hat früher selbst gespielt. Bis zur Landesliga. Engin spielt in der Bezirksliga. Den Traum von der Profikarriere hatte der eine nie so wirklich – beim anderen ist er ausgeträumt. Heute treibt sie die Freude daran, den Traum bei anderen, jüngeren weiter leben zu lassen. Engin gehört zum Trainerstab der BVB-Nachwuchsabteilung. Er kennt die leuchtenden Augen der Zehn- und Elfjährigen, wenn sie von Lionel Messi und Marco Reus schwärmen. So richtig in seinem Element ist Sercan Engin, wenn die Jungs von ihm wissen wollen, wie „der Cristiano Ronaldo so einen Körper haben und warum der Pierre-Emerick Aubameyang so unfassbar schnell sein kann". Denn dann geht es – auch – um die richtige Ernährung.

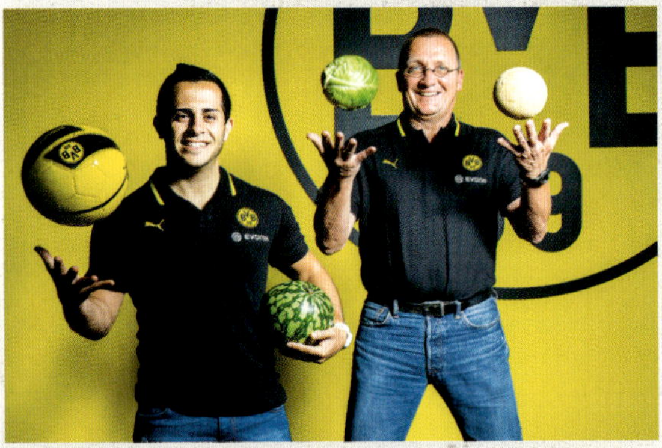

DIE NACHWUCHSABTEILUNG VON BORUSSIA DORTMUND HAT EIN ERNÄHRUNGSKONZEPT ERARBEITET. WARUM – UND WIE KAM ES DAZU?

Matthias Röben: Wir führen monatlich eine Fortbildung für alle Trainer von der U9 bis zur U19 durch. Da kann es inhaltlich mal um die Rhetorik und Kommunikation in der Kabine gehen, mal um neue spieltaktische Entwicklungen. Weil ich wusste, dass Sercan sich im Rahmen seines Sportstudiums intensiv mit Aspekten wie Personal Training und Ernährung beschäftigt und Workshops besucht hat, habe ich ihn gebeten, eine dieser Fortbildungen zu aktuellen ernährungswissenschaftlichen Erkenntnissen zu machen. Etwa zu Fragestellungen wie: Was sollte ein Spieler wann gegessen haben, wenn die Anstoßzeit 11 Uhr ist – was, wenn erst um 15 Uhr gespielt wird? Wie ernährt man sich sinnvollerweise in der Vorbereitungs- und wie in der Regenerationsphase? Was, wenn ein Spieler verletzt ist und mehrere Wochen gar nicht oder nur sehr dosiert trainieren kann?

Sercan Engin: Das war im Herbst 2014, und damit ist nicht nur ein Stein ins Rollen gekommen. Wir haben vielmehr eine Lawine ausgelöst. Die nächste Idee war, eine Infobroschüre für die Eltern unserer Spieler zu erstellen. Dabei wollten wir die Eltern

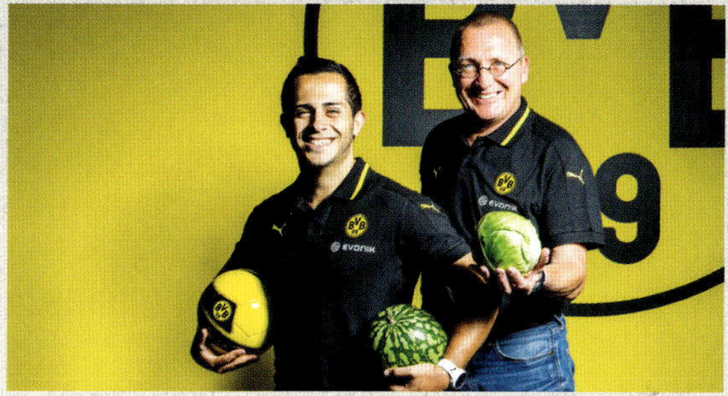

aber auch von vorneherein aktiv einbinden. Also haben wir Ernährungsworkshops für unsere U9- bis U13-Teams veranstaltet ...

Matthias Röben: ... und daraus erwuchs wiederum der Impuls, dass Kochgruppen unter Leitung einiger Eltern die Rezepte nachkochen und die Redaktion der Broschüre federführend übernehmen. Tatsächlich haben sich die U-Mannschaften dann auf Einladung einiger Eltern privat getroffen, haben gekocht, Rezepte aufgeschrieben, Fotos gemacht.

KLINGT IRGENDWIE NACH EINER GROSSEN, UNGEPLANTEN TEAMBUILDING-MASSNAHME.

Matthias Röben: Das Großartige ist, dass wir als Verantwortliche und Trainer noch einmal ganz anders mit den Eltern ins Gespräch kamen. Natürlich gab es auch vorher schon ein sehr enges Verhältnis. Plötzlich aber redest du mit den Eltern auf einer anderen Ebene. Sie fühlen sich total zugehörig, stehen inhaltlich voll hinter der Idee und spüren: Wenn wir auf eine gesunde, ausgewogene Ernährung achten, können wir selbst dazu beitragen, die Leistungsfähigkeit unserer Kinder deutlich zu verbessern. Uns allen vermittelt der Prozess, den wir damit begonnen haben, ein starkes Gefühl von „Vereinsfamilie".

MAL – UM IM KULINARISCHEN BILD ZU BLEIBEN – BUTTER BEI DIE FISCHE: VOR 2014 WAR ERNÄHRUNG IM NACHWUCHSBEREICH DES BVB ALSO KEIN THEMA?

Sercan Engin: So ist es natürlich nicht. Wir haben immer schon, etwa auf Turnieren, darauf geachtet, dass unsere Jungs zwischen oder nach den Spielen nicht Currywurst-Pommes-Majo oder Chips essen und dazu Cola oder Fanta trinken. Wir haben dann Obst mit dabei, essen Salate, trinken Wasser oder Obstschorle. Die Eltern schnibbeln Rohkost. Nach dem Training gibt es Bananen und Traubensaft, um die Energiespeicher wieder aufzufüllen. Man muss aber auch realistisch bleiben: Gegessen wird in der Regel zu Hause – und da können wir ja letztlich nicht kontrollieren, was auf den Tisch kommt. Das Neue ist die Konsequenz und die Struktur, mit der wir das Thema Ernährung jetzt angehen. Schulungen für die Trainer, Workshops für Spieler und Eltern, gemeinsames Kochen, Ernährungspläne aufstellen – kurz: Ein hohes Bewusstsein dafür schaffen, wie wichtig es unter Leistungsaspekten ist, zur richtigen Zeit die richtigen Dinge zu essen und zu trinken.

MIT ANDEREN WORTEN: DAS KONZEPT IST KEIN KLUG BESCHRIEBENES, ABER EBEN AUCH SEHR GEDULDIGES PAPIER – ES WIRD IM KLUB WIRKLICH GELEBT.

Matthias Röben: Nur dann macht es ja Sinn. Wenn wir unseren Jungs in der Theorie eine kohlenhydratorientierte und Fettoptimierte Ernährung predigen und das Küchenteam im Jugendhaus das Gegenteil davon auf den Tisch bringt, würden wir doch komplett unglaubwürdig. Ich glaube vielmehr, dass wir einen Nerv getroffen haben und überall offene Türen einrennen. Ein nächster Schritt wird sein, dass ich mit unseren Partnerschulen diskutieren werde, inwieweit das Ernährungskonzept auch dort umgesetzt werden kann.

Einwechselspieler:
Nüsse, Honig, Apfel, Haferflocken, Milch, Direktsaft

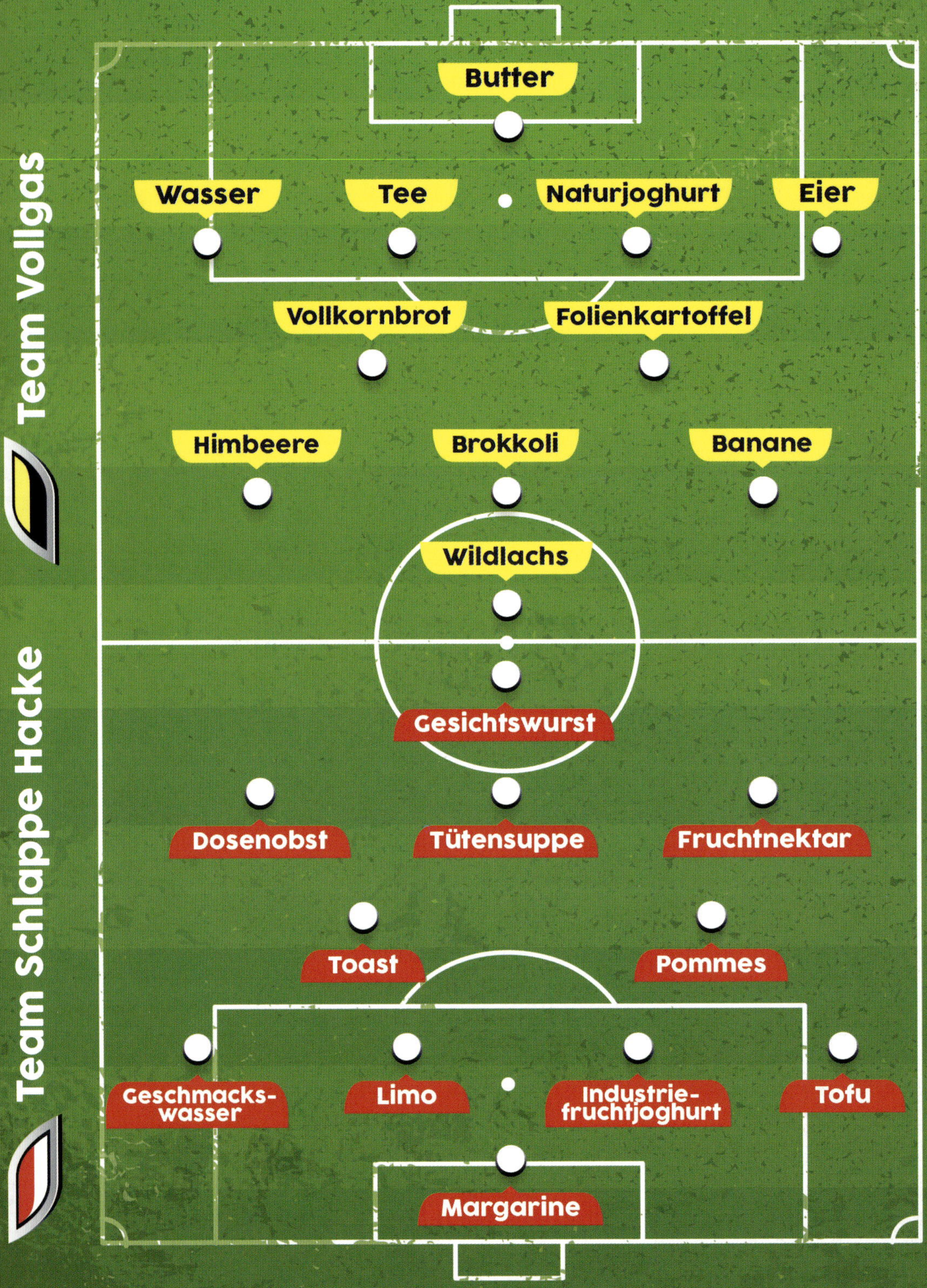

Einwechselspieler:
Chips, Gummibärchen, Süßstoff, Glutamat, E-Nummer

Gute Speisen – schlechte Speisen

Es ist Samstag.
Es ist 15.30 Uhr.
81.359 Zuschauer im schönsten Fußballstadion der Welt. Die Südtribüne brodelt.
Zeit für ein Spielchen.
Auf der einen Seite – in schwarzen Hosen, gelben Trikots und schwarzgelb geringelten Stutzen – das Team „Vollgas". Natürlich in Bestbesetzung – u. a. mit den Superstars Eier, Vollkornbrot und Wildlachs.
Auf der anderen Seite – in Rot-Weiß oder Blau-Weiß, ganz wie Ihr wollt – das Team „Schlappe Hacke" mit den Möchtegernstars Pommes, Dosenobst und Tütensuppe.
Anpfiff.
Abpfiff!
Dreimal dürft Ihr raten, wer dieses Duell gewonnen hat.
(Auflösung folgt auf den nächsten Seiten)

11 : 0

Fitness League

Team Vollgas	Note	Team Schlappe Hacke	Note
Butter	1,0	Margarine	6,0
Wasser	1,0	Geschmacksw.	6,0
Tee	1,0	Limo	6,0
Naturjoghurt	1,0	Industriefruchtj.	6,0
Eier	1,0	Tofu	6,0
Vollkornbrot	1,0	Toast	6,0
Folienkartoffel	1,0	Pommes	6,0
Himbeere	1,0	Dosenobst	6,0
Brokkoli	1,0	Tütensuppe	6,0
Banane	1,0	Fruchtnektar	6,0
Wildlachs	1,0	Gesichtswurst	6,0

Das BVB-Ernährungskonzept

SO ESSEN SICH DIE BVB-TALENTE FIT

Eine gesunde und ausgewogene Ernährung ist für jeden Menschen wichtig – ganz unabhängig davon, ob und wie ambitioniert er Sport treibt. Umso wichtiger wird Essen und Trinken im Zusammenhang mit körperlichen Hoch- und Höchstleistungen wie beim Fußball. Dennoch genoss das Thema über viele Jahre – mehr noch: Jahrzehnte – hinweg nicht den Stellenwert, der ihm eigentlich gebührt. Erst in der jüngeren Vergangenheit rückte es bei Trainern und Sportlern immer mehr in den Fokus. Nicht zuletzt aufgrund wissenschaftlicher Erkenntnisse, die die leistungsteigernde Wirkung einer exakt auf die Bedürfnisse abgestimmten Ernährung belegen. Je nach Veranlagung und Trainingspensum sind Verbesserungspotenziale bis zu 15 Prozent allein durch eine bedarfsgerechte Ernährung nachgewiesen (Geiss & Hamm, 2000).

Im Nachwuchsbereich kommt diesem Aspekt aus mehreren Gründen eine noch einmal höhere Bedeutung zu: einerseits aufgrund der Doppelbelastung aus Schule und Sport, andererseits, weil sich die HeranWACHSENden, der Begriff sagt es, noch im Wachstum befinden. Skelett, Muskulatur, Bänder und Sehnen – alles verändert sich permanent. Die Pubertät funkt auch noch dazwischen. Das stellt besondere Anforderungen an den Speiseplan. Zum Teil andere als bei erwachsenen Sportlern. Und auch das wissen die Forscher heute: Wer in jungen Jahren auf gesunde Ernährung achtet, kann einer Verletzungsanfälligkeit in späteren Jahren vorbeugen.

Nun sind Kinder keine Versuchskaninchen. Deshalb geht es in diesem Ratgeberbuch auch nicht um ernährungswissenschaftliche Experimente. Es geht nicht um Diäten und um Abnehmen. Es geht auch nicht darum, dass zwölfjährige Fußballer einen Bauchmuskel-Sixpack herausbilden sollen, wie Weltfußballer Cristiano Ronaldo einen hat. Es geht nicht darum, Modellathleten zu konstruieren. Kinder und Jugendliche müssen Kinder und Jugendliche sein dürfen. Nicht alles, was sie tun und essen und trinken, muss immer vernünftig sein.

„Entscheidend ist auf'm Teller" ist deshalb kein dogmatisches Buch. Entweder Ihr folgt unseren Ratschlägen – oder Ihr werdet scheitern: Das ist ausdrücklich nicht der Ansatz. Vielmehr wollen wir Kinder und Jugendliche, mehr noch allerdings Eltern und Trainer, dafür sensibilisieren, dass es sich lohnt, der richtigen, bedarfsgerechten Ernährung etwas mehr Aufmerksamkeit zu widmen.

Aber wie ernährt man sich eigentlich richtig – und was genau heißt bedarfsgerecht? Was soll man denn nun essen? Und wie viel sollte man wovon essen? Und wann sollte man wie viel wovon essen? Und warum überhaupt? Klar ist: Die richtige Auswahl an Lebensmitteln muss passen. Und sie muss der jeweiligen Situation (Trainingsphase oder Spiel, Saisonvorbereitung oder Regeneration) angepasst werden, damit die Leistungsfähigkeit steigt und nicht etwa sinkt. Damit sich der Sportler fit fühlt und seine körperliche und geistige Topleistung abrufen kann. Im Spiel, im Training und – ganz wichtig – in der Schule.

Der „Kohlenhydrate-Mythos" ist längst entlarvt

Dies vorweg: Die Empfehlungen, sich als Sportler so kohlenhydratreich wie möglich zu ernähren, sind veraltet. Wissenschaftlich überholt und widerlegt. Grundsätzlich sind Allgemeinaussagen wenig hilfreich. Kohlenhydrate sind wichtig und machen Sinn, gar keine Frage, jedoch nicht nach dem Motto: „Viel davon hilft dem Sportler viel." Denn in Regenerationsphasen benötigt der Körper „Muskelfutter" – und das ist Eiweiß. Gerade in Spielpausen (Sommer-/Winterpause) oder in Rekonvaleszenzphasen nach Verletzungen kann der Körper durch kohlenhydratreiche Ernährung unerwünschtes Fett anlagern. Das muss, wenn's wieder richtig losgeht, erst mühsam abtrainiert werden. Die Fitness wird negativ beeinflusst. Ein Zu- und Abnehmen in Perioden, der sogenannte Jo-Jo-Effekt, bedeutet immer wieder eine Belastung des Stoffwechsels. Der Körper wird gestresst.

Als Hauptverursacher der Zunahme von Zivilisationskrankheiten des metabolischen Syndroms wie Diabetes, Fettstoffwechselstörungen, Bluthochdruck und Adipositas (schweres Übergewicht) stehen der Zucker und seine Verwandten im Verdacht. Zahlreiche Studien weltweit haben nachgewiesen, dass die Zunahme des metabolischen Syndroms durch fettreduzierte Kost nicht aufgehalten werden kann.

Zu viel Kohlenhydrate + zu wenig Eiweiß = erhöhtes Verletzungsrisiko

Spieler, die einen erhöhten Körperfettanteil haben, „kräftig gebaut" sind und dazu neigen, schnell Gewicht zuzulegen, sollten grundsätzlich ihre Kohlenhydrataufnahme überdenken und ausschließlich auf Trainingseinheiten und Wettkampf beschränken. „Schlaksige" Spieler hingegen können eher zu Kohlenhydratquellen greifen. Auch sie müssen aber wissen: Das Verletzungsrisiko bei Sportlern steigt, wenn sie Kohlenhydrate zulasten von Eiweiß essen. Bei einem Trainingsumfang von 4 bis 6 Stunden in der Woche steigt das Verletzungsrisiko um 5 Prozent, bei einem Trainingsumfang von 12 bis 14 Stunden sogar um 15 Prozent (Wienecke, 2009). Noch ein Grund mehr, die Basisernährung außerhalb des Wettkampfs umzustellen und dabei drei Grundregeln zu beachten:

- **eiweißREICH**
- **kohlenhydratMODIFIZIERT**
- **fettOPTIMIERT**

Keine Angst: Das klingt viel komplizierter, als es in Wahrheit ist. Um zu verstehen, was Ernährung auslöst, muss man wissen, dass der Körper mehrere Verbrennungsmotoren hat, die unterschiedlich arbeiten: Je nach Belastung verbrennen sie Kohlenhydrate, Fett und Eiweiß und wandeln sie in Energie um, die der Muskulatur zur Verfügung gestellt wird.

Kohlenhydrate – die Sofortenergie:

Kohlenhydrate sind die schnellste Energiequelle. Auf Kohlenhydrate kann der Körper sofort zugreifen. Fett ist eher langsame – und: Solange dem Körper Kohlenhydrate zur Verfügung stehen, ist an Fett als Energiequelle schwer heranzukommen. Eiweiß ist die uneffizienteste Form der Energie. Auf Eiweiß greift der Körper bevorzugt dann zu, wenn die Kohlenhydratreserven zuneige gehen.
Man kann die Nährstoffe mit dem Brennverhalten von Papier, Holz und Kohle vergleichen: Papier ist leicht entflammbar und brennt sofort lichterloh – es verhält sich wie Kohlenhydrate. Holz hingegen benötigt eine Weile, bis es richtig brennt – es entspricht dem Fett. Kohle braucht am längsten – sie verhält sich wie Eiweiß. Kohlenhydrate braucht der Körper, um z. B. einen schnellen Sprint einzulegen. Auf Fettreserven wiederum greift der Körper bei Ausdauerleistungen zu. Die Eiweißreserven werden erst angezapft, wenn die Kohlenhydratspeicher (Glycogen) im Muskel zuneige gehen, weil sie entweder zu gering waren oder nicht rechtzeitig aufgefüllt wurden. Ein im Sport unerwünschter Effekt, der zum Muskelabbau und zu Infektanfälligkeit führen kann und somit, siehe Seite 17, das Verletzungsrisiko erhöht.

Kohlenhydrate werden im Körper gespeichert, damit man jederzeit einen Sprint einlegen kann. Die Gründe liegen in den ganz frühen Jahren der Menschheitsgeschichte, als unsere Ur-Ur-Ur-Vorfahren Nahrung noch jagen oder vor Feinden fliehen mussten. In der Zivilisation des 21. Jahrhunderts ist es nicht mehr erforderlich, jederzeit sprintfähig zu sein.
Es sei denn, man ist Athlet. Sind die Glycogenspeicher in der Fußballermuskulatur, in der Leber und – ein kleinerer Teil – im Blut gut gefüllt, kann der Spieler aus ihnen schöpfen. Man kann sie mit einer Tankstelle vergleichen: Braucht der Körper Glycogen, greift er zur Zapfsäule und tankt. Die beliebte „Pasta-Party" am Abend vor dem Spiel ist dennoch so verzichtbar, um nicht zu sagen: überflüssig, wie die permanente Zufuhr von Kohlenhydraten aus allen möglichen Quellen wie Nudeln, Kartoffeln und Reis … Die Speicher lassen sich mit einer kohlenhydratreichen Mahlzeit am Morgen leicht auffüllen. Darüber hinaus können Kohlenhydrate situationsbedingt zugeführt werden.

Nicht Fett macht fett, sondern Zucker macht dick!

Ganz wichtig: Kohlenhydrate sind nicht gleich Kohlenhydrate. Man unterscheidet nach Kettenlänge und Aufnahmegeschwindigkeit im Körper in:

- Einfach-/Mono-,
- Zweifach-/Di-,
- Mehrfach-/Oligo- und
- Vielfach-/Polysaccharide.

Die schnellste Form der Kohlenhydrate ist der sogenannte Einfachzucker – auch Monosaccharid-Glucose, Traubenzucker oder Dextrose genannt. Glucose hat einen sofortigen Blutzuckeranstieg zur Folge. Darauf antwortet der Körper mit Insulin, einem Hormon, das den Zucker in die Muskel- und Fettzellen bringt. In den Fettzellen wird der Zucker, wenn er überschüssig ist, in Fett umgewandelt. „Fett macht fett" ist folglich ein längst als falsch entlarvter Mythos. Zucker kann viel besser fett machen als Fett es kann.

Der Gegenspieler zum Fettspeicherhormon Insulin ist das Glucagon. Es gibt dem Körper das Signal, Fett zu verbrennen. Allerdings wird Glucagon im Körper erst aktiv, wenn Blutzucker- und Insulinspiegel gesunken sind. Sobald man Kohlenhydrate isst, steigt der Blutzuckerwert an und die Fettverbrennung ist durch Insulin blockiert. Glucose kann aber auch insulinunabhängig in die Zellen gelangen. Durch Bewegung. Je mehr sportliche Aktivität, desto besser können die Muskelzellen den Zucker aufnehmen.

Merke: Kohlenhydrate machen bei höchster körperlicher Beanspruchung Sinn. In Spielpausen und Phasen mit geringerer Trainingsbelastung sollten sie jedoch mit allergrößter Vorsicht genossen werden.

Weitere Einfachzucker (Monosaccharide) sind Fructose und Galactose, die einen geringeren Blutzuckeranstieg und somit eine niedrige Insulinlast bewirken. In der Sportwissenschaft unterscheidet man zwischen ...

hochglykämischen Kohlenhydraten → schneller und hoher Blutzuckeranstieg, hohe Insulinlast = schnelle Aufnahme in die Muskelzellen und
niedrigglykämischen Kohlenhydraten → langsamer und niedriger Blutzuckeranstieg = gleichmäßige Versorgung der Muskelzellen mit Glucose.

Hochglykämisch = hoher glykämischer Index (GI). Beschreibt die Geschwindigkeit, in der Kohlenhydrate aus Lebensmitteln ins Blut „schießen, tropfen oder sickern". Der GI wird in wissenschaftlichen Untersuchungen in Bezug auf eine genau definierte Kohlenhydratmenge ermittelt. Mit dem jeweiligen Blutzuckeranstieg ist eine entsprechende Antwort des blutzuckersenkenden Hormons Insulin verbunden. Je höher der GI, desto mehr Insulin wird ausgeschüttet, um die Blutglucose zu senken.

Nachteil der hochglykämischen Kohlenhydrate sind starke Blutzuckerschwankungen, die unter Höchstbelastung zu einem Leistungsabfall durch Unterzuckerung führen können. Empfehlenswert ist daher, in Wettkampfsituationen mit mehr als 60 Minuten hochglykämische und niedrigglykämische Kohlenhydrate miteinander zu kombinieren. Zum Beispiel: Glucose und Fructose als isotones Getränk mit sechs Prozent Kohlenhydraten auf einen Liter Flüssigkeit → Apfelschorle im Verhältnis 3 : 1 (3 Teile Wasser : 1 Teil Saft).

Die sogenannten Zweifachzucker (Disaccharide) sind Haushaltszucker:

- Saccharose (mittelglykämisch),
- Milchzucker/Lactose (niedrigglykämisch) und
- Maltose/Malzzucker (hochglykämisch),

gefolgt von Mehrfachzuckern/Oligosaccharide wie dem hochglykämischen Maltodextrin, die häufig in Sportlergetränken zu finden sind. Vielfachzucker/Polysaccharide sind Stärke/Amylose. Je nach Quelle, Lebensmittel und Zubereitungsart können diese hoch- oder niedrigglykämisch sein.

Auf einen Blick:

Hoher GI (über 70):

Glucose/Traubenzucker, Cornflakes, Honig, gekochte Kartoffeln, Weißbrot, Kekse.

Mittlerer GI (69-56):

Saccharose/Haushaltszucker, Müsli, Haferflocken, Vollkornbrot.

Niedriger GI (bis 55):

Fructose/Fruchtzucker, Obst, Gemüse, Milch und Milchprodukte.

Was das für Fußballer bedeutet? – Es ist besser, zwei bis drei Stunden vor dem Anpfiff eine Mahlzeit zu sich zu nehmen, die Glucose stetig ins Blut abgibt – also niedrigglykämische Kohlenhydrate. Am besten eignen sich Lebensmittel wie Müsli ohne Zucker, Vollkornprodukte, Obst, Joghurt, Quark, Milch und Saft.

Merke: Ein Frühstücksmüsli ist der perfekte Start in einen Spieltag! Nach einer solchen Mahlzeit bleiben die Kohlenhydratspeicher im Körper weitestgehend geschont, ein Leistungsabfall wird verhindert und der Körper kann sogar auf die effizienteste Energiequelle zugreifen, die er hat: das Fett! (Wee et al., 2005)

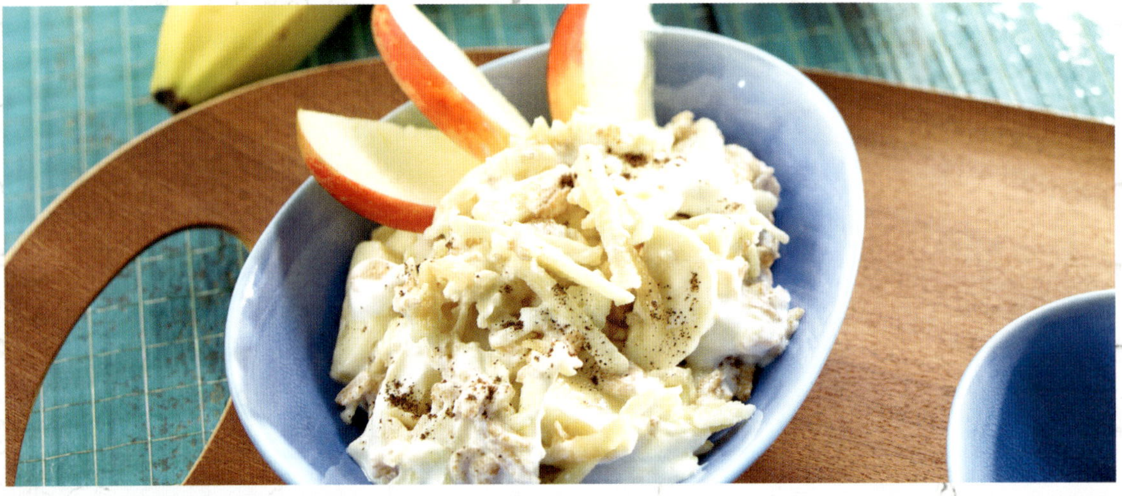

Übrigens: Lässt man Mahlzeiten ausfallen, zum Beispiel, weil ein Training verlegt wurde oder ein Spiel zu einer ungewöhnlichen Tageszeit angepfiffen wird, wirkt sich das in der Regel negativ auf die Leistungsfähigkeit aus. Solche Verschiebungen und Rhythmuswechsel sollte man unbedingt berücksichtigen und u. a. mit schnellen Ernährungsvarianten reagieren – z. B. mit Smoothies. Eine Handvoll Vollkorn-Haferschmelzflocken, 1 Banane, 150 g Joghurt, 200 ml Milch und fertig ist der Smoothie.

Dass und warum Kohlenhydrate die Fettverbrennung unterdrücken, haben wir bereits erläutert. Entgegen des immer noch weitverbreiteten Irrtums, dass Fett fett macht, kann eine fettbetonte Mahlzeit aufgrund der niedrigen Insulinausschüttung die Fettverbrennung sogar fördern.

Insulin ist ein Fettspeicherhormon und reagiert auf Blutglucose. Bei einem raschen Anstieg der Blutglucose wird viel Insulin ins Blut geschüttet. Bei einer flachen Blutglucose-Verlaufskurve hingegen wird sehr wenig Insulin gebraucht. Je weniger Insulin, desto besser kann der Sportler auf die Fettverbrennung umschalten und seine Glycogenspeicher für Sprints schützen.

Fett macht fit!

Fette dienen hauptsächlich der langfristigen Energiegewinnung und bieten Energiereserven in Form von Fettdepots. Im Sport können sich zu große Fettdepots negativ auf die Leistungsfähigkeit auswirken, da Fettgewebe ebenfalls Sauerstoff benötigt. Der kann dem Körper dann in einer Spitzenbelastung fehlen – Folge: Der Spieler muss einen Sprint vorzeitig abbrechen, er hat keine Kraft mehr oder bekommt Muskelkrämpfe.

Fette erfüllen vielfältige Aufgaben wie zum Beispiel den Transport der fettlöslichen Vitamine. Sie haben eine Schutz- und Isolationsfunktion, sind Bestandteil von Zellwänden und verhindern als „Türsteher“ das Eindringen unerwünschter Stoffe in die Zelle. Darüber hinaus unterstützen sie die Hormonproduktion im Körper – und, nicht zu vernachlässigen: Fette sind ein starker Geschmacksträger. Ohne Fett schmeckt uns das Essen nicht.

Auf die Qualität der Fette kommt es an.

Man unterscheidet zwischen …

- gesättigten,
- einfach ungesättigten,
- mehrfach ungesättigten Fettsäuren sowie den
- essenziellen Fettsäuren EPA und DHA, den sogenannten Omega-3-Fettsäuren.

In diesem Verhältnis sollten vor allem Sportler Fettsäuren zu sich nehmen:

- gesättigte Fettsäuren 25%. Hauptsächlich tierisches Fett (Wurst, Käse) und Kokosfett,
- einfach ungesättigte Fettsäuren (EUFS) 50%. Pflanzliche Öle (Rapsöl, Olivenöl) sowie Nüsse und Kerne,
- mehrfach ungesättigte Fettsäuren (MUFS) 25% Fisch, pflanzliche Öle (vor allem Leinöl), Walnüsse, Macadamia, Chia-Samen, Leinsamen.

Ganz besonders wichtig für Sportler ist das richtige Verhältnis zwischen Omega-3- und Omega-6-Fetten. Beides sind mehrfach ungesättigte Fette, haben aber eine entgegengesetzte Wirkung. Omega-3-Fette beispielsweise wirken entzündungshemmend, während Omega 6 genau das Gegenteil bewirkt. Ist das Verhältnis der beiden Fette gestört, können Entzündungswerte die Leistungsfähigkeit negativ beeinflussen.

Weitere für Fußballer positive Effekte von Omega-3-Fettsäuren:

Die Insulinsensibilität steigt. Noch ein Grund mehr also, weniger Kohlenhydrate zu essen, denn durch Omega 3 reagieren die Zellen auf Insulin sensibel. Das gewährleistet eine verbesserte Nährstoffaufnahme in den Muskelzellen auch mit weniger Kohlenhydraten.
Der Fettstoffwechsel wird angekurbelt. Ja, ganz genau, durch mehr Fett wird dabei die Fettverbrennung angekurbelt!
Das Immunsystem wird positiv beeinflusst. Enorm wichtig für ambitionierte Sportler, weil sie resistenter gegen Infekte sind und viel seltener durch Krankheiten im Trainingsrhythmus und im Leistungsaufbau zurückgeworfen werden.
Das Risiko für Allergien sinkt.
Blutfette werden positiv beeinflusst. Ja, ganz genau, mit (gutem!) Fett kann man auch die Blutfette verbessern.
Die Regenerationsfähigkeit steigt. Gerade für Fußballer und andere Sportler mit einem ähnlich dichten Spiel- und Wettkampfkalender (Handball, Basketball, Eishockey) ist es extrem wichtig, sich so schnell wie möglich von den Belastungen zu erholen. Das geht – mit (dem richtigen!) Fett.

Wie bereits erwähnt: Ein unausgewogener Verzehr von Omega-6- und Omega-3-Fetten ist kontraproduktiv. Bei unbedachter Ernährung ist ein Verhältnis Omega 6 : Omega 3 von 25 : 1 durchaus nicht selten. Es sollte aber **mindestens 5:1** betragen. Optimal – ja, geradezu perfekt – wäre ein Verhältnis von **1 : 1.**

Zugegeben, das klingt sehr wissenschaftlich. So, als müsste man ein eigenes Abitur machen, um die Erkenntnis alltagstauglich zu übersetzen. Die gute Nachricht: Der Eindruck täuscht! Entscheidend ist bekanntlich auf'm Teller – und dort bildet man ein gesundes Verhältnis schon ab, indem man …

- … zwei- bis dreimal pro Woche fetten Fisch oder Meeresfürchte isst → z. B. Lachs, Makrele, Thunfisch, Forelle, Garnelen.
- Wer keinen Fisch mag, kann seinen Speiseplan auch mit pflanzlichem Omega 3 aufbessern → z. B. mit Leinöl (täglich zwei Esslöffel, sonst kommt der Körper nicht an das Endprodukt EPA und DHA heran).
- Ergänzend sind Macadamia- und Walnüsse, Lein- und Chia-Samen eine erstklassige Wahl.

Gestört werden kann das Verhältnis durch ein Zuviel an Omega-6-Fettsäuren. Diese sind vor allem in Getreide enthalten, aber auch in Fleisch. Ein besonders hartnäckiger Störer, der ähnlich wirkt wie Omega 6, dabei aber weitaus aggressiver, sind die sogenannten Transfettsäuren (industriell gehärtetes Fett).

Die nachfolgenden Lebensmittel sollten Sportler – und ehrlich gesagt: nicht nur sie! – besser meiden:

- Margarine
- Kekse und Cracker
- Fertigprodukte
- Chips und Erdnussflips

Tipp: Da gehärtetes Fett gesundheitsgefährdend ist, wird es auf den Verpackungen gesondert ausgewiesen.

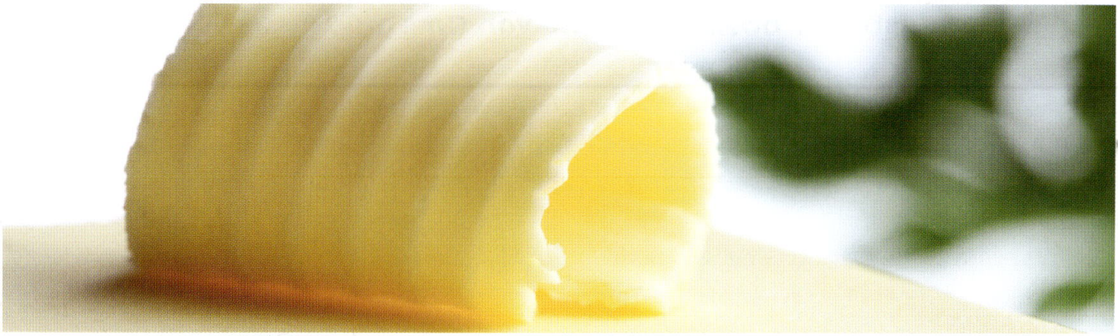

Freispruch für die „gute" Butter!

Ein verbreiteter Irrtum besagt, Butter sei ungesund. Das Gegenteil stimmt: Die Nachkriegsgeneration wusste schon, warum sie von „guter Butter" sprach. Tatsächlich ungesund ist Margarine! Die Cholesterin-Störungen, die gerne und fälschlicherweise auf den Verzehr von Butter geschoben werden, sind vielmehr auf den zu häufigen Verzehr zucker- und fruchtzuckerhaltiger Lebensmittel und Getränke zurückzuführen.

Fazit: Mehr Fett bei gleichzeitig kohlenhydratreduzierter Kost kann im Sport leistungsfördernde Effekte auslösen. Eine erhöhte Fettverbrennung bei körperlicher Belastung schont die Glycogenreserven und sichert somit ausreichend Power für Sprints. Gesundheitsfördernde, aber auch fitnesssteigernde Potenziale für Sportler liegen im Verzehr guter Fette bei Einhaltung eines ausgewogenen Verhältnisses zwischen Omega 6 und Omega 3. Für Transfettsäuren gilt: vermeiden!

Eiweiß ist für unseren Körper, was Eisen für den Eiffelturm ist.

Eiweiße (Proteine) sind der Baustoff des Körpers. Die genetische Information des Menschen, die von der DNA getragen wird, besteht aus Aminosäuren, wie der Eiffelturm in Paris aus Eisen besteht und der Kölner Dom aus Natursteinen. Der Mensch ist aus Eiweißen konstruiert.

Wenig verwunderlich also, dass wir Eiweiße insbesondere für den Aufbau und den Erhalt unserer Körpersubstanz benötigen; für den Aufbau von Enzymen und Hormonen, für viele Strukturelemente von Zellbestandteilen, Muskelfasern, Sehnen und Knorpeln, für die Bildung der Antikörper des Immunsystems und die Bildung der Gerinnungsfaktoren des Blutes.

Ein Protein besteht aus einzelnen Aminosäuren. Der Körper braucht 20 Aminosäuren, um alle notwendigen Proteine daraus zu bauen. Das Besondere an Eiweißen ist: Sie lassen sich durch nichts ersetzen. Im Gegenteil dazu stehen die Kohlenhydrate, die der Körper in Fett umbauen kann, und das Eiweiß selbst, aus dem der Körper wiederum Kohlenhydrate bilden kann.

Einige Aminosäuren kann der Körper aus einem vorhandenen Pool selbst bauen; andere, die sogenannten „essenziellen Aminosäuren" benötigen wir täglich aufs Neue. Um einem Abbau von Muskelmasse vorzubeugen, empfiehlt sich für einen Fußballer eine tägliche Eiweißmenge von 1,5 bis 2 Gramm pro Kilogramm Körpergewicht. Eine Menge von ca. zwei Gramm pro Kilogramm Körpergewicht kann nachweislich die Muskelregeneration verbessern und sich auch auf den Muskelaufbau positiv auswirken sowie das Immunsystem und die Körperzusammensetzung verbessern (Prinzhausen, 2005).

Im Vergleich mit Kohlenhydraten und Fetten sind Proteine die am wenigsten effizienten Energielieferanten. Trotz gleichen Energiegehalts (jeweils 4,1 kcal/g) von Eiweiß und Kohlenhydraten wird dem Körper beim Verbrennen von Eiweiß weniger Energie zur Verfügung gestellt als bei der Verwertung von Kohlenhydraten. Grund ist eine stoffwechselbedingte Wärmebildung (Thermogenese). Dafür hat Eiweiß, neben einem großen Nahrungsvolumen (z. B. Fisch mit einer großen Portion Gemüse oder Geflügel als Beilage zu einer großen Salatportion), eine gute Sättigungswirkung und sorgt – in Verbindung mit körperlichem Training – für den Erhalt der Muskelmasse. Gerade beim Abnehmen ist Eiweiß entscheidend dafür, dass mit der Reduzierung des Körperfettanteils nicht auch Muskelmasse abgebaut wird (Farnsworth et al., 2003). Wie bereits erwähnt, kann eine optimale Versorgung mit Eiweiß nicht nur das Verletzungsrisiko senken, sondern auch zu einer schnelleren Regeneration der Muskulatur führen und positiv auf das Immunsystem wirken.

Ganz allgemein gilt: Tierische Proteine sind hochwertiger als pflanzliche. Um dem Körper alle wichtigen Aminosäuren zuzuführen und die Aufnahme in ausreichender Menge zu sichern, ist eine Kombination aus tierischen und pflanzlichen Eiweißen sinnvoll. Sie erhöht die biologische Wertigkeit (siehe Infobox).

Die biologische Wertigkeit (BW) gibt an, wie effizient ein Nahrungseiweiß in körpereigenes Eiweiß eingebaut werden kann. Die mit dem Wert 100 höchste biologische Wertigkeit hat Ei. Alle anderen Nahrungsproteine werden zu diesem Wert in Relation gesetzt. Dabei gilt, dass tierisches Eiweiß eine höhere Wertigkeit hat als pflanzliches. Durch die Kombination verschiedener Lebensmittel und Quellen kann die biologische Wertigkeit über 100 hinaus aufgewertet werden. Gekochte Kartoffeln mit Ei ergeben eine BW von 136.

Ein Praxisbeispiel:

So deckt ein schon etwas älterer Nachwuchsfußballer mit einem Körpergewicht von 70 Kilogramm seinen täglichen Eiweißbedarf in Höhe von 140 Gramm (2 g/kg Körpergewicht).

Frühstück:
300 g Quark + 200 g Blaubeeren + 40 g Haferflocken + 100 ml Milch = 47,3 g Eiweiß

Zwischendurch:
250 ml Buttermilch Natur = 8,8 g Eiweiß

Mittagessen:
3 Spiegeleier + 2 Kartoffeln + 250 g Spinat = 22,4 g Eiweiß

Snack:
300 g Joghurt + 50 g Walnüsse + 1 Apfel = 23,2 g Eiweiß

Abendessen:
150 g Lachs + gemischter Salat + 60 g Kidneybohnen + 70 g Joghurtdressing = 40 g Eiweiß

GESAMT = 141,7 g Eiweiß

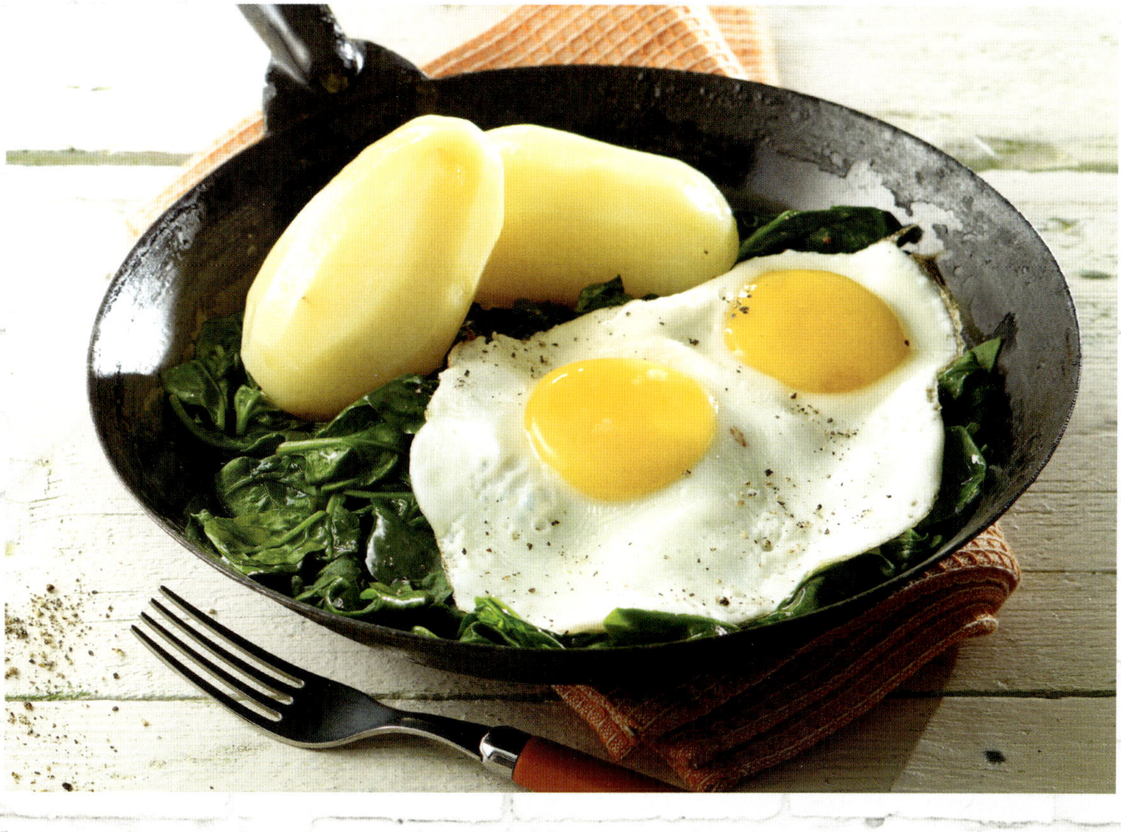

Ergänzungsmittel? – Zur Not ja, aber...

Grundsätzlich gilt: Der normale Eiweißbedarf kann im Tagesverlauf durch eine ausgewogene Ernährung problemlos gedeckt werden. Kann ein Fußballer, aus welchen Gründen auch immer, seinen leicht erhöhten Eiweißbedarf mal nicht decken, kann er auch auf sogenannte Eiweißsupplements zurückgreifen – also auf Ergänzungsmittel. Dabei ist unbedingt zu beachten, dass es sich um „saubere“ Produkte ohne unerwünschte Zusätze handelt. Eine hohe biologische Wertigkeit von 104 hat das „Molkenprotein“, auch unter dem Begriff „Wheyprotein“ bekannt. Es enthält zudem alle essenziellen Aminosäuren. Ein gutes Produkt zeichnet sich dadurch aus, dass auf der Zutatenliste ausschließlich „Wheyprotein“ oder „Molkenprotein“ ohne weitere Zusätze steht. Es hat keine besonderen (und künstlichen) Geschmacksrichtungen wie Vanille, Schoko oder Cookie hat, sondern „schmeckt“ neutral. Nur dann ist mit Sicherheit gewährleistet, dass das Ergänzungsmittel keine unerwünschten oder gar gesundheitsschädlichen Zusätze enthält. So hat der Sportler immer die Wahl, ob er es pur möchte oder nach einer intensiven Belastung in Verbindung mit Kohlenhydraten. Diese können dann nach Wunsch individuell dosiert werden. Mit einem „fertig gesüßten“ Protein ist das nicht mehr möglich.

Durch 20 g Whey Protein, eingenommen mit 200 ml Milch, nimmt man schon 22,5 g Eiweiß zu sich. Die Einnahme mit Wasser erhöht die Aufnahmegeschwindigkeit im Körper, was je nach Situation praktisch sein kann. Das in der Milch enthaltene Kasein verzögert die Entleerung im Magen und kann so eine langfristige Versorgung des Muskels gewährleisten. Die Nutzung von Eiweißpräparaten ist also eine schnelle, einfache und effektive Art, Eiweiß aufzunehmen. Um es aber noch einmal ausdrücklich zu sagen: Eine ausreichende Versorgung des Körper mit Proteinen ist auch durch den ausgewogenen Verzehr „echter“ Lebensmittel problemlos möglich.

Eine besondere Bedeutung für die Ernährung von Sportlern wird den verzweigtkettigen Aminosäuren beigemessen – kurz: **BCAA** (für die englische Bezeichnung **B**ranched-**C**hain **A**mino **A**cids). Diese fördern die Regeneration und verhindern den Muskelabbau bei intensiven Belastungen, insbesondere bei kohlenhydratreduzierter Kost. Es handelt sich hierbei um die Aminosäuren Isoleucin, Leucin und Valin, ebenfalls als Supplement erhältlich, aber auch in vielen „echten“ Lebensmitteln in ausreichender Menge enthalten – u. a. in Käse, Quark, Fisch, Fleisch und Kürbiskernen.

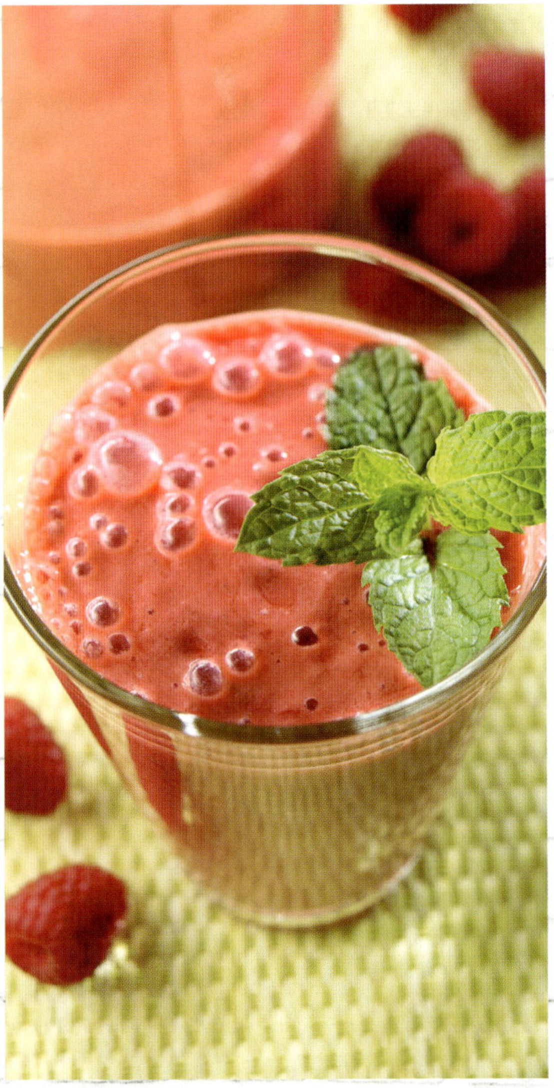

Die wichtigste Grundlage: Flüssigkeit! So trinken BVB-Kicker.

Ohne Wasser bzw. Flüssigkeit läuft im Körper nichts! Gar nichts! Flüssigkeit ist absolut unverzichtbar, ganz gleich, ob man Sport treibt oder nicht. Dass Sportler, die im Trainings-/Spielbetrieb stark beansprucht werden und dabei – mehr oder weniger stark – schwitzen, einen höheren Flüssigkeitsbedarf haben als „Couch-potatoes", ist selbsterklärend.

Die Faustformel für eine ausreichende Grundversorgung mit Flüssigkeit lautet: täglich 30 bis 40 Milliliter pro Kilogramm Körpergewicht. Wer 50 kg wiegt, braucht also 1,5 bis 2 Liter Flüssigkeit; wer 75 kg wiegt, schon 2,25 bis 3 Liter. Pro Stunde Sport sollte dem Körper zusätzlich 1 Liter Flüssigkeit zugeführt werden. Da der Körper über Schweiß auch Salze ausscheidet, sollte man Wasser trinken, das reich an Elektrolyten (Natrium, Kalium, Magnesium, Calcium etc.) ist. So werden die Salze dem Körper wieder zugeführt – die Gefahr von Muskelkrämpfen sinkt.

Finger weg von Zitronensäure!

Bei einer Belastungsdauer von mehr als einer Stunde sollte der Energieverlust über sogenannte „isotone" Getränke ausgeglichen werden. Die einfachste Variante sind Saftschorlen aus Wasser und 100% -Natursäften ohne jegliche Zusatzstoffe. Hingegen enthalten fertig gemischte und zuckerhaltige „Sportlergetränke" häufig unerwünschte oder gar gesundheitsschädliche Zusätze; ganz häufig z. B. Zitronen-/Citrussäure oder schlichtweg „E330". Diese – als Konservierungsstoff und zur „Abrundung" des Geschmacks verwendet –, wird aus einem Schimmelpilz hergestellt, sodass die Getränke durchaus mit Schimmelsporen verunreinigt sein können. Das ist nicht nur unappetitlich, es gefährdet auch die Gesundheit. Zudem kann Zitronensäure im Körper Aluminium binden (Slanina et al., 1986) und sich negativ auf das Immunsystem auswirken (Swain et al., 1998). Ein Sportler, der regelmäßig und in größeren Mengen Zitronensäure zu sich nimmt, muss damit rechnen, dass seine Leistungsfähigkeit beeinträchtigt wird.

Isoton bedeutet eine schnelle Aufnahme bei einem Kohlenhydratanteil von 6 - 8%. Man erreicht ihn z. B., wenn man eine Apfelschorle im Verhältnis 3 : 1 (Wasser : Fruchtsaft) mischt.
Eine noch schnellere Aufnahme mit einem Kohlenhydratanteil von nur zwei bis drei Prozent beschreibt der Begriff **hypoton**. Eine hypotone Apferschorle wird im Verhältnis 6:1 (Wasser:Saft) gemischt. Empfohlen werden hypotone Getränke bei weniger als einer Stunde Belastung und bei Hitze.
Eine langsame und stetige Aufnahme mit einem Kohlenhydratanteil von bis zu 15 Prozent nennt man **hyperton**. Dabei können Säfte pur getrunken werden – z. B. Traubensaft, Orangensaft oder Apfelsaft. Empfohlen werden hypertone Getränke bei mehr als einer Stunde Belastung oder nach einer Belastung (Wettkampf/Training).

Übrigens: Mehr Tipps zu geeigneten Getränken folgen im Kapitel 10 ab Seite 228

Die wissenschaftliche Nachprüfbarkeit und Allgemeingültigkeit der Aussagen in diesem Kapitel führt nicht umhin, dass jeder einzelne Sportler individuell und ganzheitlich betrachtet werden sollte, um Empfehlungen für eine optimale Ernährung treffen zu können. Das BVB-Konzept bildet jedoch eine sehr gute Grundlage für maximale Fitness und das volle Ausschöpfen des Leistungspotenzials auf der Basis körperlichen Wohlbefindens.

09 TOP-Eiweißlieferanten

(> 20 G EIWEISS PRO 100 G)

01 Lachs (20 g)

02 Garnelen (20,3 g)

03 Tartar (21 g)

04 Rinderfilet (22 g)

05 Corned Beef (22 g)

06 Thunfisch (22 g)

07 Linsen (23,5 g)

08 Putenbrustfilet (24 g)

09 Lammfilet (29 g)

DIE GEWICHTSANGABEN BEZIEHEN SICH JEWEILS AUF 100 GRAMM DER GENANNTEN LEBENSMITTEL.

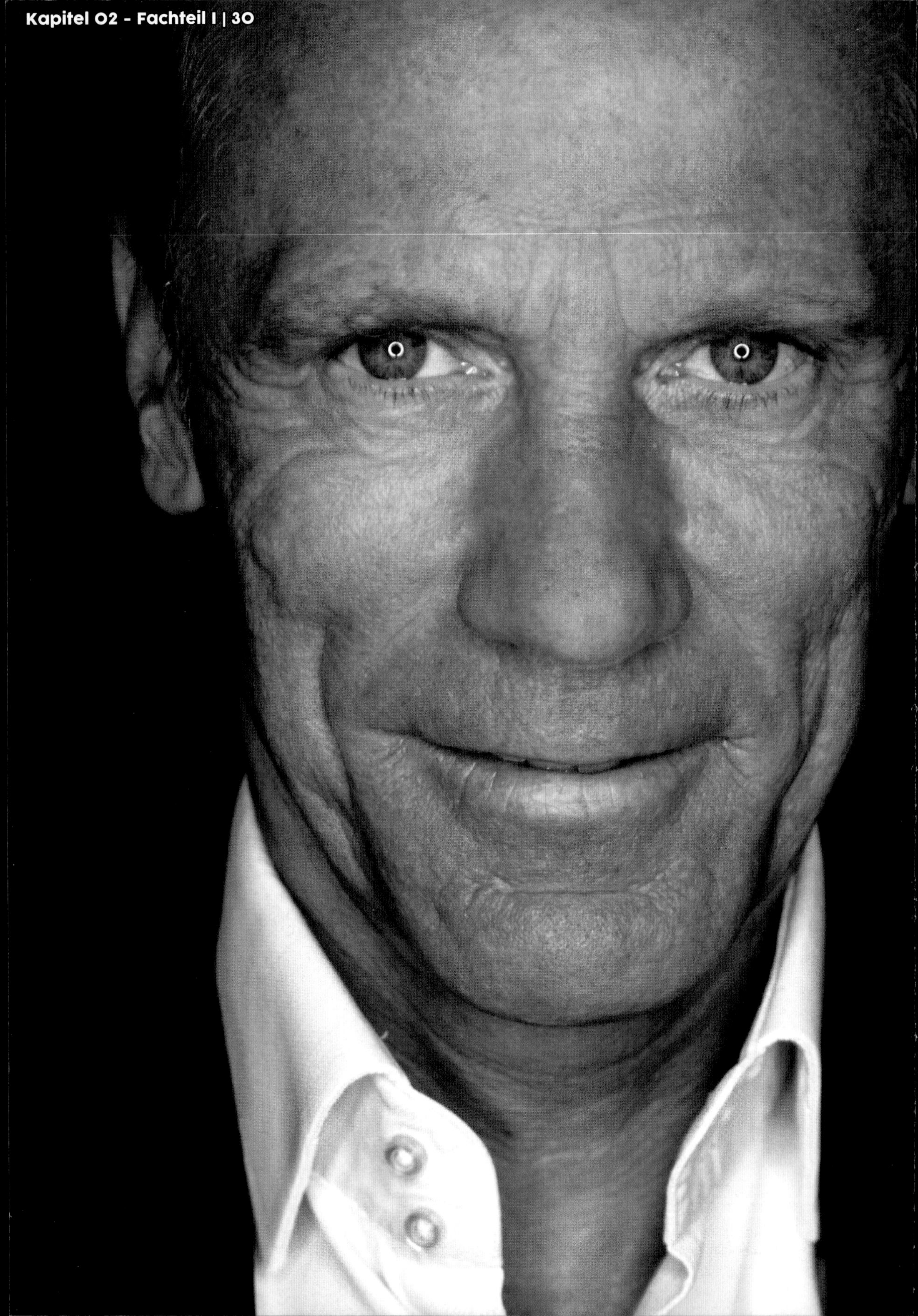

„Wer als Kind richtig isst, verletzt sich als Profi weniger!“

Der renommierte Wissenschaftler Prof. Dr. Ingo Froböse räumt mit Ernährungsmythen auf und sagt, wo Potenziale schlummern.

Pfeilschnell. Dribbelstark. Ballsicher. Torgefährlich. Spielintelligent.
Solche Attribute schmücken Fußballprofis. Auf ein anderes können sie gut und gerne verzichten:
verletzungsanfällig!

In Zeiten, da Internetportale die Ausfallphasen von Fußballprofis minutiös aufzeichnen und jedes Zipperlein archivieren, senkt Verletzungsanfälligkeit den Marktwert. Sie kostet Erfolge. Manche Spieler verpassen Welt- und Europameisterschaften oder Finalteilnahmen in Champions League oder DFB-Pokal, weil sie – (immer) mal wieder – verletzt sind. Und die Rede ist hier nicht von Verletzungen, die daraus resultieren, dass ihnen der Gegenspieler im Kopfballduell den Ellenbogen gegen das Jochbein rammt. Oder aus dem Vollsprint zur Blutgrätsche ansetzt und ihnen das Sprunggelenk zu Klump tritt. Die Rede ist von Zerrungen, Muskelfaser- oder -bündelrissen, von Problemen mit den Adduktoren, von Knorpelschäden und Gelenkverschleiß im zarten Alter von Mitte 20. Probleme, die ihre Ursache häufig schon im Kindesalter haben. Die auch aus falscher Ernährung resultieren können. In Anlehnung an ein altes Sprichwort: Was Hänschen verbockt, repariert Hans nimmermehr.

Die gute Nachricht lautet: Wer sich schon in sehr jungen Jahren bewusst und ausgewogen ernährt, beugt einer Verletzungsanfälligkeit in späteren Jahren vor.

Als Ingo Froböse noch Ingo Froböse der Hochleistungssportler war, sprintete er die 100 Meter in 10,40 und die 200 Meter in 21,08 Sekunden. Ende der 1970er- und Anfang der 80er-Jahre war das – und es reichte zu mehreren deutschen Vizemeisterschaften. Gewiss, einen Usain Bolt hätte Froböse nur von hinten gesehen. Den schnellsten Spielern der Fußballbundesliga aber, Dortmunds Pierre-Emerick Aubameyang etwa, hätte er durchaus die Hacken gezeigt.
Heute, da Froböse als Sportwissenschaftler an der Deutschen Sporthochschule in Köln lehrt, ist er eher ein Marathonmann. Einer, der es sich zur Lebensaufgabe gemacht hat, aufzuklären und sein Wissen weiterzugeben. An der Uni. Als Autor von Ratgeberbüchern. Als TV- und Magazinexperte. „Fitnesspapst" nennen ihn manche. „Ernährungsguru" sagen andere. Keine Bezeichnungen, mit denen Ingo Froböse viel anfangen kann. Was er nicht abstreiten kann, ist seine missionarische Ader. Wenn Froböse über Leistungsfähigkeit und Ernährung spricht, und wie beides zusammenhängt, dann wird er wieder zum Sprinter. Zum Sprachsprinter. Dann sprudelt es nur so aus ihm heraus. Ohne Punkt und ohne Komma redet er dann. 100 Wörter in 10,40 Sekunden – und jedes einzelne signalisiert: Da ist jemandem etwas wirklich wichtig!

Die Wohlstandsgesellschaft wird immer dicker – und das schon im Kindesalter. Zeitgleich erwächst bei Borussia Dortmund aus der Nachwuchsabteilung heraus eine Initiative für bewusste Ernährung. Das Thema entwickelt eine ungeahnte Eigendynamik und wird zum „BVB-Prinzip". Als Sportwissenschaftler müsste ihnen das Herz aufgehen …
Ingo Froböse: „Erst einmal ist es grundsätzlich positiv, wenn Heranwachsende Sport treiben. Wenn sie selbst, ihre Eltern und Trainer sich dann auch noch mit Ernährungsaspekten beschäftigen – umso besser. Was man nämlich wissen muss, ist, dass Sport auch zur Belastung werden kann, gerade weil es sich um HeranWACHSENDE handelt. Die sportliche Betätigung im Zusammenhang mit dem Wachstum stellt für den Körper eine Doppelbeanspruchung dar, die man über eine sensible Abstimmung von Trainingsumfang, -intensität, Regenerationsphasen und Ernährung steuern muss. Geht es bei erwachsenen Sportlern primär um die Steigerung der Leistungsfähigkeit, so kommt bei Kindern und Jugendlichen das Wachstum als Faktor hinzu.

Junge Kicker brauchen mehr Kohlenhydrate – aber bitte die guten!

Mit welchen Konsequenzen?
Man muss vor allem berücksichtigen, dass sie in Relation zu Erwachsenen 20 bis 25 Prozent mehr Kohlenhydrate brauchen. Ihr täglicher Grundbedarf liegt bei mindestens fünf Gramm pro Kilogramm Körpergewicht. Heranwachsende Fußballer brauchen noch viel mehr. Ein 15- bis 18-Jähriger, der intensiv Sport treibt, kann durchaus auf einen Bedarf von 4.000 bis 4.500

Kilokalorien kommen. Zudem trainieren Kinder und Jugendliche ganz anders. Sie sind weniger ausdauernd unterwegs als Erwachsene, bei denen ein sehr viel höherer Anteil an der Energiebereitstellung aus Fettverbrennung stammt. Stattdessen gibt es bei jungen Menschen mehr kurze, schnelle, heftige Belastungen; Sprints und Sprünge. Man sollte junge Sportler daher nicht mit Fetten überfüttern, sondern auf ausreichend gute, hochwertige Kohlenhydrate achten.

Zum Beispiel …

… keine Einfachzucker, keine Limos oder Cola; stattdessen Müsli, gutes Brot aus Vollkorn oder Ur-Dinkel, Nudeln, auch Kartoffeln. Wichtig als Botschaft ist: Kinder brauchen eine fettoptimierte und kohlenhydratorientierte Ernährung, nicht aber – wie gerne bei erwachsenen Sportlern – eine kohlenhydratreduzierte. Und keine Low-Carb-Diät. Bitte diesem Hype nicht folgen! Das wäre bei Kindern und Jugendlichen nicht nur kontraproduktiv, sondern sogar schädlich.

Obst geht immer? – Falsch! Esst lieber mehr Gemüse!

Im Gegensatz zu Obst. Obst geht immer und so viel man will?!

Vorsicht! Ich bin kein großer Freund von zu viel Fruchtzucker. In der aktuellen wissenschaftlichen Diskussion steht Fructose sogar im Verdacht, einer der Hauptverursacher von Übergewicht zu sein, weil sie zum Beispiel vielen Säften und Schorlen künstlich zugesetzt wird. Ich weiß, dass Oma und Opa und Mama und Papa ihren Enkeln und Kindern mit viel frischem Obst etwas Gutes tun wollen. Und mir ist auch klar, dass ich damit Grundüberzeugungen zum Einsturz bringe, aber ich sage: Esst lieber mehr Gemüse!

Was ist so falsch an Fructose?

Wir wissen heute, dass der Fruchtzucker im Körper auch viele Nachteile hat – u. a. landet er direkt in der Leber und kann die Entwicklung zu einer Fettleber begünstigen. Viel besser sind Kohlsorten. Grünkohl ist eine wunderbare Vitamin-C-Quelle. Überhaupt ist grünes Kohlgemüse als Sportlernahrung ideal. Brokkoli oder Chinakohl zum Beispiel – geradezu herausragend.

Einen Apfel oder eine Banane kann ich gut „mal eben zwischendurch" essen. Einen Kohlkopf muss ich erst zubereiten.

Für den kleinen Hunger zwischendurch kann man prima auf Beißfestes zurückgreifen, dass auch roh gut schmeckt: Karotten oder Radieschen, Gurke, Zucchini oder ein Stück Kohlrabi. Grundsätzlich und in Maßen ist aber auch Obst natürlich völlig okay.

Nachdem Sie den „Mythos Obst" ein Stück weit entzaubert haben. Wie steht es um „viel trinken ist wichtig"?

Kein Mythos! Auch hier gilt: Kinder und Jugendliche haben einen erhöhten täglichen Grundbedarf von 40 Millilitern pro Kilogramm Körpergewicht. Wenn sie intensiv Sport treiben und viel schwitzen, kann sich das bis zu 3,5 Litern am Tag aufsummieren. Ich rate dringend dazu, unmittelbar vor dem Training und auch direkt danach 0,3 Liter zu trinken.

Stilles Wasser ist langweilig? – Dann machen Sie's doch interessant!

Und was? Im Getränkemarkt finde ich ja ganze Regalwände voll mit speziellen Sportlergetränken.

Also, nach einer starken und langen Belastung in Training oder Wettkampf darf es gerne mal ein Elektrolytgetränk sein. Sonst: Wasser! Am besten stilles.

Kinder finden Wasser aber doof. Wasser schmeckt nach nix und ist laaangweilig …

… dann ist es die Aufgabe der Erwachsenen, das Wasser attraktiv zu machen. Mit Zitrone. Oder mit Minze. Oder mit Ingwer. Da gibt es viele Möglichkeiten. Ganz wichtig ist: Das Wasser darf niemals aus dem Kühlschrank kommen. Kühlschrankkaltes Wasser führt häufig zu einer Magensturzentleerung. Und wer kohlensäurehaltiges Wasser trinkt, muss wissen: Kohlensäure belastet den Magen-Darm-Trakt und schränkt immer die Leistungsfähigkeit ein.

Gibt's nicht noch eine Alternative?
Doch, klar. Unmittelbar nach Training oder Spiel sollte man dem Körper etwas Eiweiß zuführen. Dazu eignen sich Buttermilch, Trinkjoghurt und Molke ganz hervorragend. Sie enthalten verzweigtkettige Aminosäuren, die wiederum dem Körper in der Regenerationsphase dabei helfen, die Muskelfaserstruktur wieder herzustellen.

Warum nicht einfach Milch? Milch macht müde Männer munter …
… ist aber in der Sport- und Ernährungswissenschaft überaus umstritten. Milch- und Wurstprodukte sind auch als Quellen für den Fettbedarf des Körpers nicht die erste Wahl. Wenn Milch, dann besser Mandel- oder Hafermilch. Und darauf achten, dass sie mit Calcium angereichert ist. Grundsätzlich rate ich aber dazu, Fett eher aus pflanzlichen Quellen zu beziehen. Oliven-, Raps- und Walnussöl sind gut; vor allem dann, wenn man sie immer wieder mal variiert. Der Trend geht zum Zweit- und Drittöl. Bei Fleisch darauf achten, dass es mager ist. Und: Die gute, alte „gute Butter" hat eine bessere Fettqualität als Margarine – hier ist das Milchprodukt also angesagter als die pflanzliche Alternative.

Spinat ist super. Mit Kartoffeln und Ei sogar: perfekt!

Noch so ein Mythos: Spinat macht stark!
Spinat ist super. Wenn Sie Spinat mit Kartoffeln und Ei zubereiten, ist alles auf dem Teller, was man braucht. Kartoffeln mit Ei haben hinsichtlich der Eiweißversorgung die höchste Wertigkeit überhaupt. Eiweiße sind die Bausteine unseres Körpers und gerade für Kinder und Jugendliche die Quelles des Aufbaus. Wie bei Kohlenhydraten und Flüssigkeit haben sie daher einen gegenüber Erwachsenen erhöhten Bedarf. Bei Erwachsenen legt man 0,8 bis 1,0 Gramm pro Kilogramm Körpergewicht zugrunde; bei Kinder sind es 1,3 bis 1,5 Gramm. Achten sollte man zudem darauf, dass die Ernährung ein großes Aminosäurespektrum abdeckt. Es gibt 20 verschiedene Aminosäuren. Einige von ihnen sind essenziell – will sagen: Wir müssen sie dem Körper täglich zuführen. Deshalb gilt: nicht nur Fisch, Fisch, Fisch!

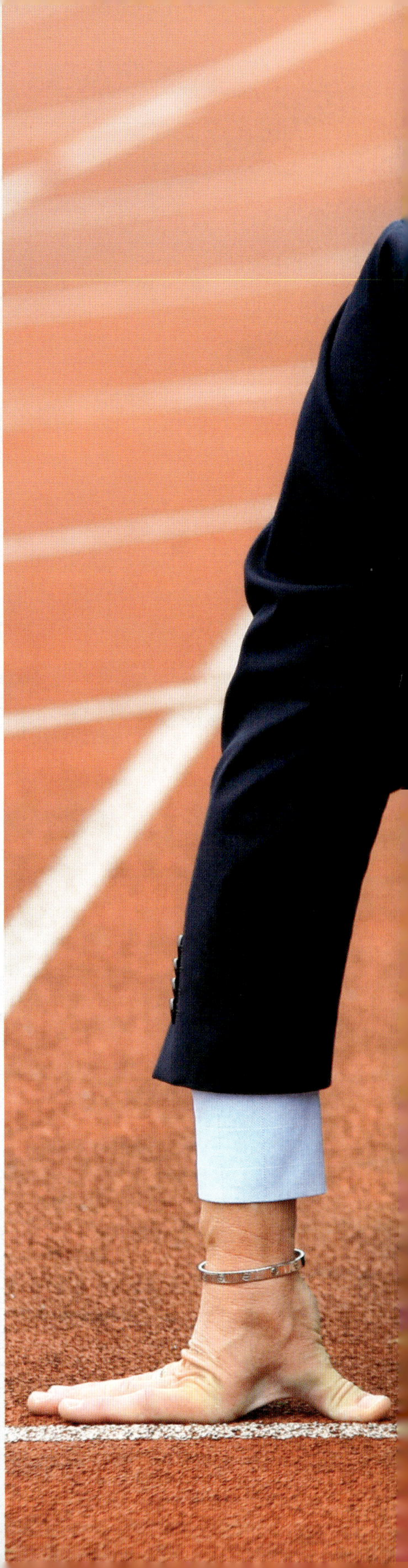

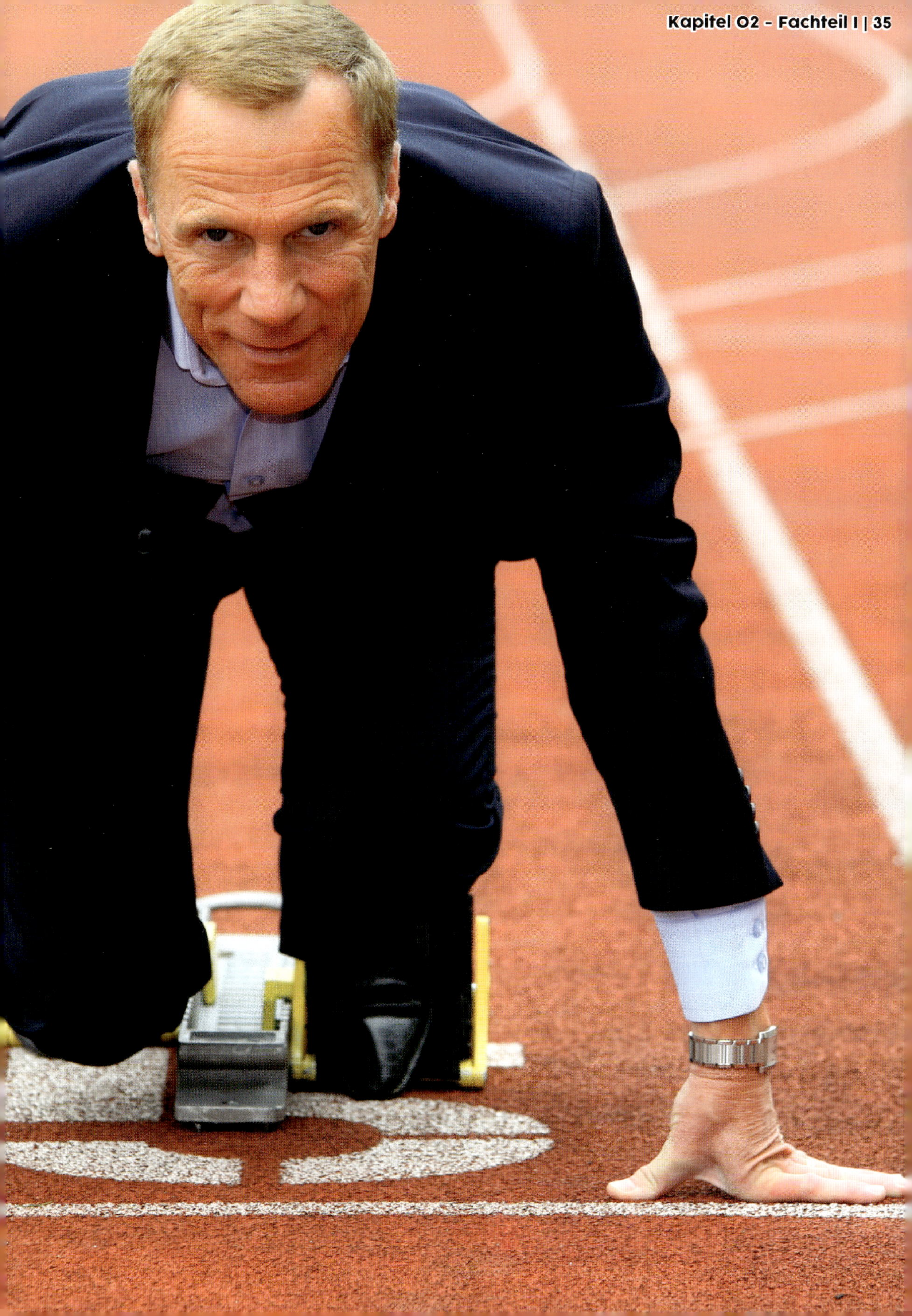

Gar nicht so einfach, dieses „ausgewogen Ernähren" …

… aber auch gar nicht so schwierig. Und es lohnt sich! Sehen Sie, was der Körper beim Sport verbraucht, muss ich ihm wieder zuführen. Beim Training und im Wettkampf wird immer auch Gewebe zerstört. Herrscht ein Mangel an Bau- und Regenerationsstoffen, baut der Körper das Gewebe nicht neu auf. Er regeneriert minderwertig. Ob ich verletzungsanfällig bin oder nicht, liegt an Aspekten wie der Bindegewebsstärke, an der Elastizität des Gewebes, auch an seiner Fähigkeit zur Flüssigkeitsspeicherung. Das alles kann ich schon in sehr jungen Jahren durch eine ausgewogene Ernährung positiv beeinflussen. Umgekehrt führt ein Mangel an Vitamin D immer und zwangsläufig zu Veränderungen des Skeletts.

Bei Fast-Food-Orientierung fehlen Vitamine und Mineralien

Konkret …

… provoziere ich dadurch schon ganz früh eine Entmineralisierung des Knochens. Ein Beispiel: Erlaube ich Kindern nach dem Training – und nicht nur dann – regelmäßig, kohlensäurehaltige Limonaden zu trinken, wird dem Körper Calcium entzogen. Die Knochen entmineralisieren. Gerade bei Heranwachsenden wird das zu einer reduzierten Festigkeit des Knochens führen – und in der Folge später dann zu Problemen.

Ein Problem vieler Eltern: Ihre Kinder mögen lieber Pommes und Burger als Kohlrabi und Dinkelbrot. Was ist an Fast Food so schlimm?

„Schnelles Essen" geht auch gut. Wenn wir unsere Ernährung aber schwerpunktmäßig auf das orientieren, was wir gemeinhin unter Fast Food verstehen, fehlt es an vielen wichtigen Vitaminen und Mineralien. Mit zum Teil gravierenden Auswirkungen auf die Leistungsfähigkeit.

- Vitamin B etwa ist wichtig für Muskulatur und Muskelarbeit, für das Zusammenspiel zwischen Muskel und Nerv, für Aktivierung, Kontrolle und Kontraktion.
- Fehlt dem Körper Vitamin B_1, ist der Energiestoffwechsel gestört. Die Leistungs- und Sprintfähigkeit wird sich nicht optimal entwickeln können.
- B_2-Mangel kann zu Wachstumsstörungen führen.
- Fehlt B_6, sinkt die Regenerationsfähigkeit. Die Sauerstoffversorgung der Muskulatur wird beeinträchtigt, weil der Körper nicht ausreichend Hämoglobin, den Sauerstofftransporter des Blutes, produziert. Die Folge: Man ermüdet schneller.
- Jod ist wichtig für die Schilddrüse. Die Schilddrüse ist das Gaspedal des Stoffwechsels und extrem wichtig für unsere Aktivierung. Deshalb beim Kochen am besten jodiertes Salz verwenden. Das genügt meist schon, um den Bedarf zu decken.
- Zink ist eines der wichtigsten Spurenelemente überhaupt für Kinder und Jugendliche, die Sport treiben, weil es den Energiestoffwechsel und die Leistungsfähigkeit beeinflusst.
- Kaliummangel führt zu Konzentrationsschwäche, Natriummangel zu Muskelkrämpfen. Wir kennen alle die Bilder von Fußballspielern, die gegen Spielende oder in der Verlängerung von Krämpfen geplagt werden.
- Schließlich: Magnesium wirkt sich auf die Reaktionsfähigkeit und die Weiterleitung von Impulsen aus. Wir brauchen Magnesium, um die regenerativen Potenziale der Muskulatur auszuschöpfen. Übrigens: Kinder, die im Sport hektisch und gestresst wirken, fühlen sich schnell sehr viel weniger beansprucht, wenn man ihnen etwas Magnesium gibt. Es hilft sehr schön dabei, Heranwachsende ein wenig herunterzuholen.

Anstelle von Hotdog, Döner und Cola gehören deshalb auf den Speiseplan:

Möhren, Fenchel und Feldsalat, Hagebutte, Sanddorn, Kiwi, Paprika, Hülsenfrüchte und Olivenöl – das sind alles tolle Quellen, um sich mit wichtigen Vitaminen und Mineralien zu versorgen.

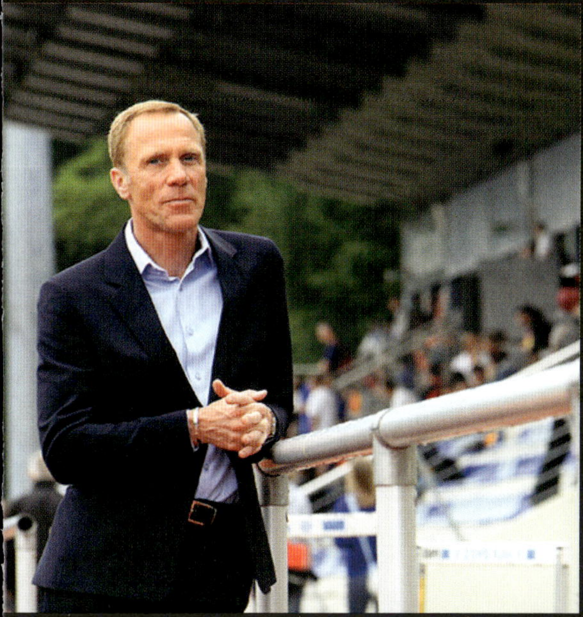

Prof. Dr. Ingo Froböse

geboren am 18. März 1957 im westfälischen Unna, ist Universitätsprofessor für Prävention und Rehabilitation im Sport an der Deutschen Sporthochschule in Köln. Dort leitet er das „Zentrum für Gesundheit durch Sport und Bewegung" und das „Institut für Bewegungstherapie und bewegungsorientierte Prävention und Rehabilitation". Darüber hinaus ist Froböse wissenschaftlicher Leiter des „Instituts für Qualitätssicherung in Prävention und Rehabilitation" und engagiert sich in zahlreichen Verbänden und Organisationen als Experte und Sachverständiger – u. a. berät er den Deutschen Bundestag in Fragen der Prävention.

Als aktiver Sportler wurde Ingo Froböse Deutscher Vizemeister über 100 und 200 Meter sowie Deutscher Hochschulmeister über 200 Meter. International war Platz 4 über 200 Meter bei den Hallen-Europameisterschaften 1982 in Mailand sein größter Erfolg. Seine Bestzeiten: 10,40 Sekunden über 100 und 21,08 Sekunden über 200 Meter. Zudem war Froböse im Bobsport aktiv.

Als Autor/Koautor hat er zahlreiche Bücher zu den Themenbereichen Gesundheit, Ernährung und Sport veröffentlicht. Einer breiten Öffentlichkeit wurde er als TV- und Medienexperte für die ARD, n-tv, den Stern, die Brigitte sowie Fitness & Lifestyle-Magazine wie Fit for Fun, Men's Health und GQ bekannt.

09 BESTE Omega-3-Quellen

01 Lachs

02 Garnelen

03 Forelle

04 Makrele

05 Leinöl

06 Chia-Samen

07 Leinsamen

08 Macadamianüsse

09 Spinat

OMEGA-3-FETTSÄUREN SIND GENERELL IN DER ERNÄHRUNG, GANZ BESONDERS ABER FÜR SPORTLER VON BEDEUTUNG, WEIL SIE DIE REGENERATIONSFÄHIGKEIT STEIGERN. SIE GREIFEN POSITIV IN DEN FETTSTOFFWECHSEL EIN UND GEBEN DEM KÖRPER MEHR POWER. MUSKELENTZÜNDUNGEN WERDEN DURCH OMEGA-3-FETTSÄUREN GELINDERT.

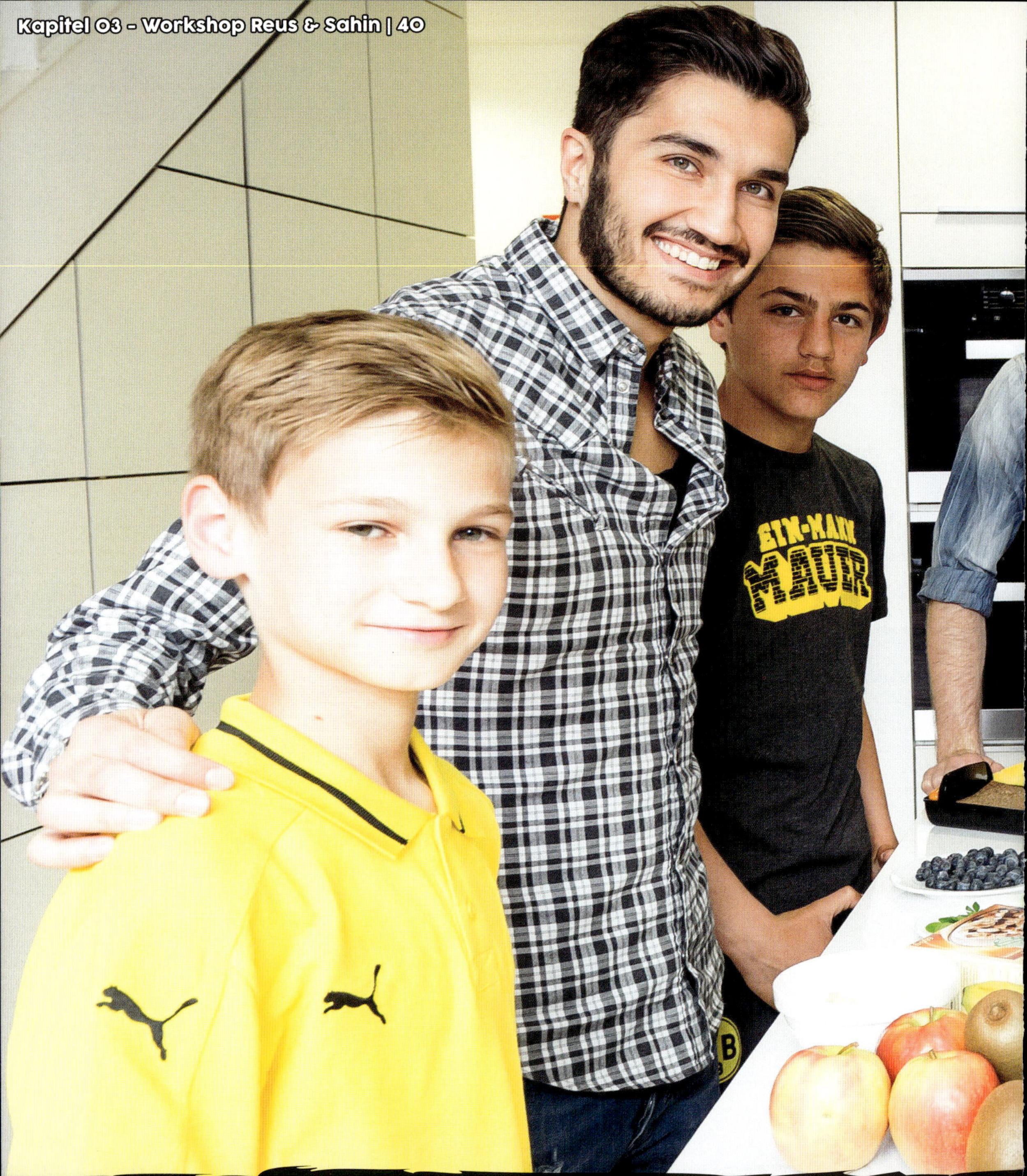

Welche Lebensmittel sind gesund und welche nicht? – Wie riecht eigentlich Basilikum? Oder Petersilie? – Warum sind Cola, Chips und Pommes pures Gift und was um Himmels willen ist eine Omega-3-Fettsäure? Rätsel über Rätsel, aber dank der „Sesamstraße" wissen wir: Manchmal muss man fragen, um solch komplizierte Dinge zu versteh`n. Andernfalls gilt: Wer, wie, was, wieso, weshalb, warum, wer nicht fragt, bleibt dumm! Die Fußballtalente von Borussia Dortmund sind kluge Jungs. Deshalb stellen sie

MIT DEN BVB-STARS DIE SCHULBANK DRÜCKEN

MARCO REUS UND NURI SAHIN ZU GAST BEIM ERNÄHRUNGSWORKSHOP

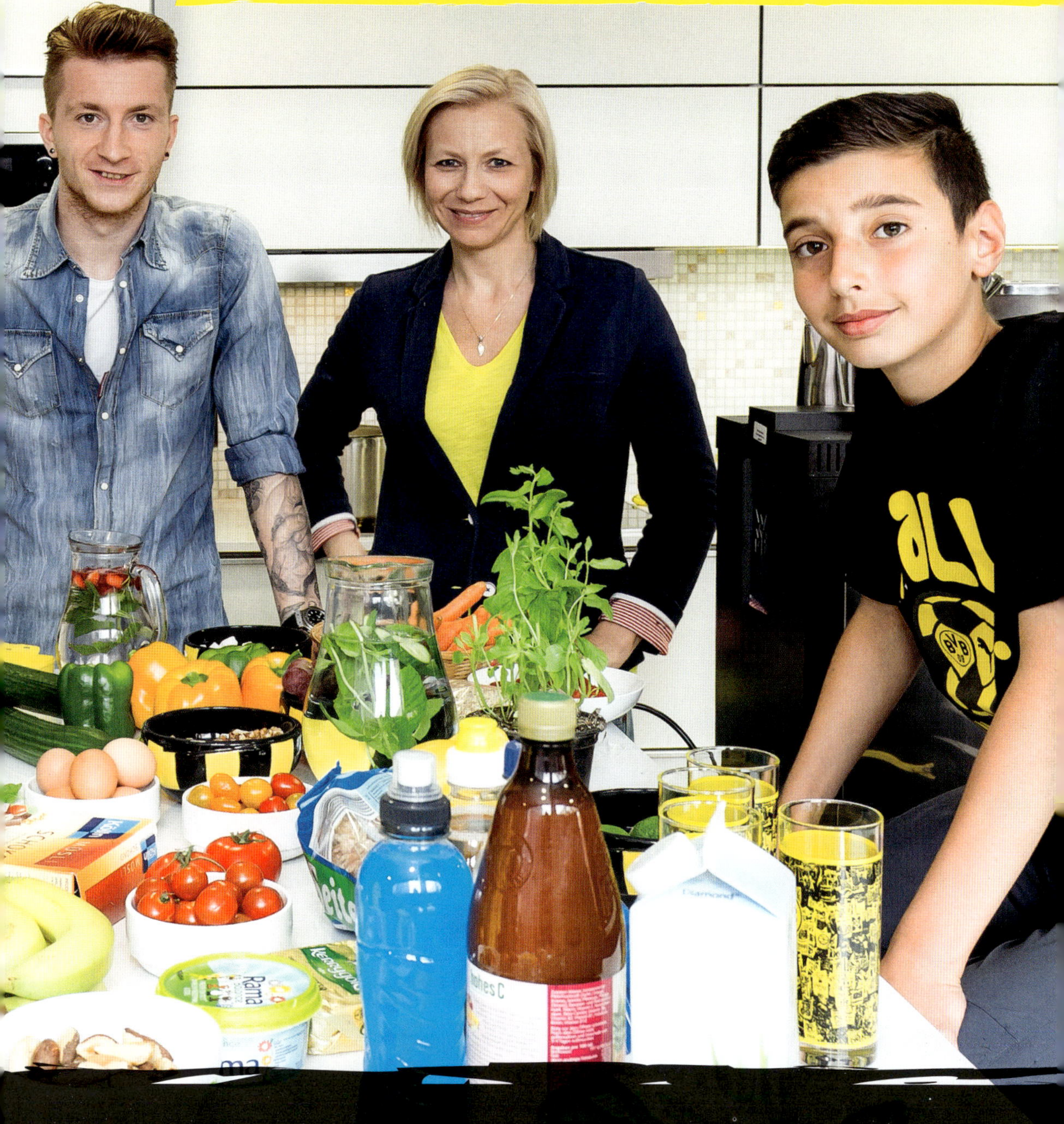

solche Fragen. Und sie stellen sie einem, der die Antworten kennt: Sercan Engin, selbst Nachwuchstrainer beim BVB und ausgewiesener Experte in Sachen Ernährung. Engin bietet seit einiger Zeit Workshops für die jungen Kicker und ihre Eltern an. Morgens Schule, nachmittags Training – und nach dem Training noch einmal die Schulbank drücken: Das stresst zwar, macht aber schlau und fit. Und wenn dann mit Marco Reus und Nuri Sahin auch noch zwei schwarzgelbe Stars und Vorbilder vorbeischauen und interessiert zuhören, macht das Büffeln plötzlich sogar richtig Spaß!

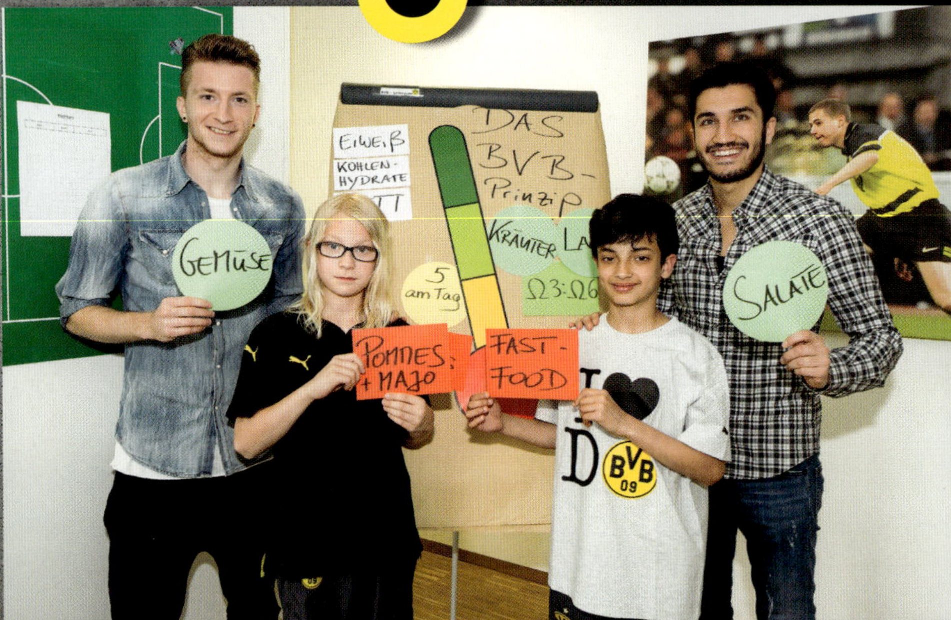

Gemüse und Salat sind „grün" – Pommes/Majo und Fast Food „rot". Im Rahmen des Workshops lernen die Nachwuchsspieler viel über gesunde und ungesunde Lebensmittel. Mit Unterstützung von Marco Reus und Nuri Sahin heften Moritz Keil und Hamza Anhari ihre Kärtchen auf dem Flipchart an die richtige Stelle.

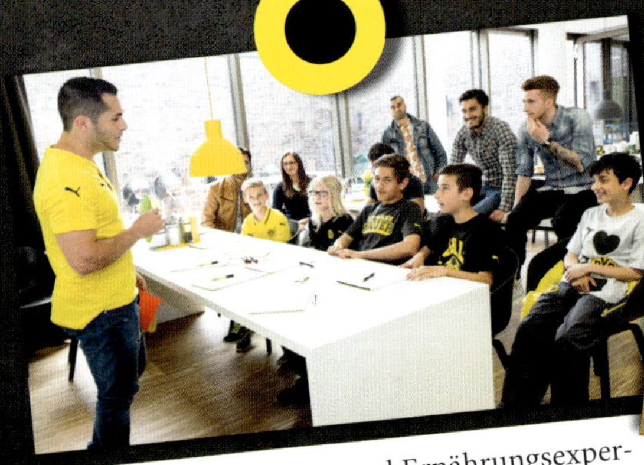

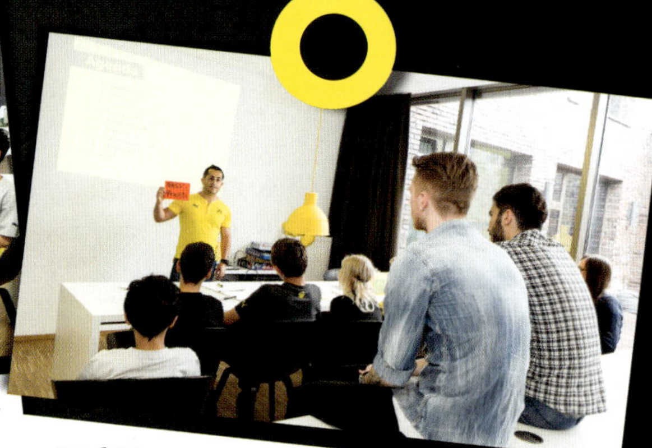

Wenn Nachwuchstrainer und Ernährungsexperte Sercan Engin (l.) zum Workshop bittet, wird die Wohnküche des BVB-Jugendhauses auf dem Klubgelände in Dortmund-Brackel zum Seminarraum. Aufmerksam verfolgen Michael Vrljic, Moritz Keil, Ferruh Ocakkaya, Beran Cebecioglu und Hamza Anhari (v. l.) und einige Elternteile den Vortrag. Und nicht nur sie. Auch die Profis Marco Reus und Nuri Sahin erfahren manches über das Zusammenspiel von Ernährung und sportlicher Leistung, was sie noch nicht wussten.

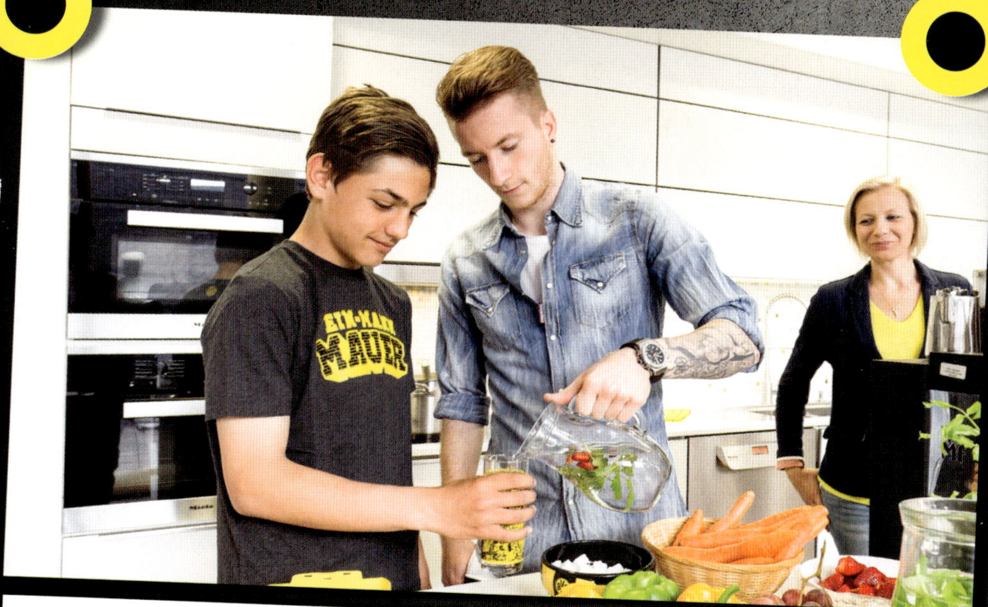

Cola und zuckerhaltige Limonaden sind Gift für den Körper. Genau genommen brauchen Sportler nur mineralienreiches Wasser, um den Flüssigkeits- und Salzverlust in Training und Wettkampf auszugleichen. Und wem Wasser auf Dauer zu langweilig ist? – Der gibt zum Beispiel etwas Minze und ein paar aufgeschnittene Erdbeeren hinein. Oder mixt eine Schorle aus Wasser und Fruchtsaft ohne Zusätze. Marco Reus und Ferruh Ocakkaya hat's jedenfalls geschmeckt!

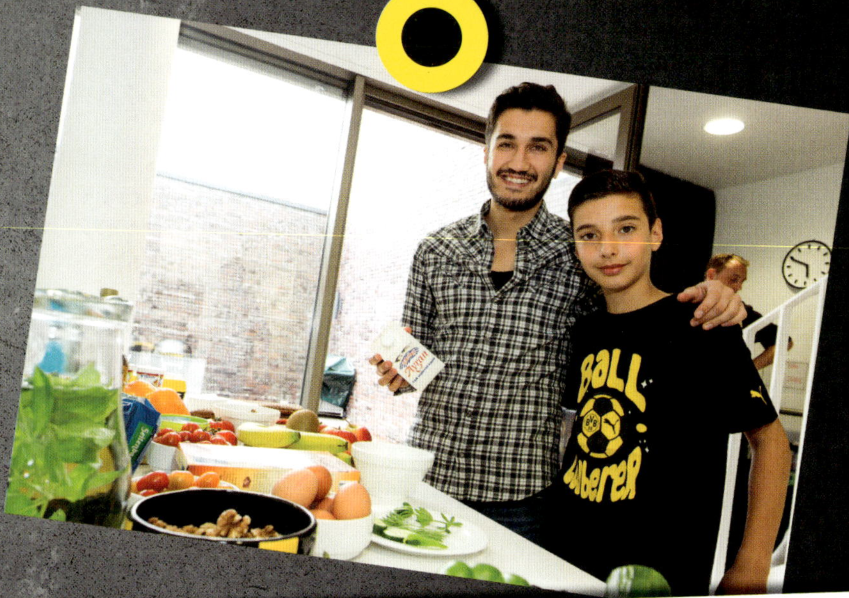

Lebensmittelunterricht mit Nuri Sahin. Logisch, dass der türkische Nationalspieler spontan zur Packung mit „Ayran" greift und Nachwuchstalent Beran Cebecioglu das erfrischende (und gesunde!) türkische Joghurtgetränk empfiehlt. Gesund sind auch Kräuter wie Basilikum und Petersilie. Aber nicht nur das: Sie duften auch super aromatisch. Michael Vrljic macht gemeinsam mit Sahin den Riechtest.

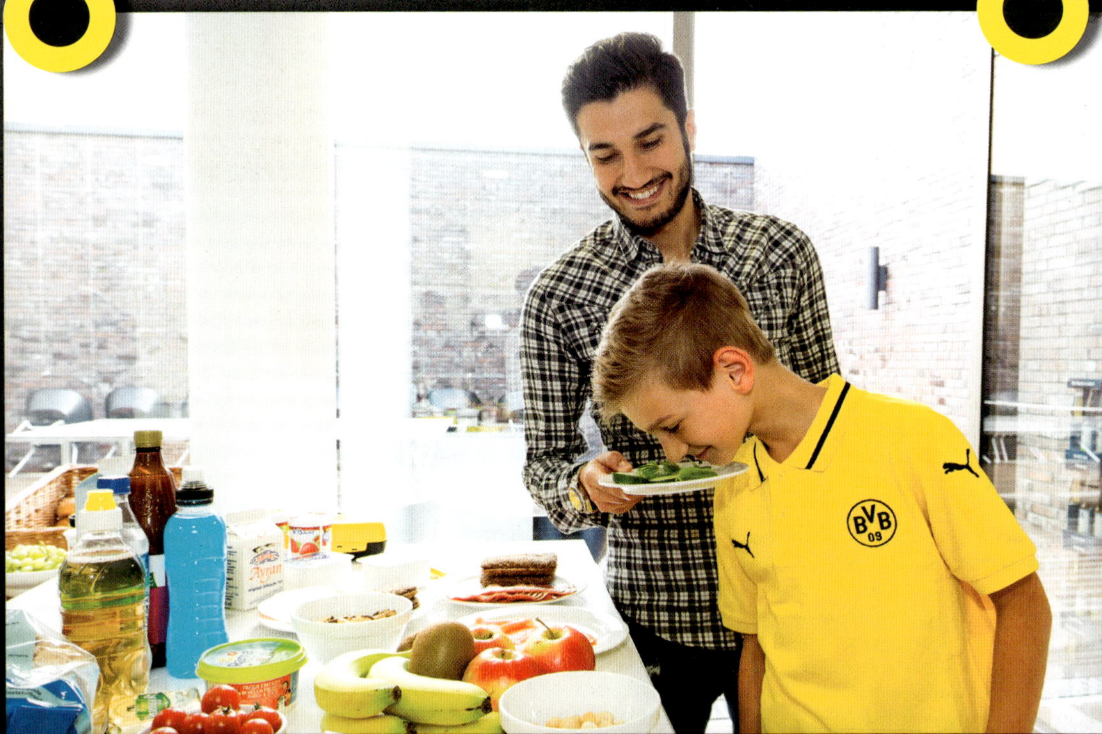

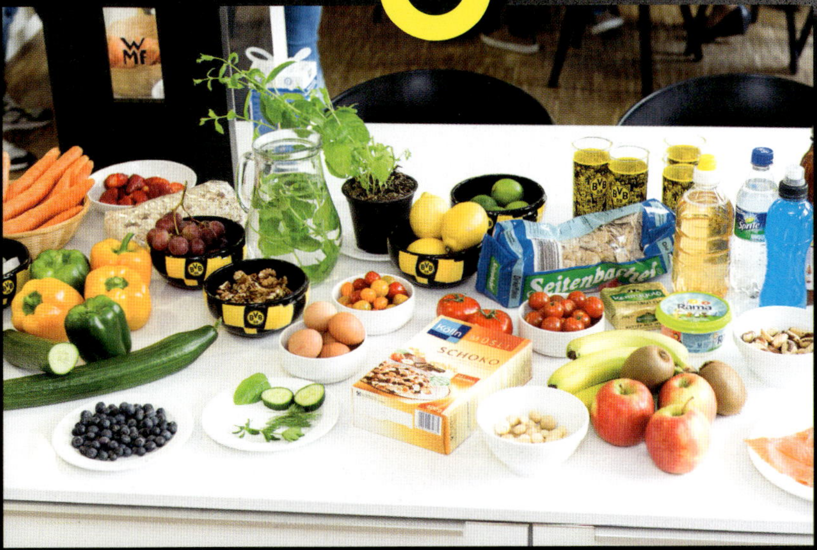

Zum Ernährungsworkshop gehört auch Lebensmittelkunde. Nicht alles, was hier auf dem Tisch liegt, ist gesund und fördert die Leistung von (jungen) Sportlern. Von Sercan Engin erfahren die Eltern und Nachwuchsspieler auch, was sich hinter manchen Zutaten und Abkürzungen wirklich verbirgt, worauf sie beim Einkaufen achten und wovon sie lieber die Finger lassen sollten.

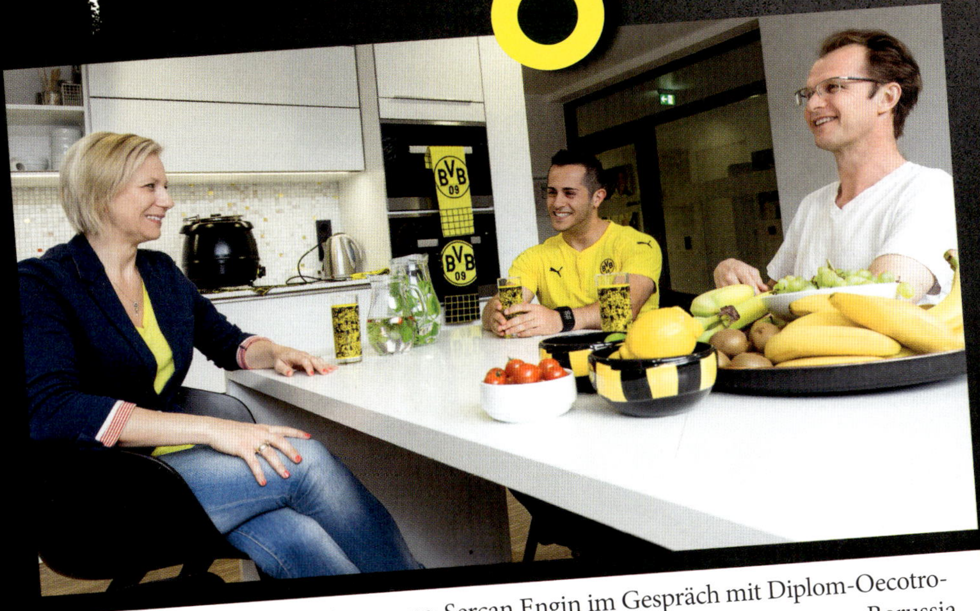

Fachsimpelei in der Seminarpause: Sercan Engin im Gespräch mit Diplom-Oecotrophologin Jola Jaromin-Bowe und Dr. Markus Braun, Mannschaftsarzt von Borussia Dortmund. Gerade bei den Profis des BVB spielt die bedarfsgerechte Ernährung eine immer wichtigere Rolle. Schließlich geht es auf dem Topniveau in der Bundesliga und in internationalen Wettbewerben um jedes Detail.

09 ZUTATEN, die Sie unbedingt vermeiden sollten

01 **Gehärtetes Fett / Transfett** – häufig in Margarine enthalten sowie in nahezu allen Fertigprodukten.

02 **Chemische Konservierungsstoffe** – als E-Nummern gekennzeichnet (z. B. E170, E330 ...).

03 **Farbstoffe** – als E-Nummern gekennzeichnet (z. B. E104, E110, E124 / enthalten u. a. in Gummibärchen).

04 **Zitronensäure** – schwächt das Immunsystem und bindet im Körper Schwermetalle.

05 **Industrieller Fruchtzucker (Fructose)** – ist häufig in Süßigkeiten, Müsli und Limonaden zu finden.

06 **Produkte mit** mehr als fünf verschiedenen Zutaten auf der Zutatenliste.

07 **Produkte, deren** Zutaten Sie nicht aussprechen können oder nicht wissen, worum es sich bei den Zutaten handelt.

08 **Lebensmittel, die als „light" deklariert sind** – enthalten meist zu viel Zucker und andere versteckte „Geschmacksverstärker".

09 **Auf Koffein, Taurin und Guarana** – (vielfach enthalten in sogenannten „Energydrinks") sollten junge Sportler besser komplett verzichten.

„ALS VORBILDER MÜSSEN WIR ERWACHSENE EINE GESUNDE ERNÄHRUNG VORLEBEN!"

BVB-Mannschaftsarzt Dr. Markus Braun warnt vor leichtfertiger Einnahme von Nahrungsergänzungsmitteln und rät gerade jungen Spielern, auf Signale ihres Körpers zu hören.

Der neue BVB-Trainer Thomas Tuchel misst Ernährung eine hohe Bedeutung bei. Die Nachwuchsabteilung verfolgt sogar ein eigenes Ernährungskonzept.

WAS SAGEN SIE ALS SPORTMEDIZINER DAZU, DASS DIESES THEMA IM KLUB JETZT SO HOCH AUFGEHÄNGT WIRD?

Dr. Markus Braun: Ernährung war bei Borussia Dortmund schon ein Thema, als ich im Jahr 2003 meine Tätigkeit als Mannschaftsarzt aufgenommen habe. Seither wurde es auf einer sachlichen wissenschaftlichen Basis kontinuierlich weiter verfolgt.

GLAUBEN SIE, DASS DIE INTENSIVE BESCHÄFTIGUNG MIT ERNÄHRUNG IN FUSSBALLKLUBS EHER EINE MODEERSCHEINUNG IST - ODER STECKT MEHR DAHINTER?

Braun: Die bewusste Auseinandersetzung mit Ernährung erfolgt in Fußballklubs schon seit einigen Jahren. Das gilt auch für übergeordnete Fußballverbände. Auf der Website des DFB etwa findet man Tipps zur richtigen Ernährung.

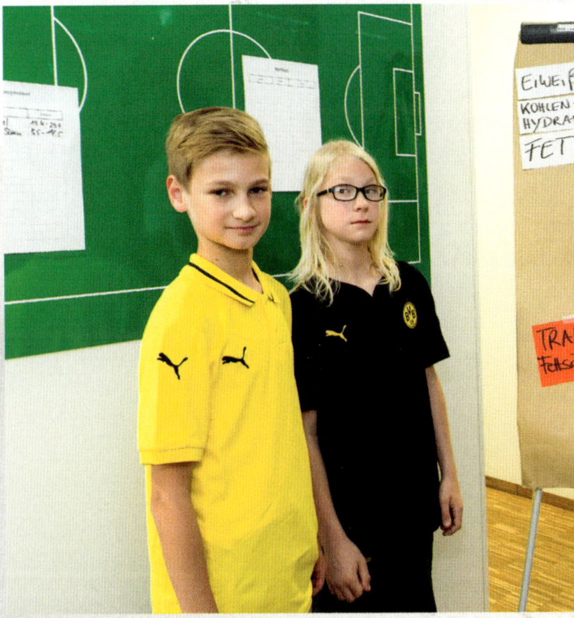

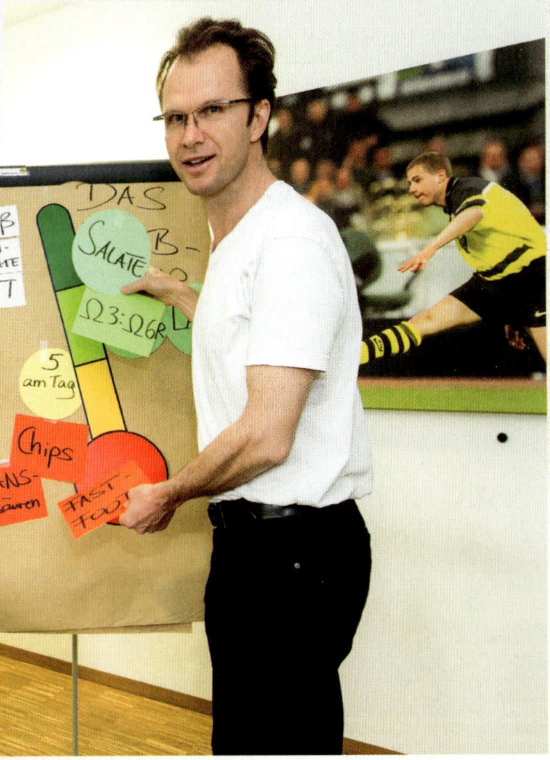

MIT BLICK AUF KINDER UND JUGENDLICHE: WORAUF MÜSSEN ELTERN UND TRAINER GERADE WÄHREND DES WACHSTUMS BESONDERS ACHTEN?

Braun: Wie bei den Profis, ist auch im Jugendbereich darauf zu achten, dass natürliche, hochwertige, am besten unbearbeitete Nahrungsmittel die Basis der Ernährung darstellen. Eltern und Trainer sollten dafür sorgen, dass Kinder und Jugendliche im Tagesablauf regelmäßige Essenszeiten haben und in Ruhe ausgewogene Mahlzeiten zu sich nehmen können – mit vitaminreichem Gemüse und Obst; Salate mit hochwertigen Ölen, natürliche Kohlenhydrate ohne Industriezucker, dazu etwas Fisch oder Fleisch. Als Vorbilder müssen Eltern und Trainer dieses Essverhalten selbst verinnerlicht haben, es vorleben und dem Nachwuchs eine Anleitung geben, damit sich eine gesunde Ernährung automatisch einspielt. Eine Erziehung zur Einnahme von Nahrungsergänzungsmitteln darf hingegen nicht erfolgen. Gibt es bei einem Sportler Hinweise auf eine Mangelsituation, ist ein Arzt zu konsultieren.

Weisen Befunde nach einer körperlichen Untersuchung durch den Arzt und laborchemischer Analyse einen solchen Mangel nach, kann auf ärztliche Anweisung eine Substitution erfolgen (z. B. Eisen, Magnesium, Vitamin D). Der unbedachte Gebrauch von Nahrungsergänzungsmitteln nach dem Motto „viel hilft viel“ kann negative Effekte auf Anpassungsprozesse haben, die von Trainingsreizen ausgehen.

KÖNNEN HERANWACHSENDE AUCH SCHON „ÜBERTRAINIERT“ SEIN? WENN JA: WAS SIND SIGNALE DAFÜR UND WIE SOLLTE MAN REAGIEREN?

Braun: Natürlich können auch Heranwachsende überfordert oder übertrainiert werden. Signale dafür sind Unruhe, Schlafstörungen, Kopfschmerzen, Konzentrationsstörungen sowie Leistungsabfall in der Schule und beim Sport. Aber auch häufige Infekte, Verletzungen und Klagen über Schmerzen im Bewegungsapparat. Es gibt auch medizinisch objektivierbare Befunde. Deshalb sollte bei deutlichen Warnsignalen unbedingt sportmedizinische Hilfe in Anspruch genommen werden. Noch besser ist es natürlich, nicht auf das Eintreten solcher Signale bei hohen körperlichen Belastungen zu warten und erst dann zu reagieren, sondern vorbeugend auf die Jugendlichen einzuwirken. So sollte man auf regelmäßige Schlafzeiten achten und eine feste, mehrstündige Handy- und PC-freie Zeit einrichten. Auf intensives Training müssen immer auch regenerative Einheiten folgen.

STELLEN SIE IN IHRER TÄGLICHEN ARBEIT FEST, DASS SICH ART UND SCHWERE VON VERLETZUNGEN BEI FUSSBALLERN VERÄNDERT HABEN UND AUCH JÜNGERE SPIELER IMMER HÄUFIGER SCHON VERSCHLEISSERSCHEINUNGEN AUFWEISEN? KANN RICHTIGE ERNÄHRUNG VORBEUGEND WIRKEN?

Braun: Art und Schwere der Verletzungen verändern sich über die Jahre. Wenn man zehn Jahre und länger zurückblickt, standen Kapselbandverletzungen, insbesondere der Kniegelenke, im Vordergrund. Durch Präventionsmaßnahmen konnte die Verletzungshäufigkeit diesbezüglich verringert werden. Unverändert hoch ist die Zahl von Oberschenkel-Muskelverletzungen, mit zunehmender Häufigkeit auch im Hüft- und Leistenbereich. Neben vielen anderen Gesichtspunkten ist als Grund dafür die steigende Anzahl von Pässen und Richtungswechseln in Training und Spiel zu diskutieren. Zudem hat sich die Laufdistanz, die ein Spieler zurücklegt, im deutschen Spitzenfußball gegenüber früheren Zeiten nahezu verdoppelt – verbunden auch mit einer stark erhöhten Anzahl an Sprints. Wenn angesichts der nachgewiesenen Zunahme der körperlichen Belastungen Fehler bei der Ernährung, einschließlich der Getränkeaufnahme, gemacht werden, ist das Verletzungsrisiko deutlich erhöht.

U12

01

DINKELMÜSLI

Für einen gelungenen Start in den Tag mit intensivem Training

8 PORTIONEN FÜR U12-SPIELER

600 G DINKELKÖRNER, GROB GEMAHLEN
4 BANANEN
8 ÄPFEL
1 GUTE MESSERSPITZE ECHTE VANILLE
1 KG NATURJOGHURT (3,5 % FETT)

Dinkelkörner eine Nacht vorher in Wasser einweichen. Nach der Einweichzeit das überschüssige Wasser abgießen. Bananen schälen und klein schneiden, die Äpfel raspeln und beides zu den Körnern geben. Vanille zum Naturjoghurt geben, mit der Obst-Körner-Mischung vermengen.

Entwickelt und zubereitet von der U12

1 Portion (ca. 360 g): 450 kcal, 77 g Kohlenhydrate (71 E%), 19 g Eiweiß (17 E%), 6 g Fett (12 E%)

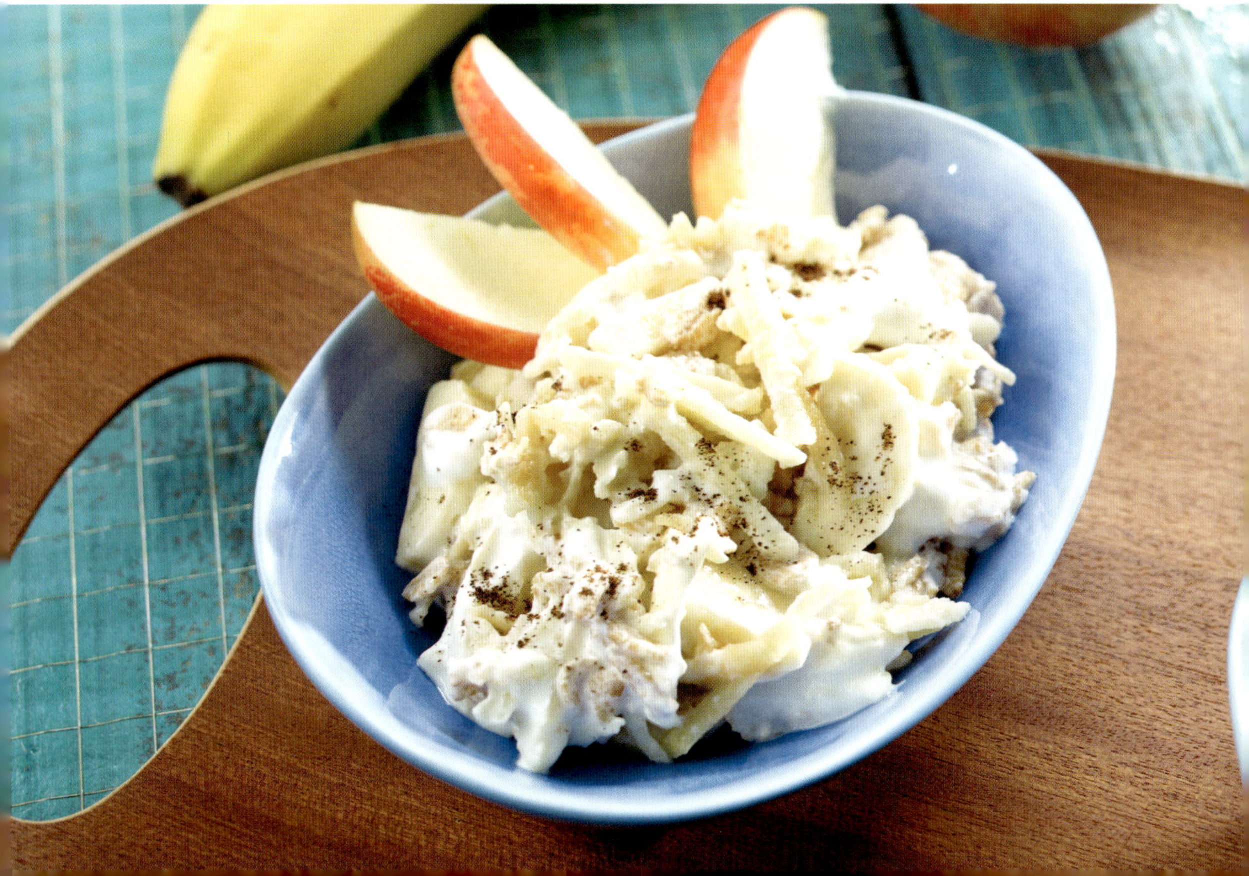

U12

OBST TRIFFT AUF MÖHRE

Eine super Kombination

Smoothies sind eine gute und schnelle Variante, um Obst und Gemüse zu sich zu nehmen. Aber Vorsicht! Zu viel Obst kann aufgrund des Zuckergehalts die Fettverbrennung hemmen. Hier sollte folgende Faustregel gelten: 2–3 Hände Obst täglich für einen Sportler. An Regenerationstagen sollten es 2 Hände voll sein. Wichtig ist, keine Fertigsmoothies zu verwenden, da diese meist zu viel Obst und Zucker enthalten.

02

6 PORTIONEN FÜR U12-SPIELER

2 MÖHREN
1 BANANE
1 ORANGE
1 APFEL
750 ML KALTER ORANGENSAFT
6 EL LEINÖL
60 G WALNÜSSE

Möhren, Banane und Orange schälen, anschließend zusammen mit dem Apfel klein schneiden und in einen Mixer geben. Orangensaft mit den übrigen Zutaten zugeben und alles gut mixen. In Gläser füllen und servieren.

Entwickelt und zubereitet von der U12

1 Portion (ca. 225 g):	*255 kcal*
	20,8 g Kohlenhydrate (33 E%)
	3,1 g Eiweiß (5 E%)
	17,4 g Fett (62 E%)

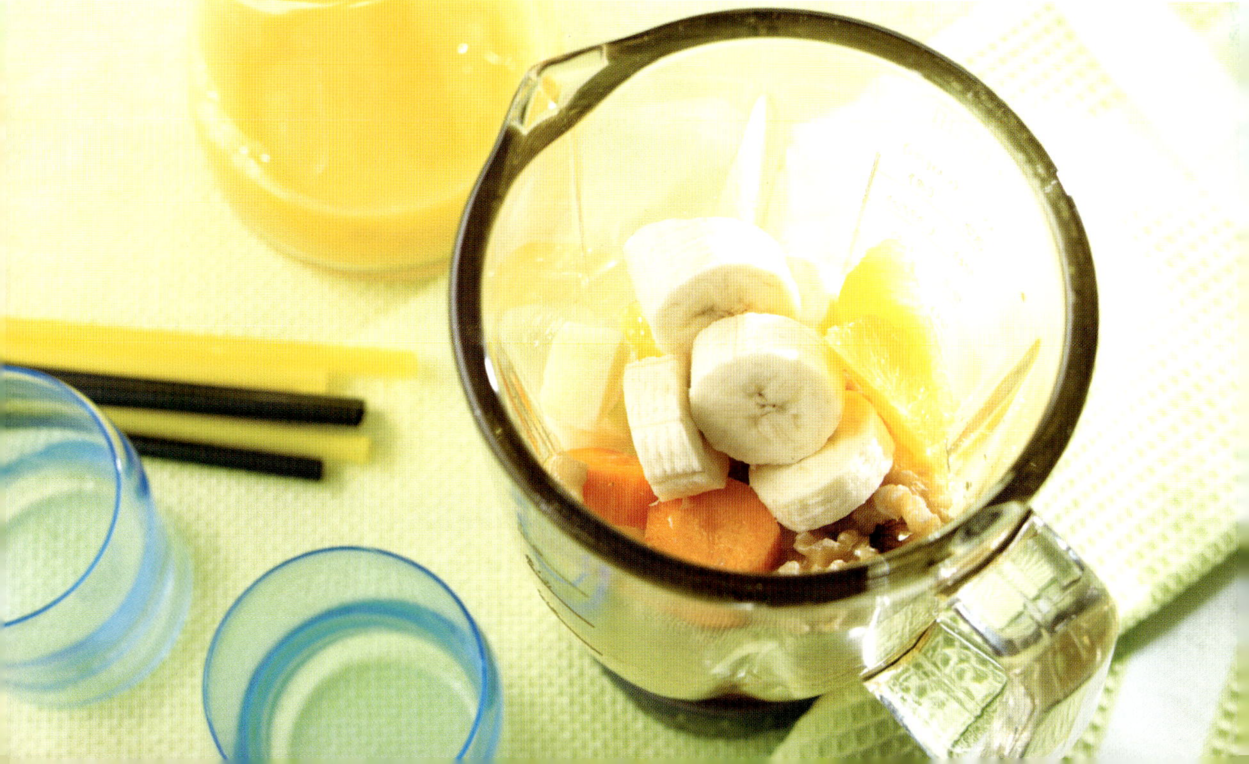

U12

BROKKOLISALAT MIT PINIENKERNEN

Eine leichte Mahlzeit an trainingsfreien Tagen

2 ODER ALS BEILAGE 4 PORTIONEN FÜR U12-SPIELER

300 G BROKKOLI
1 ROTE PAPRIKA
1 APFEL
4 EL OLIVENÖL
3 EL WEISSER BALSAMICO
1 TL HONIG
1,5 TL SENF
1 TL SALZ
1/2 TL PFEFFER
30 G PINIENKERNE

Brokkoli, Paprika und Apfel küchenfertig vorbereiten und anschließend sehr klein schneiden. Öl, Balsamico, Honig und Senf zu einem Dressing verrühren und mit Salz und Pfeffer abschmecken. Das Dressing und die Pinienkerne über die Brokkoli-Paprika-Apfel-Mischung geben und alles miteinander vermengen.

Berechnet für 2 Portionen
1 Portion (ca. 325 g): 390 kcal, 22 g Kohlenhydrate (23 E%), 11 g Eiweiß (11 E%), 28 g Fett (66 E%)

Berechnet für 4 Portionen
1 Portion (ca. 160 g): 195 kcal, 11 g Kohlenhydrate (23 E%), 5 g Eiweiß (11 E%), 14 g Fett (66 E%)

Entwickelt und zubereitet von der U12

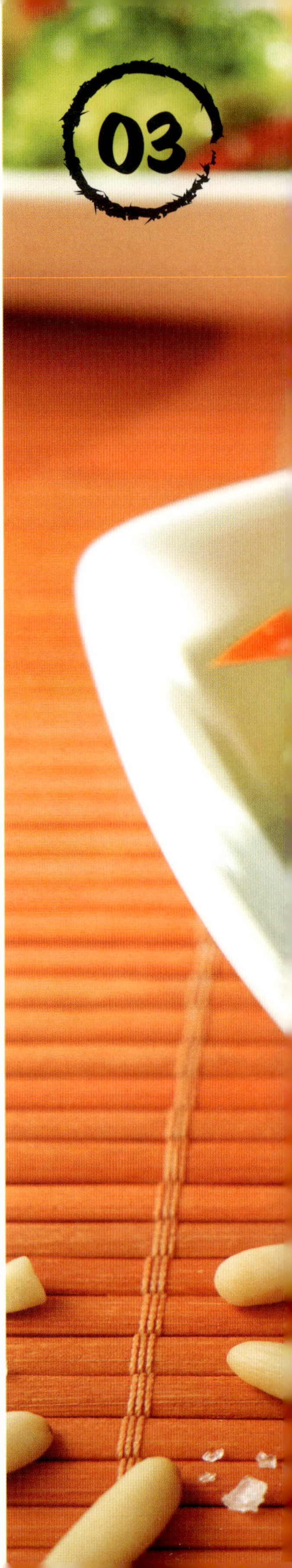

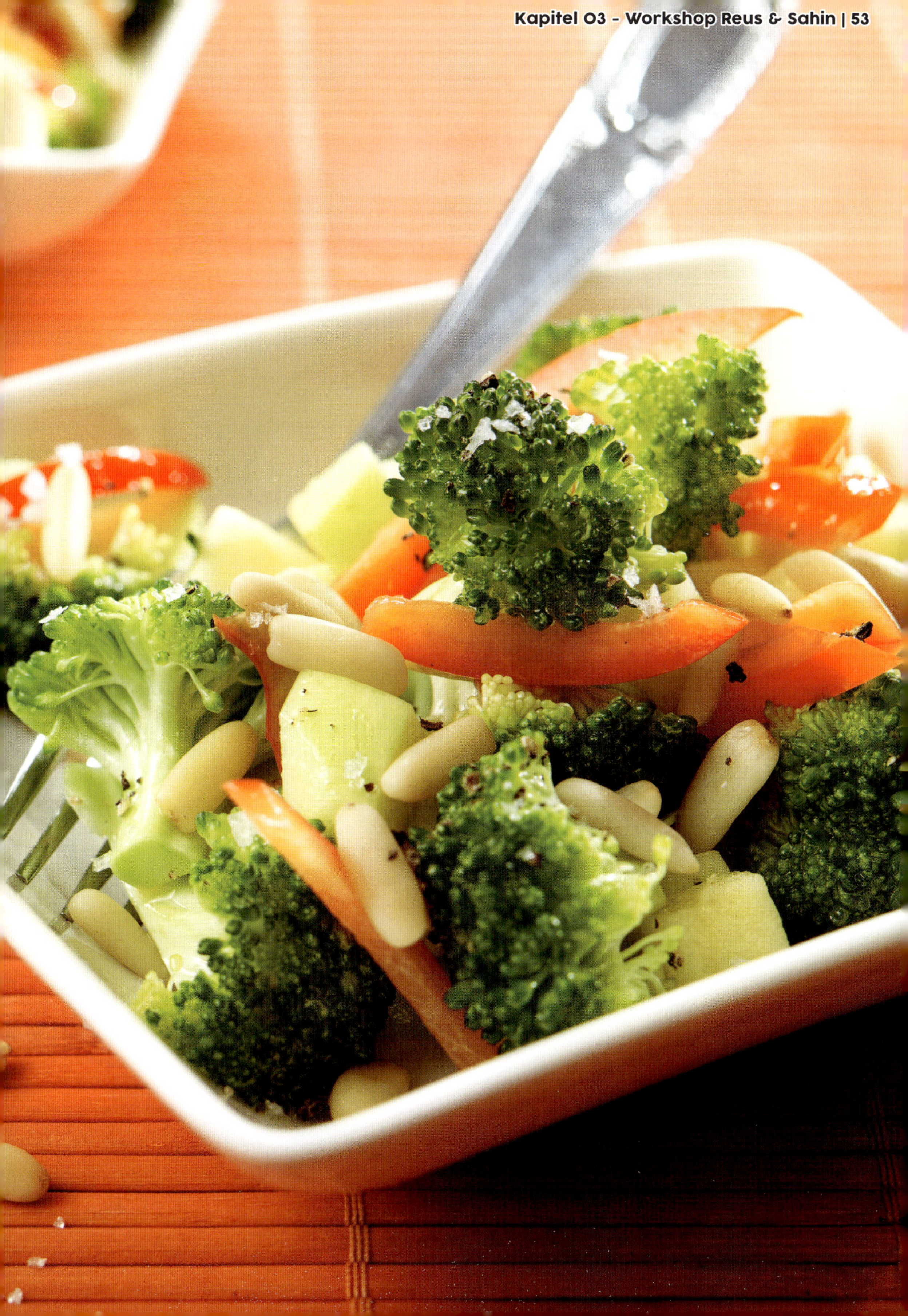

U12

GNOCCHI MIT TOMATEN-KAPERN-SAUCE

Sehr empfehlenswert vor einem intensiven Turnier oder währenddessen

6 PORTIONEN FÜR U12-SPIELER

GNOCCHI:
- 1 KG KARTOFFELN
- 5 EIGELB
- 1 PRISE MUSKATNUSS
- 1 PRISE SALZ
- 1 PRISE PFEFFER
- 150 G WEIZENMEHL
- 100 G GRIESS
- ETWAS BUTTER
- 1 EL OLIVENÖL

TOMATENSAUCE:
- 3 KNOBLAUCHZEHEN
- 80 G SCHALOTTEN
- 6 GROSSE TOMATEN (ALTERNATIV: CHERRYTOMATEN)
- 50 G BASILIKUM
- 4 EL OLIVENÖL
- 1 PRISE SALZ
- 1 PRISE PFEFFER
- 2 EL TOMATENMARK
- 80 G KAPERN, GESALZEN
- 50 G BUTTER
- EINIGE BASILIKUMBLÄTTER UND EIN PAAR HALBIERTE CHERRYTOMATEN ZUR GARNITUR

Gnocchi:
Die Kartoffeln mit Schale kochen, anschließend pellen und lauwarm durch eine Kartoffelpresse drücken. Eigelb, Muskat, Salz, Pfeffer, 100 g Mehl und den Grieß zur Kartoffelmasse geben. Alle Zutaten gut miteinander vermengen. Dann den Teig 10 Minuten ruhen lassen.
Mit dem Rest des Mehls die Arbeitsplatte bestäuben und den Teig kurz im Mehl wälzen. Den Teig nun in mehrere Stücke schneiden und aus den Stücken kleine Teigrollen formen. Diese anschließend mit einem Teigschaber quer in ca. 2 cm große Stücke schneiden. In einem Topf Wasser aufkochen. Wenn das Wasser kocht, den Topf von der Kochstelle nehmen und die Gnocchi circa 2 Minuten im Wasser garen lassen. Wenn die Gnocchi oben schwimmen, sind sie fertig. Butter und Olivenöl in einer Pfanne erhitzen und die abgetropften Gnocchi darin schwenken.

Tomatensauce:
Knoblauch und Schalotten schälen und in sehr feine Würfel schneiden. Tomaten klein schneiden. Basilikum fein hacken.
Schalotten und Knoblauch in Olivenöl anschwitzen und mit Salz und Pfeffer würzen. Tomatenmark dazugeben. Alles sorgfältig verrühren. Die frischen Tomaten und die Kapern dazugeben, die Butter darin schmelzen lassen und alles circa 20 Minuten zusammen köcheln lassen.
Die Gnocchi mit der Sauce anrichten und mit Basilikum und den halbierten Cherrytomaten garnieren.

1 Portion (ca. 445 g): 490 kcal,
58 g Kohlenhydrate (48 E%),
12 g Eiweiß (10 E%), 23 g Fett (42 E%)

Entwickelt und zubereitet von der U12

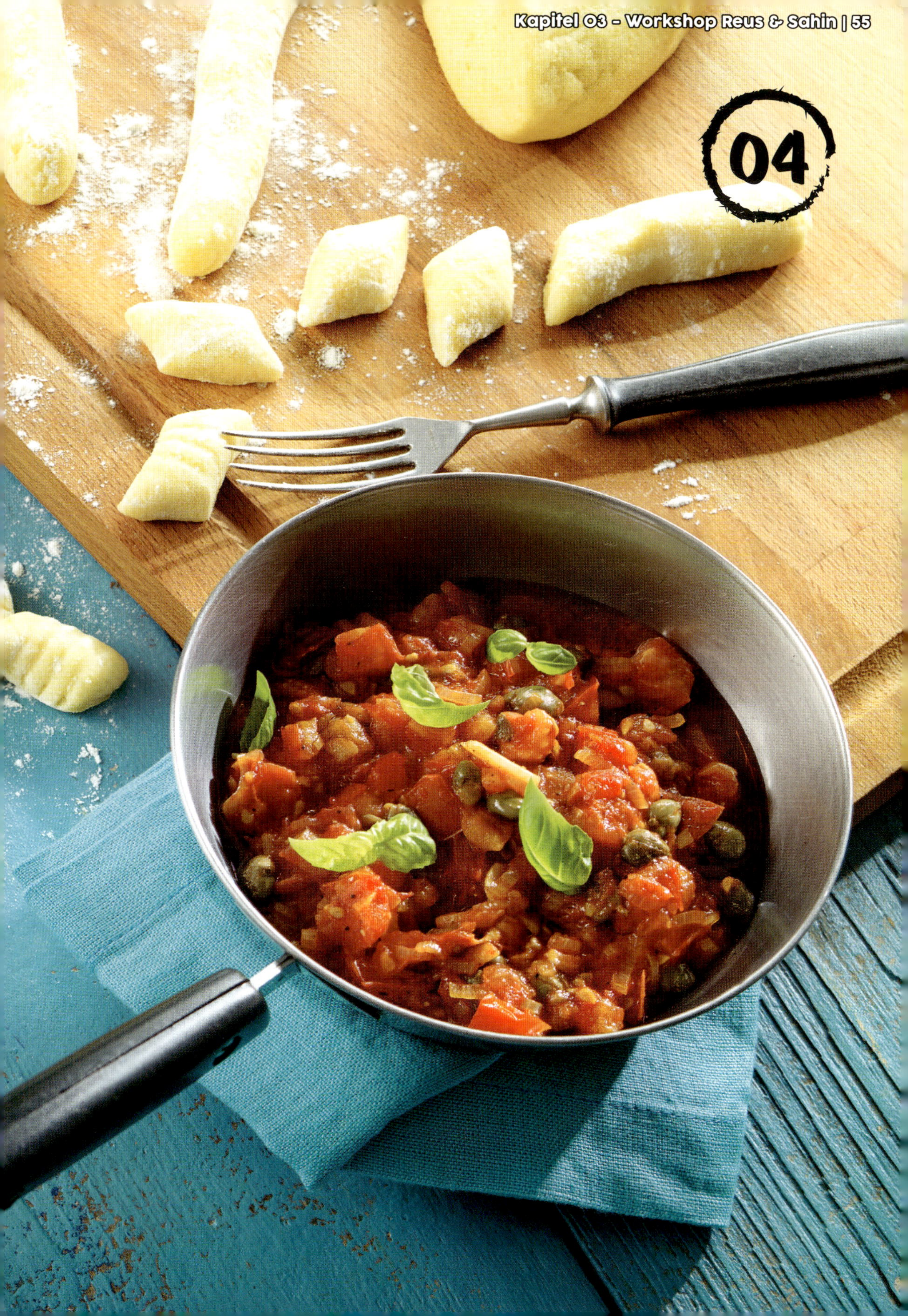
04

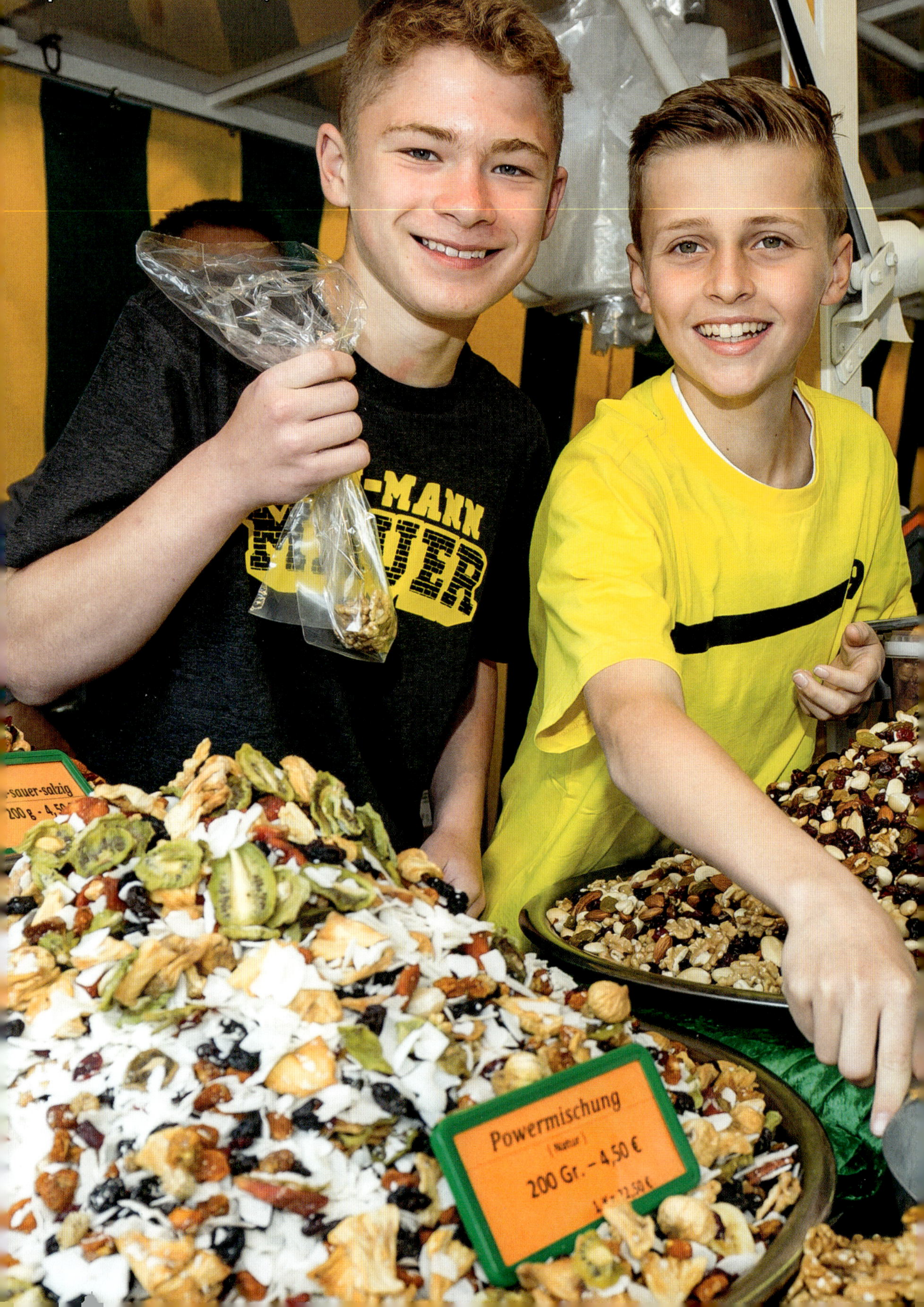
-sauer-salzig
Powermischung
(Natur)
200 Gr. – 4,50 €

Fußballweisheiten sind bisweilen erstaunlich anpassungsfähig. Sie lassen sich mühelos auf andere Lebensbereiche übertragen. Beispiele gefällig?

Das Runde (Topf, Pfanne) muss aufs Eckige (Herd).

Nach dem Essen ist vor dem Essen.

Das nächste Gericht ist immer das schwerste.

Will sagen: Es ist gar nicht so leicht, für Kinder und Jugendliche so zu kochen, 365-mal im Jahr, dass es erstens schmeckt, zweitens gesund ist und drittens auch noch ihre Leistungsfähigkeit fördert. Wer diese Herausforderung bestehen will, der braucht eine ausgefeilte Taktik, einen guten Matchplan und eine Checkliste. Denn das …

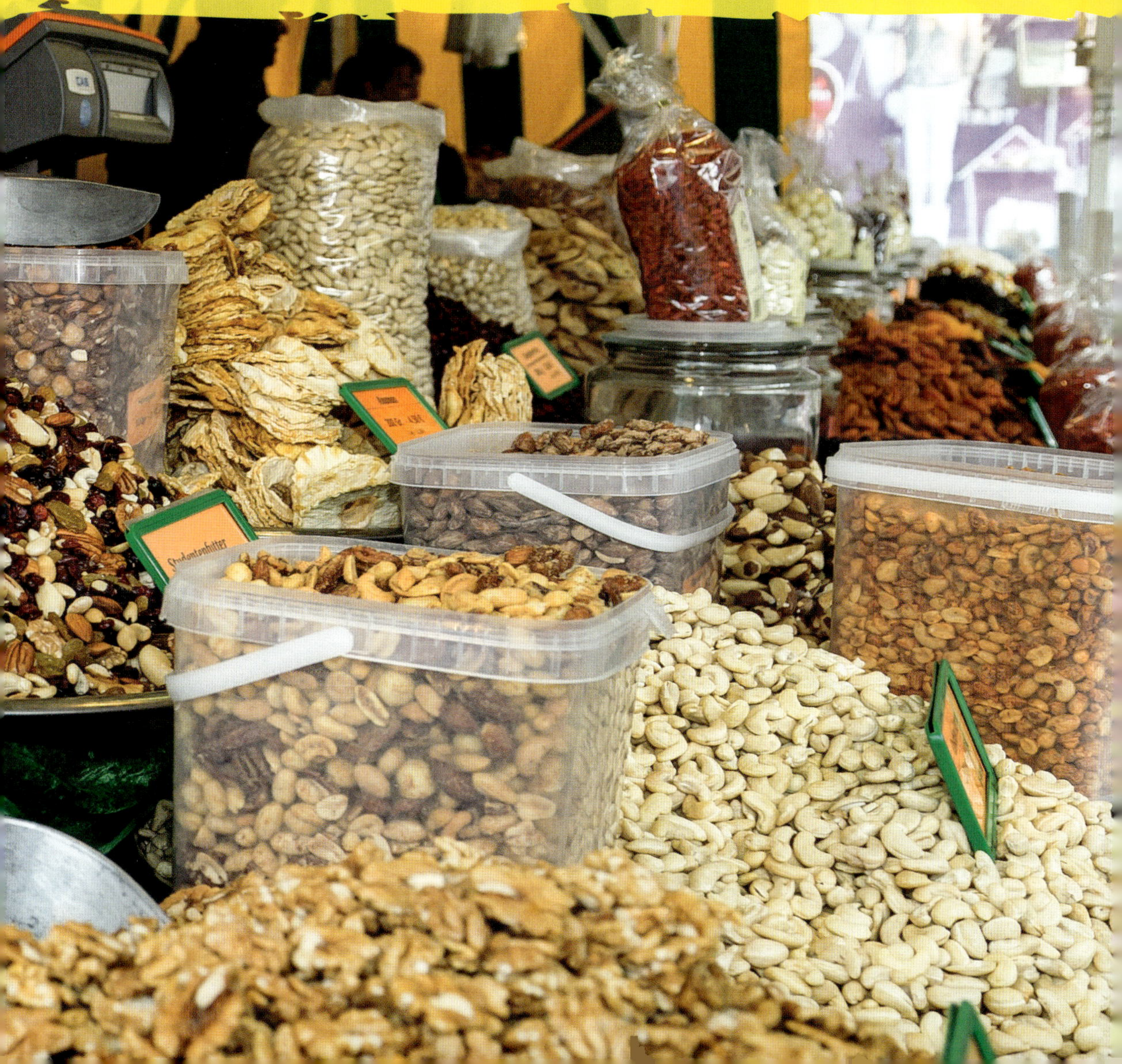

... ESSEN BEGINNT BEIM EINKAUF!

EIN MARKTBUMMEL MIT DEM JAHRGANG 2003

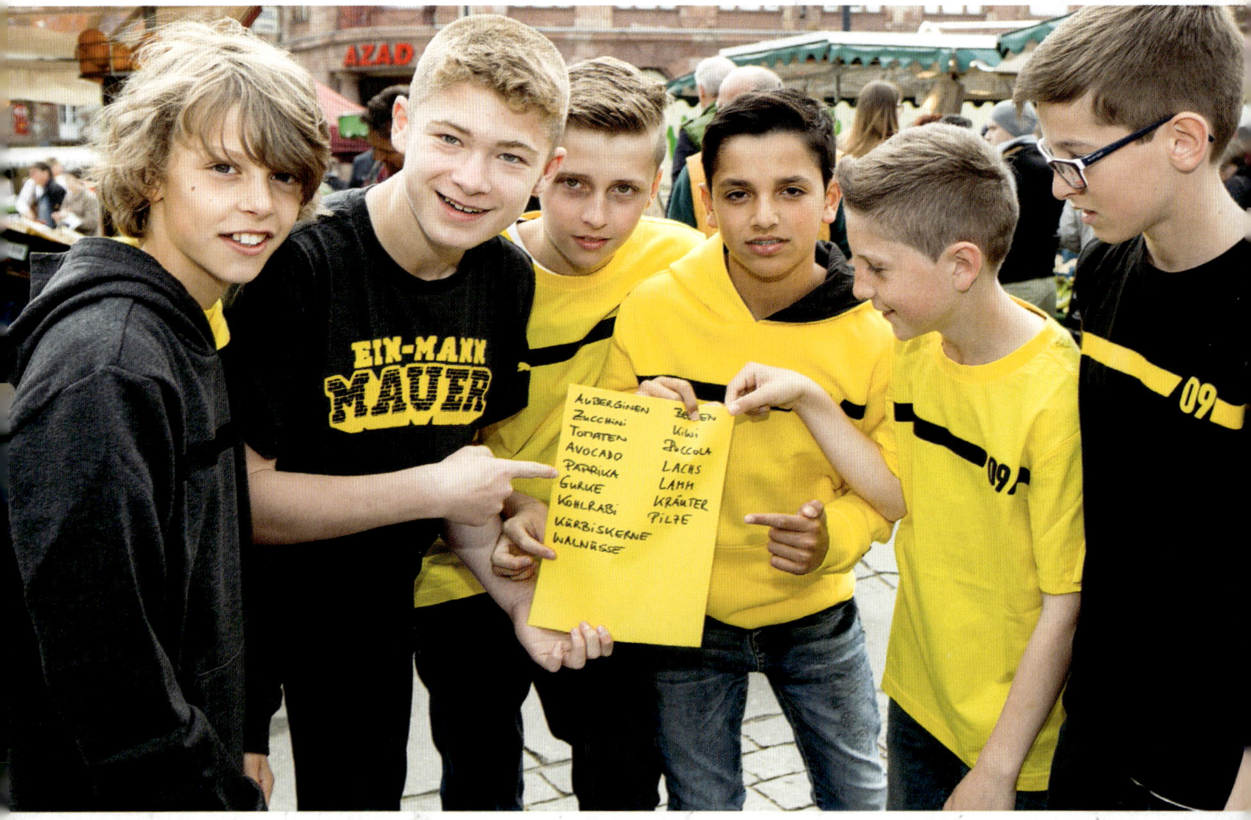

Der Hansaplatz im Herzen der Dortmunder City ist groß. Und nackt. Schön ist er nur von Mitte November bis Weihnachten, wenn der größte Christbaum der Welt ihn überstrahlt. Ansonsten schätzen die Dortmunder am Hansaplatz vor allem die große Tiefgarage unter seiner Oberfläche. Sechs Tage in der Woche ist der Hansaplatz ungefähr so einladend wie das Autobahnkreuz Dortmund-Nordost. Doch am siebten Tag verwandelt er sich frühmorgens in die wahrscheinlich größte Frischetheke der

Stadt. Samstags ist Markttag auf dem Hansaplatz.
Willkommen in der Arena der Köstlichkeiten.
Florian Marth, Danilo Lukic, Ali-Sühan Demirel, Levin Müller, Tim Dörenberg und Max Dieckerhoff fallen auf. Nicht etwa, weil sie in schwarzgelber Klubkleidung unterwegs sind. Das sind viele andere auch, denn an diesem Samstag ist Heimspieltag – und da mischen sich schon am frühen Mittag mehr und mehr BVB-Fans unters Volk. Nein, die sechs Nachwuchstalente, Jahrgang 2003, fallen auf, weil sie den Altersdurchschnitt auf dem Wochenmarkt dramatisch senken. Mamas und Papas, Omas und Opas sieht man viele in den Budengassen. Kinder und Jugendliche kaum. Und noch viel weniger: Kinder, die sich für Lebensmittel interessieren.

Florian, Danilo, Ali-Sühan, Levin, Tim und Max sind mit Trainer Marco Lehmann unterwegs. Ihre

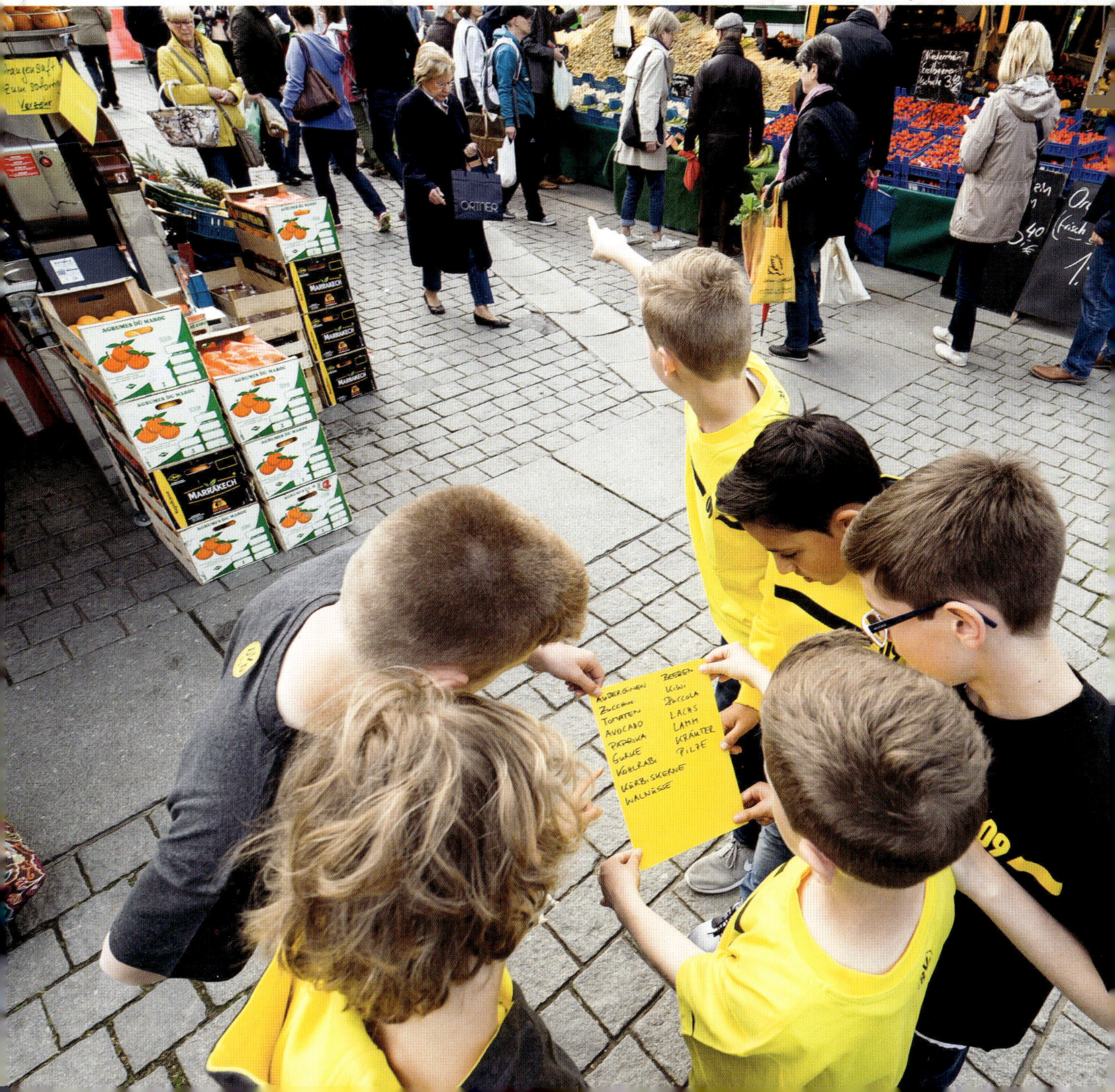

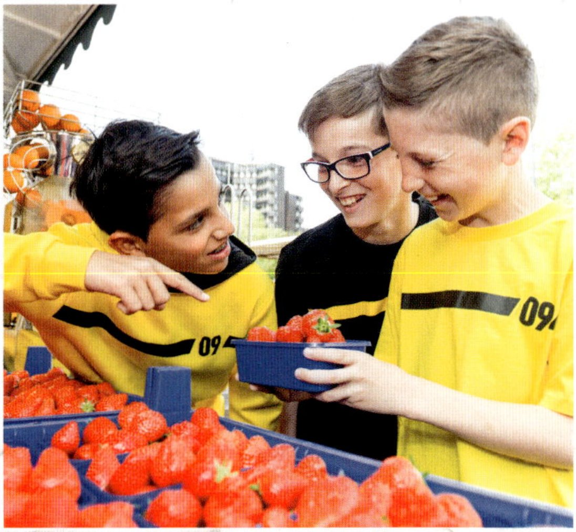

Florian, Danilo, Ali-Sühan, Levin, Tim und Max sind mit Trainer Marco Lehmann unterwegs. Ihre Eltern sind dabei – und Sercan Engin. Auch Nachwuchstrainer und Ernährungsexperte. Er hat das Bewusstsein für die leistungsfördernde Bedeutung gesunder Ernährung bei Borussia Dortmund ausgesät. Seither kochen die jungen Kicker miteinander, entwickeln eigene Rezepte, lernen, was sie noch fitter macht.

Der Bummel über den Wochenmarkt ist ein Fest für alle Sinne. Eine Explosion von Farben und Düften. Rot, grün, gelb, orange leuchten Obst und Gemüse. Am Tisch isst das Auge bekanntlich auch mit. Hier frohlockt es schon beim Einkauf. Thymian, Rosmarin, Basilikum, Kümmel, Muskatnuss – die Gewürze verströmen ihren Duft. Der vermischt sich mit Fischgeruch und dem Aroma von frisch gebackenem Brot. Gebirge aus Kartoffeln und Kohlköpfen türmen sich auf.

Und Spargel. Überall Spargel. Und Erdbeeren. Überall Erdbeeren. Und Rhabarber. Überall. Es ist Spargelzeit und Spargelzeit ist Erdbeerzeit und Erdbeerzeit ist Rhabarberzeit. „Frischer deutscher Spargel – nur fünf Euro das Kilo", ruft ein Marktschreier, der gut zu hören, aber nicht zu sehen ist, weil er hinter einer fast zwei Meter hohen Wand aus den köstlichen und gesunden weiß-gelben Stangen steht. „Spargel enthält viele Vitamine und wichtige Mineralstoffe wie Kalium, Magnesium, Phosphor, Eisen und Selen", erklärt Markthändler Sahin Temiz. Erdbeeren trumpfen mit einer Megadosis Vitamin C, mit Eisen, Calcium, Magnesium und Kalium. Die BVB-Talente hören aufmerksam zu.
Levin zapft sich schnell noch einen Becher frisch gepressten Orangensaft. Lecker!

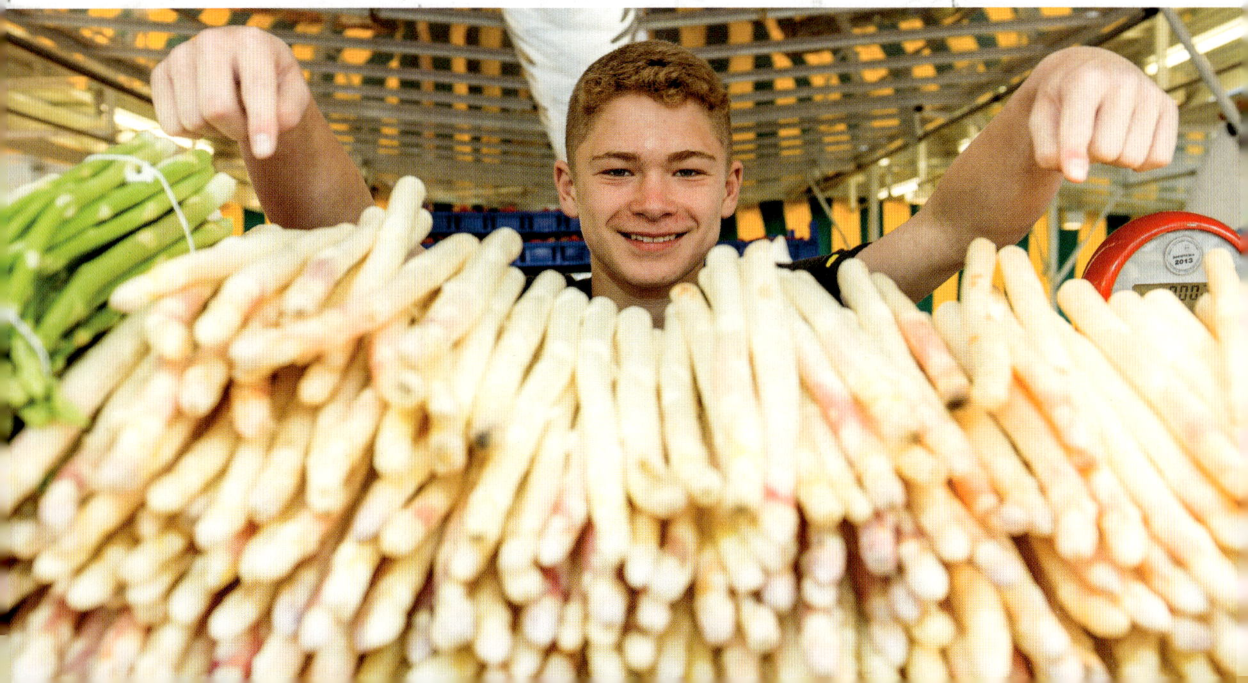

Weiter geht's zum Fleisch. Händler Simon Schräder, der sich auf hochwertige – und, zugegeben, nicht ganz billige – Produkte spezialisiert hat, erzählt Ali-Sühan und Danilo, dass das saftige Black Angus Rind in der Kühltheke zu Lebzeiten eine glückliche Kindheit auf den Weiden des US-Bundesstaates Nebraska verbracht hat. Vor der feinen Marmorierung, versichert er, „müsst Ihr keine Angst haben. Das ist gutes Fett. Nicht die Art Fett, die Euch fett und schwabbelig macht".

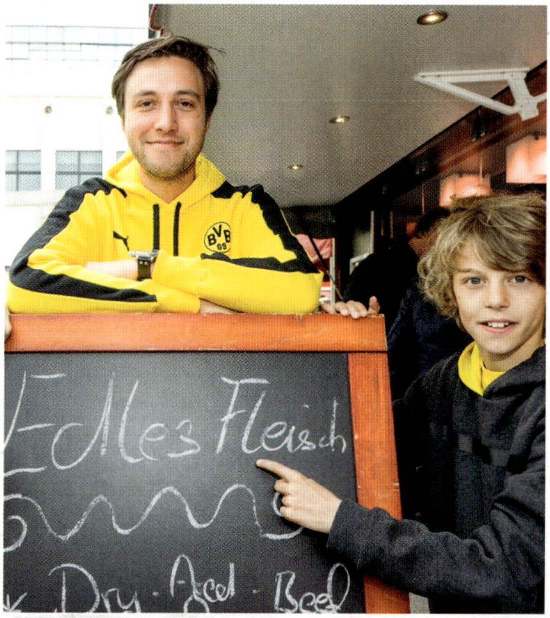

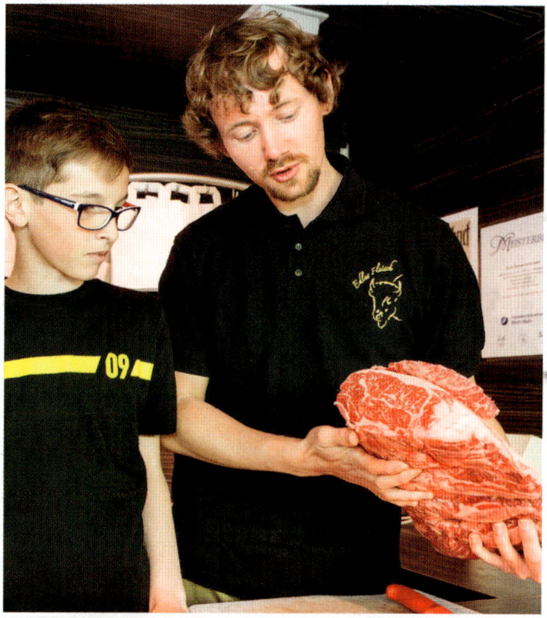

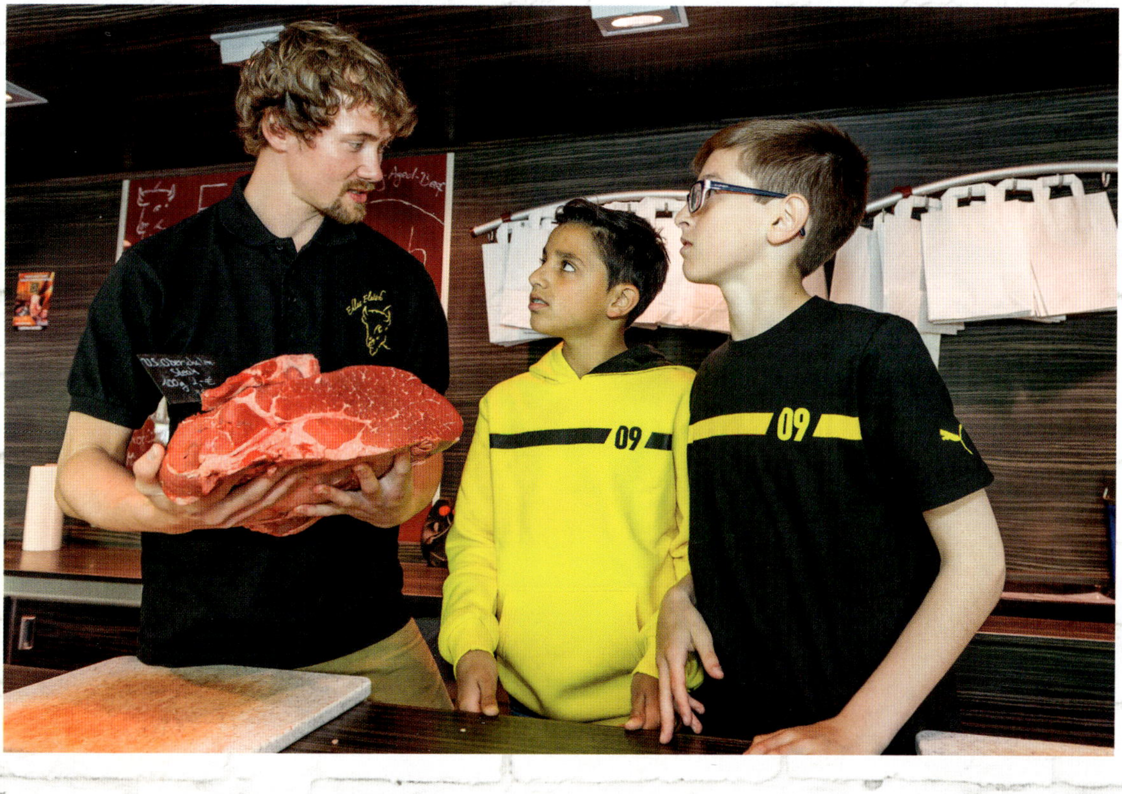

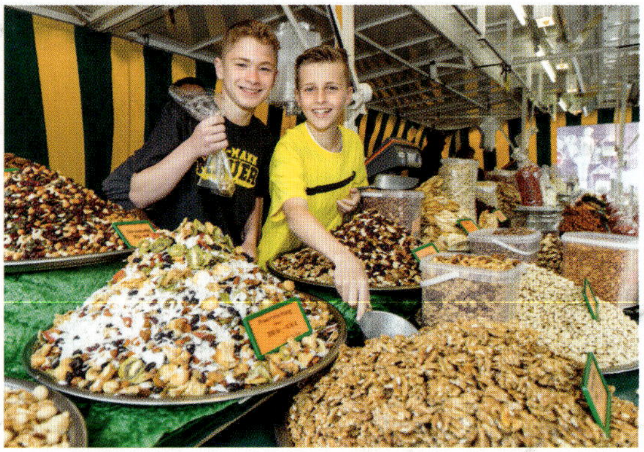

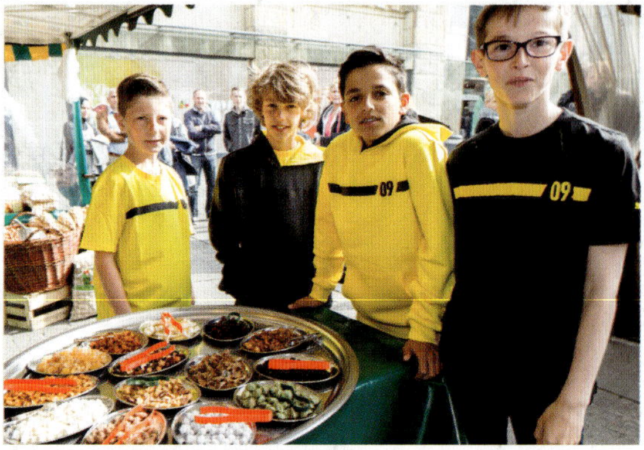

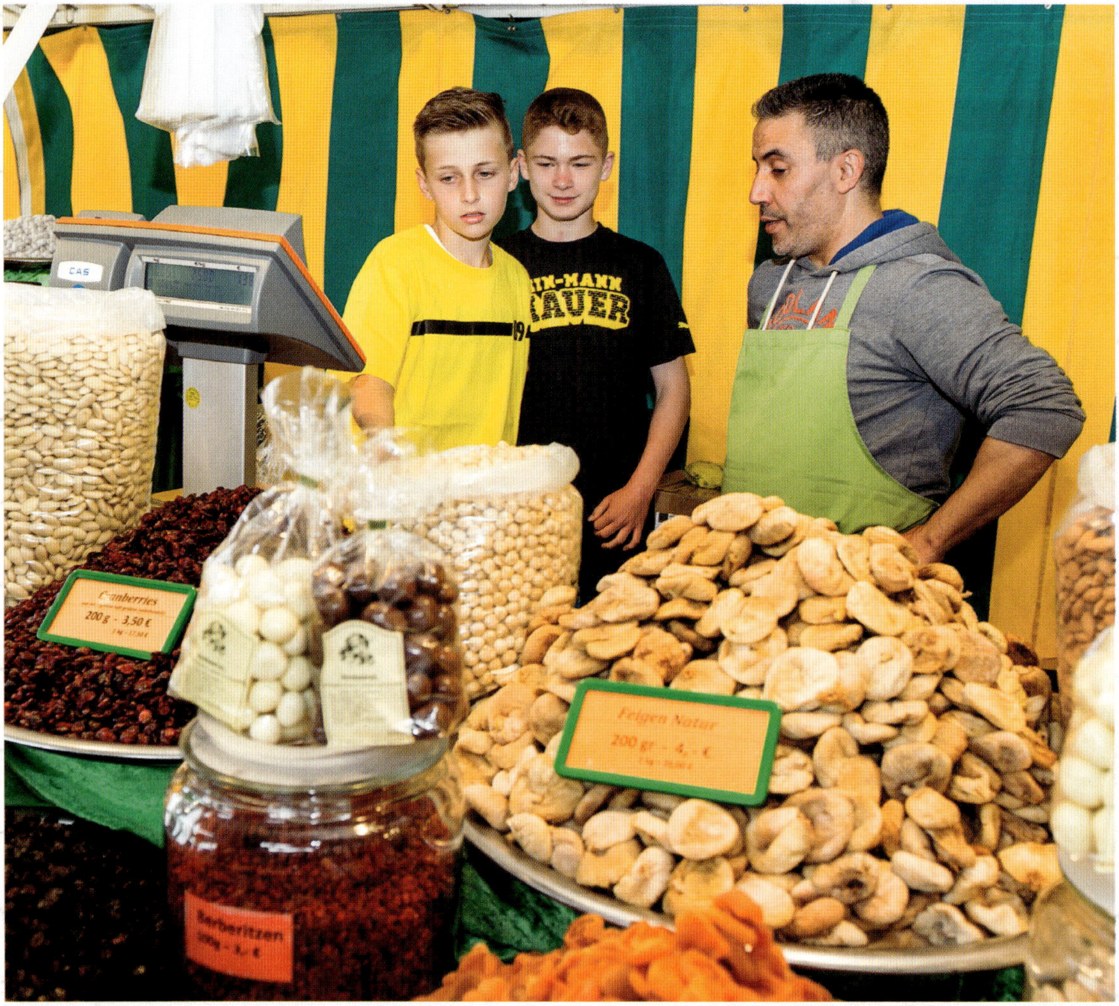

Weiter geht's zu Mourabit, dem Herrscher über ein Paradies aus Nüssen, Müslimischungen und Trockenobst. Ein Königreich aus Ballaststoffen auf 20 Quadratmetern Standfläche. Max und Tim dürfen ihre Wal- und Paranüsse selbst abwiegen, dürfen hier probieren und da ein wenig naschen. Die kleine Lebensmittelkunde vom Chef gibt's kostenlos dazu. Wieder was gelernt.

Weiter geht's zum Fisch. Christiane Meisfeld, Händlerin und Marktfrau mit flächendeckender Armtätowierung, würde man sofort glauben, dass sie den Fang eigenhändig aus dem Ozean gezogen und ihren Kutter über den Kanal bis in den Dortmunder Hafen gesteuert hat. Hat sie aber nicht. „Der Lachs kommt aus Schottland", erklärt sie Levin und Sercan. „Der steckt voller Omega-3-Fettsäuren." Auch wieder so ein Fett, vor dem man sich nicht fürchten muss. „Für Euch Sportler super", sagt Christiane Meisfeld.

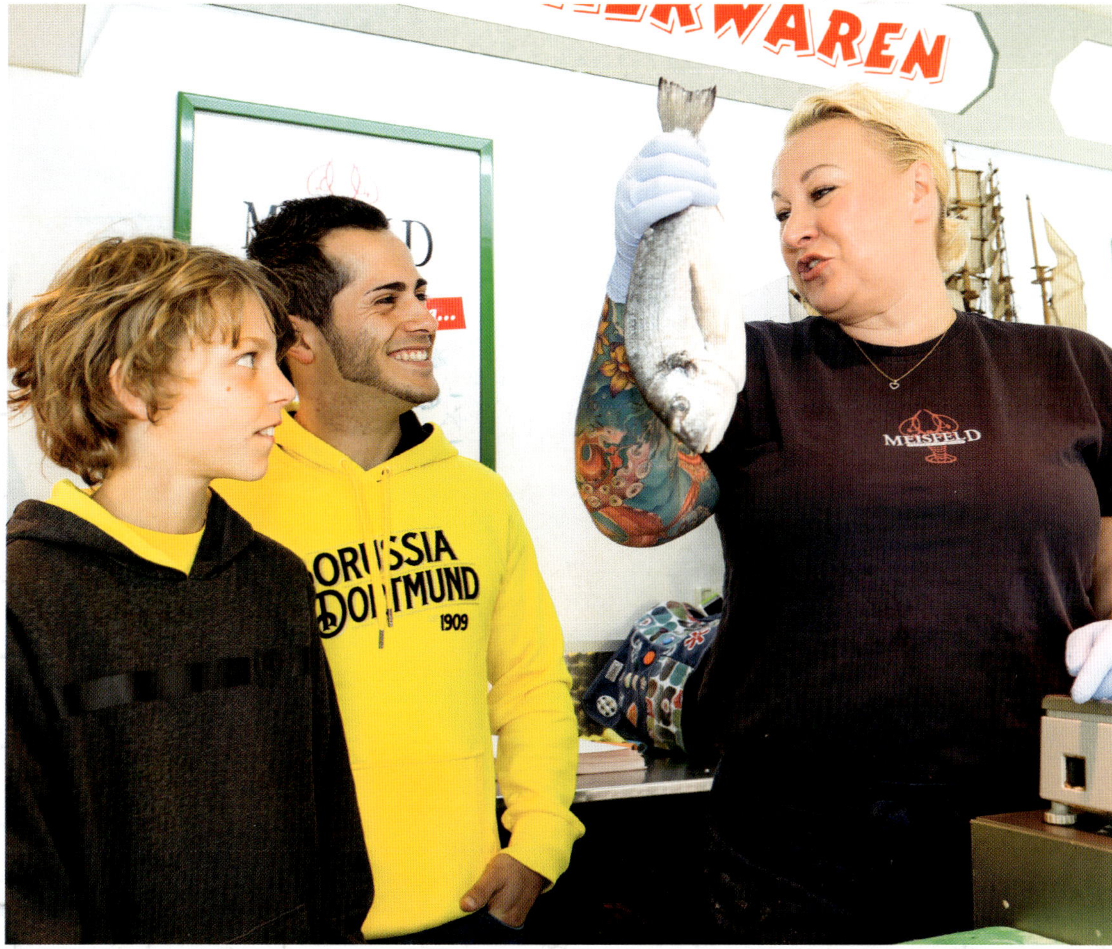

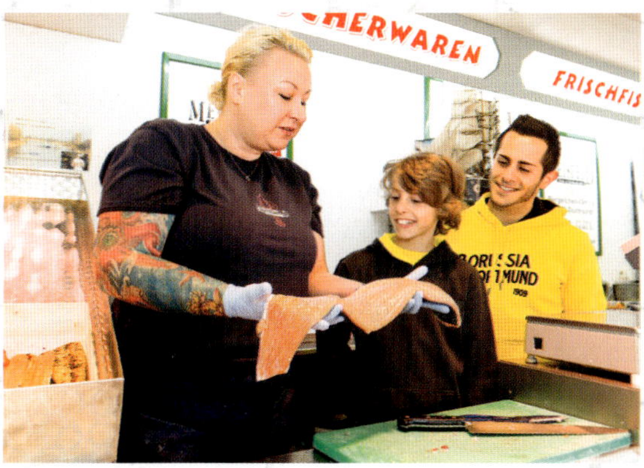

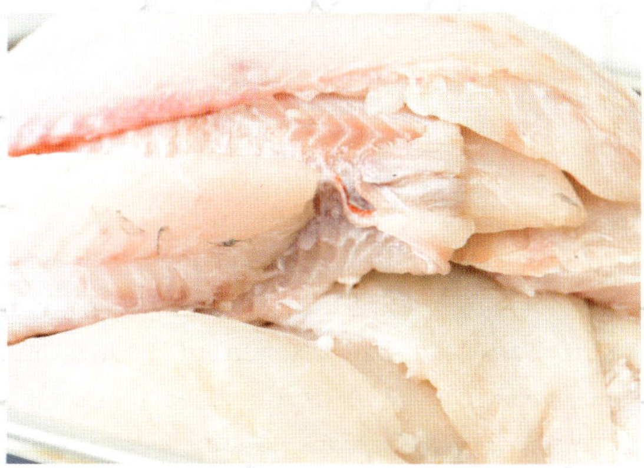

Schließlich: noch einmal Obst und Gemüse. Uwe Sehmrau packt Max und Tim einen ganzen Holzkorb voll, erläutert dabei, welche Sorten aus regionalem Anbau stammen, welche aus anderen Teilen Deutschlands kommen und welche aus Griechenland, Italien oder Spanien über den Großmarkt ihren Weg auf den Dortmunder Wochenmarkt gefunden haben.

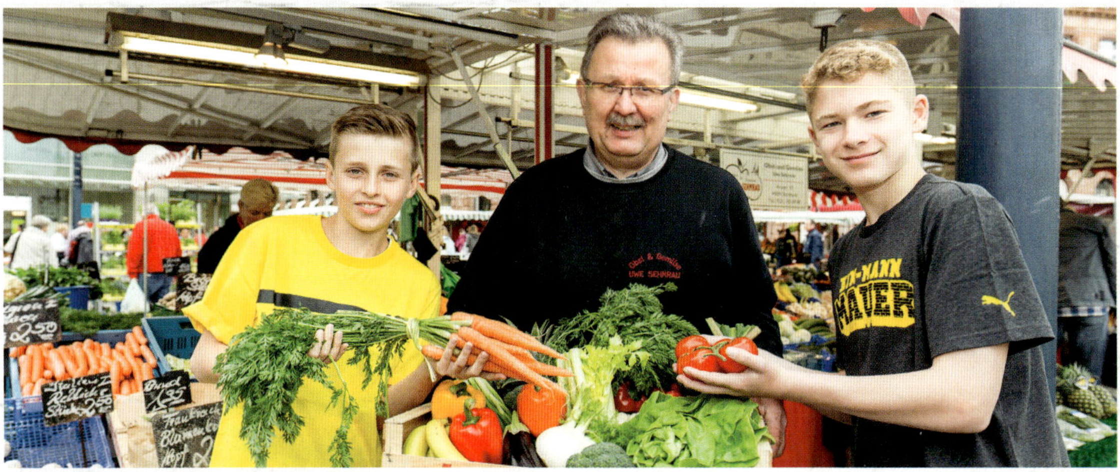

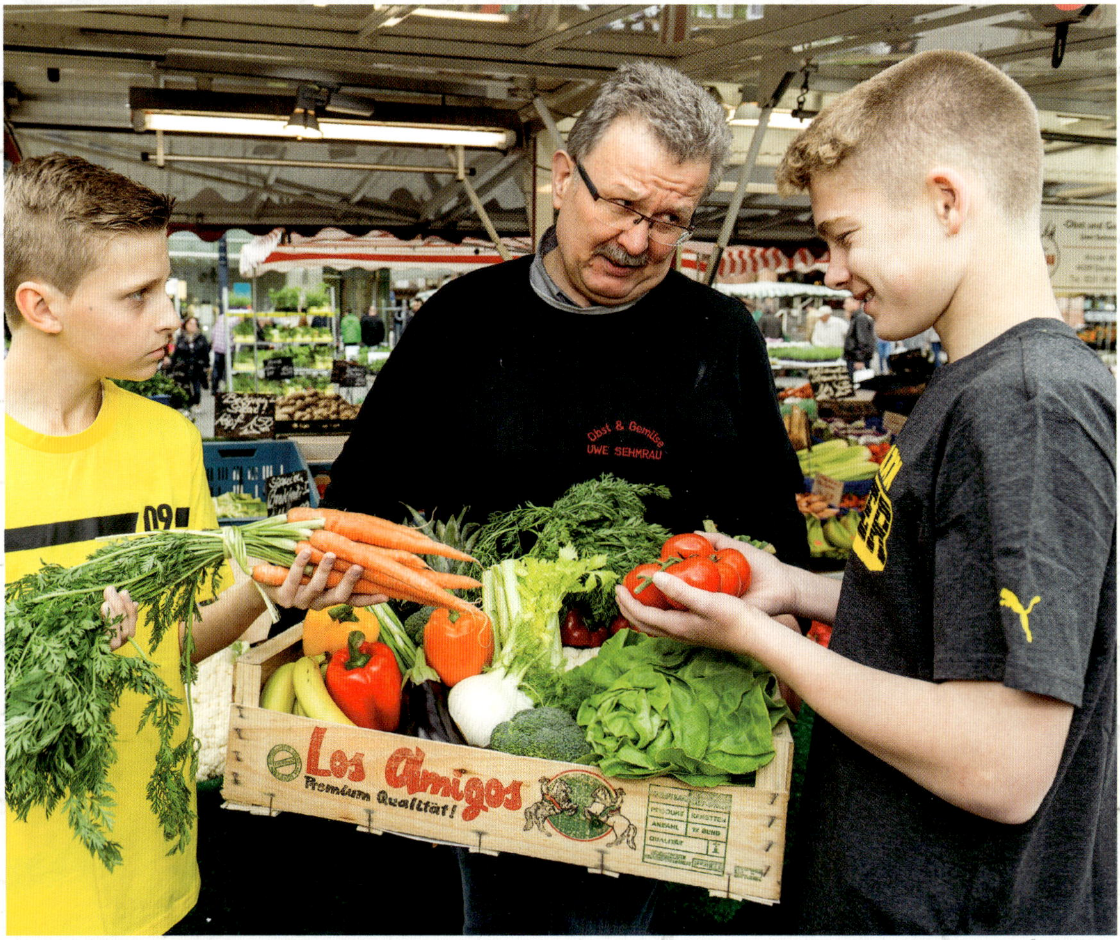

09 Gute Gründe, Obst & Gemüse zu essen

01 **Obst & Gemüse**
enthalten Vitamine in der richtigen Form und Menge.

02 Sie sind wichtige Lieferanten von Antioxidantien (für Sportler besonders wichtig, weil sie vorzeitige Ermüdung verhindern können und das Immunsystem stärken).

03 Sie enthalten sekundäre Pflanzenstoffe – also Entzündungshemmer und Booster für das Immunsystem – in der richtigen Menge.

04 Sie versorgen den Körper mit Mineralstoffen, die eine bessere Speicherung von Energiesubstraten und eine Optimierung des Stoffwechsels auslösen.

05 **Obst & Gemüse**
liefern zusätzliches Wasser, ...

06 ... haben eine niedrige Energie-, dafür aber eine hohe Nährstoffdichte › also: nur wenige Kalorien, aber viele nützliche Stoffe.

07 Trotz der geringen Kalorienzahl stellt sich ein Sättigungsgefühl ein. Obst & Gemüse sind leichte Snacks für Zwischendurch, die das körperliche Leistungsniveau kontinuierlich hoch halten.

08 Sie enthalten bekömmliche Ballaststoffe, die für ambitionierte Sportler gut verträglich sind.

09 **Obst & Gemüse**
sind praktisch für unterwegs. Ihre „Verpackung“, die Schale, liefert die Natur gleich mit.

U11

BORUSSIA-MÜSLI

Für einen gelungenen Start in den Tag mit Training

2 PORTIONEN FÜR U11-SPIELER

- 70 G HAFERFLOCKEN, FEINBLÄTTRIG
- 30 G DINKELFLOCKEN, FEINBLÄTTRIG
- 50 G ROSINEN
- 6 EL NATURJOGHURT (3,5 % FETT)
- 250 ML MILCH (3,5 % FETT)
- 1 APFEL
- 1 BANANE
- 3 TL ZITRONENSAFT
- 1 EL HONIG
- 30 G VERSCHIEDENE NÜSSE

Haferflocken, Dinkelflocken, Rosinen, Naturjoghurt und Milch in einem verschließbaren Gefäß mischen. 24 Stunden an einem kühlen Ort durchziehen lassen. Den gewaschenen Apfel grob in die Schüssel schneiden. Die Banane schälen, würfeln und ebenfalls dazugeben. Zitronensaft, Honig und Nüsse untermischen. Ohne Obst hält sich das Müsli im Kühlschrank problemlos 1–2 Tage. Das Obst kann man je nach Saison variiert werden.

1 Portion (ca. 388 g): 555 kcal
79 g Kohlenhydrate (58 E%)
19 g Eiweiß (14 E%)
16 g Fett (28 E%)

Entwickelt und zubereitet von der U11

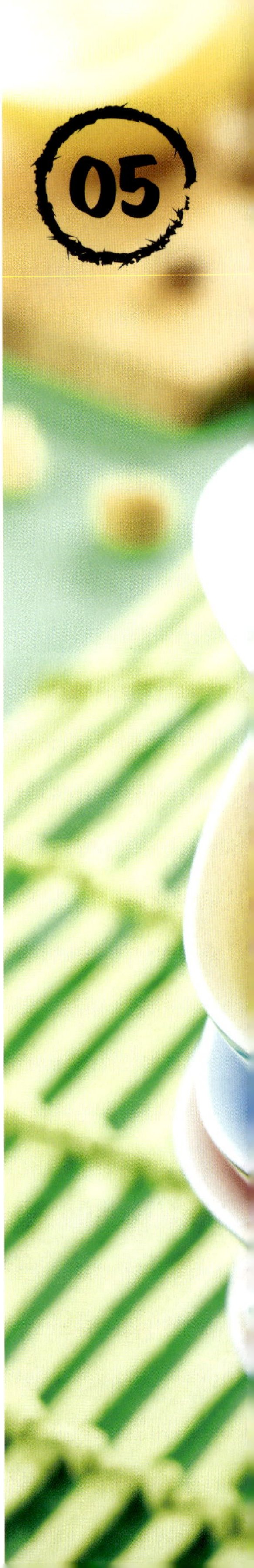

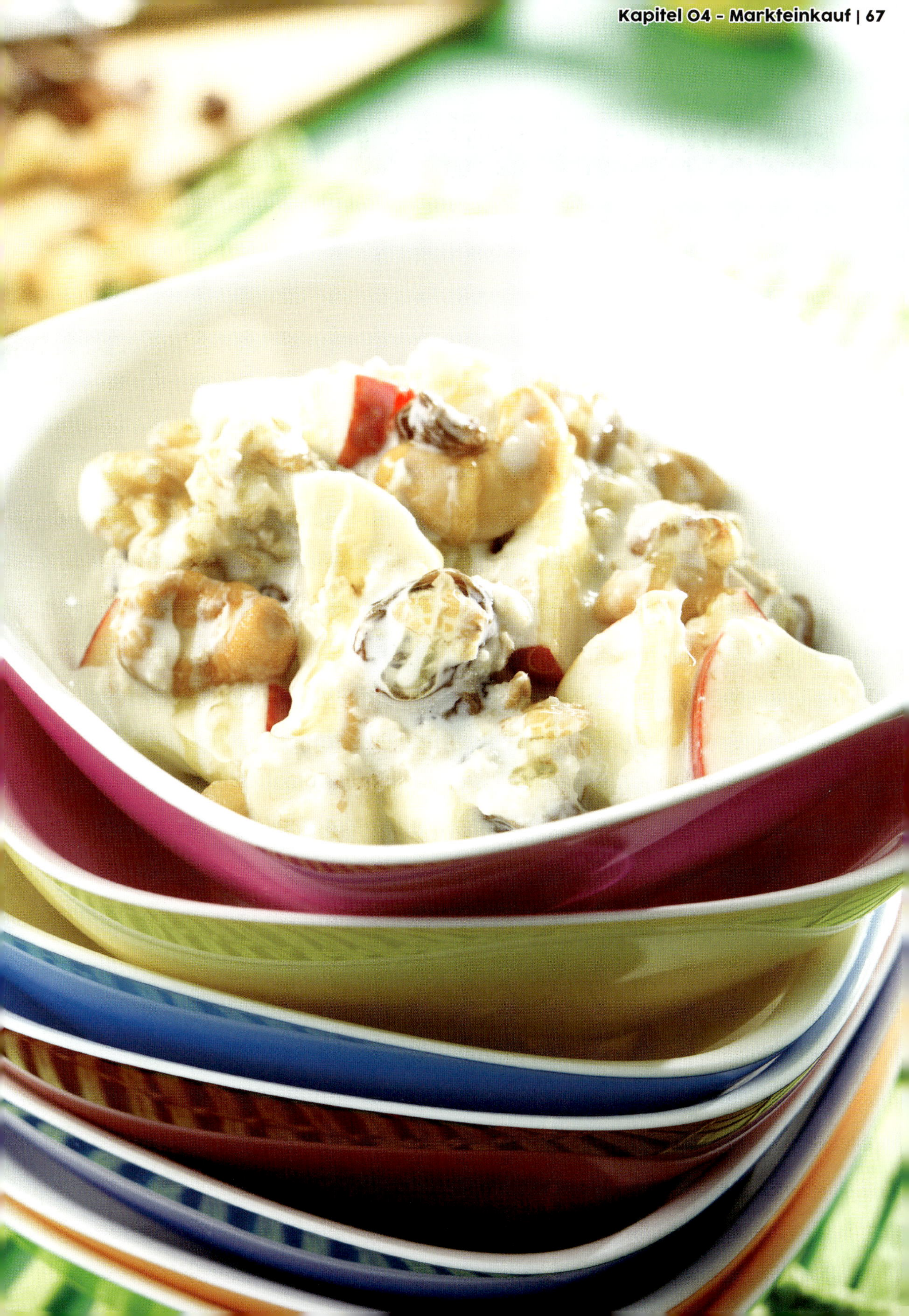

U11

„HULK"

06

Der grüne Smoothie
- direkt nach einer intensiven Belastung

2 PORTIONEN FÜR U11-SPIELER

2 BANANEN
125 G BABYSPINAT
100 ML WASSER

Bananen schälen, zusammen mit Babyspinat und Wasser in einen Mixer geben und pürieren. In Gläser füllen und mit Trinkhalm servieren.

1 Portion (ca. 215 g): 100 kcal, 20 g Kohlenhydrate (85 E%), 3 g Eiweiß (12 E%), 0,4 g Fett (3 E%)

Entwickelt und zubereitet von der U11

U11

07

HOLIDAY

Der gelbe Smoothie
- direkt nach einer intensiven Belastung

5 PORTIONEN FÜR U11-SPIELER

5 ORANGEN
1 MANGO
1 REIFE BANANE
150 G JOGHURT (1,5 % FETT)

Orangen halbieren und auspressen. Mango schälen. Fruchtfleisch in Scheiben vom Stein schneiden und grob würfeln. Banane schälen und grob zerkleinern. Die Obststücke zusammen mit dem Joghurt in einem Mixer gut durchpürieren. In Gläser geben und mit Trinkhalm servieren.

1 Portion (ca. 180 g): 100 kcal, 189 g Kohlenhydrate (80 E%), 3 g Eiweiß (11 E%), 1 g Fett (9 E%)

Entwickelt und zubereitet von der U11

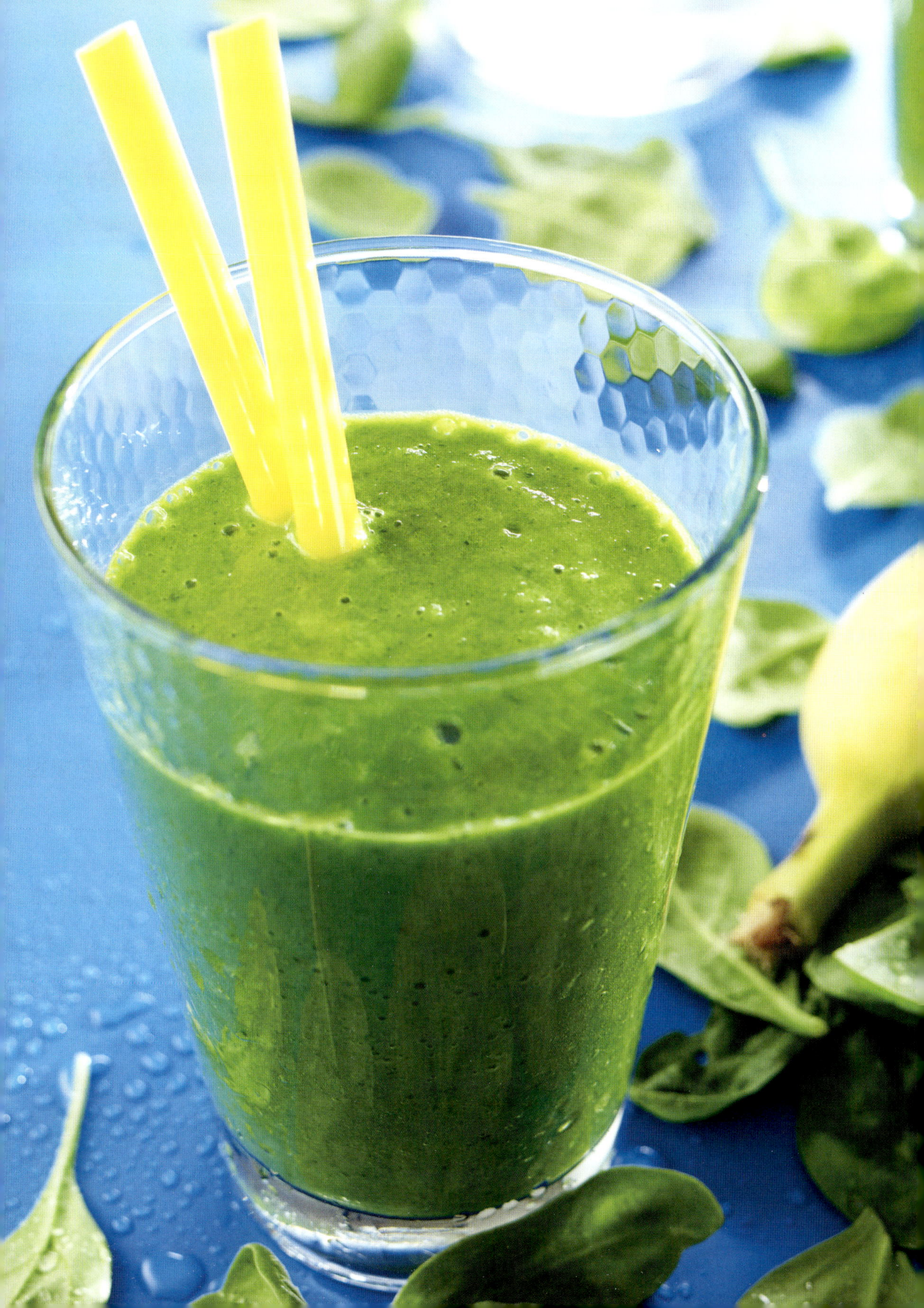

U11

NUDELRISOTTO MIT ZARTEM HÄHNCHEN

08

Mittagessen vor einem intensiven Training oder Spiel

4 PORTIONEN FÜR U11-SPIELER

1 ZWIEBEL
1 KNOBLAUCHZEHE
80 G GETROCKNETE SOFTTOMATEN
2 EL PINIENKERNE
4 HÄHNCHENFILETS (À CIRCA 125 G)
SALZ ZUM ABSCHMECKEN
4 EL OLIVENÖL
1 EL GEMÜSEBRÜHE (FRISCHE GEMÜSEBRÜHPASTE SIEHE REZEPT 17)
350 G REISFÖRMIGE NUDELN
(Z. B. KRITHARAKI ODER RISONI)
150 ML WASSER
PFEFFER ZUM ABSCHMECKEN
100 G APRIKOSENKONFITÜRE
(ACHTEN SIE BEIM EINKAUF DARAUF, DASS DIE KONFITÜRE STATT ZITRONENSÄURE ZITRONENSAFT ENTHÄLT)
5 EL WASSER
100 G RUCOLA

Zwiebel und Knoblauch schälen und fein würfeln. Tomaten klein schneiden. Pinienkerne in einer Pfanne ohne Fett rösten und anschließend herausnehmen.
Filets waschen, trocken tupfen und mit Salz würzen. 2 EL Öl in der Pfanne erhitzen. Filets darin rundherum circa 14 Minuten braten. Anschließend beiseitestellen.
Gemüsebrühe in 700 ml heißem Wasser auflösen. Das restliche Öl in einem Topf erhitzen. Zwiebel und Knoblauch darin glasig dünsten. Tomaten kurz mitdünsten. Nudeln zufügen, mit Wasser ablöschen und mit Pfeffer würzen. Bei mittlerer Hitze 12–14 Minuten köcheln, dabei die Brühe in 2–3 Portionen nach und nach zugießen. Öfter umrühren, da die Nudeln leicht am Topfboden ansetzen.
Hähnchen mit Pfeffer würzen. Konfitüre in die Pfanne geben, Filets darin wenden. Mit Wasser ablöschen, 1–2 Minuten köcheln lassen. Mit Salz und Pfeffer abschmecken. Rucola waschen, grob hacken und unterheben. Die Nudeln auf Teller verteilen und mit Pinienkernen bestreuen. Die Filets aufschneiden, neben den Nudeln auf dem Teller anrichten und mit der Aprikosensauce beträufeln.

Entwickelt und zubereitet von der U11

1 Portion (ca. 360 g): 680 kcal, 88 g Kohlenhydrate (53 E%), 43 g Eiweiß (26 E%), 16 g Fett (21 E%)

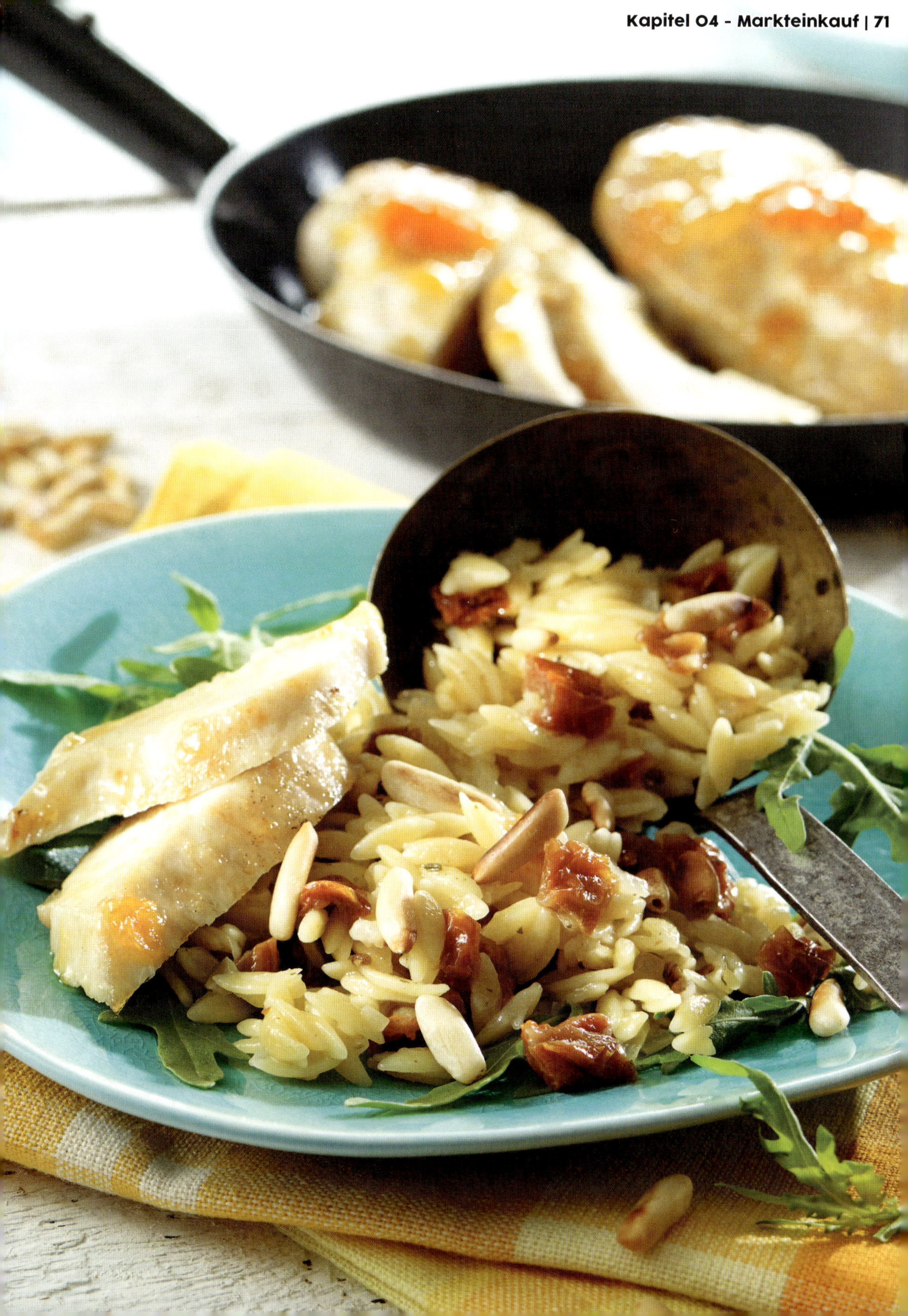

HANDSPIEL ERLAUBT!

In der Wohnküche des Jugendhauses schnibbeln die BVB-Talente nicht den Ball ins Tor, sondern Gemüse in den Salat.

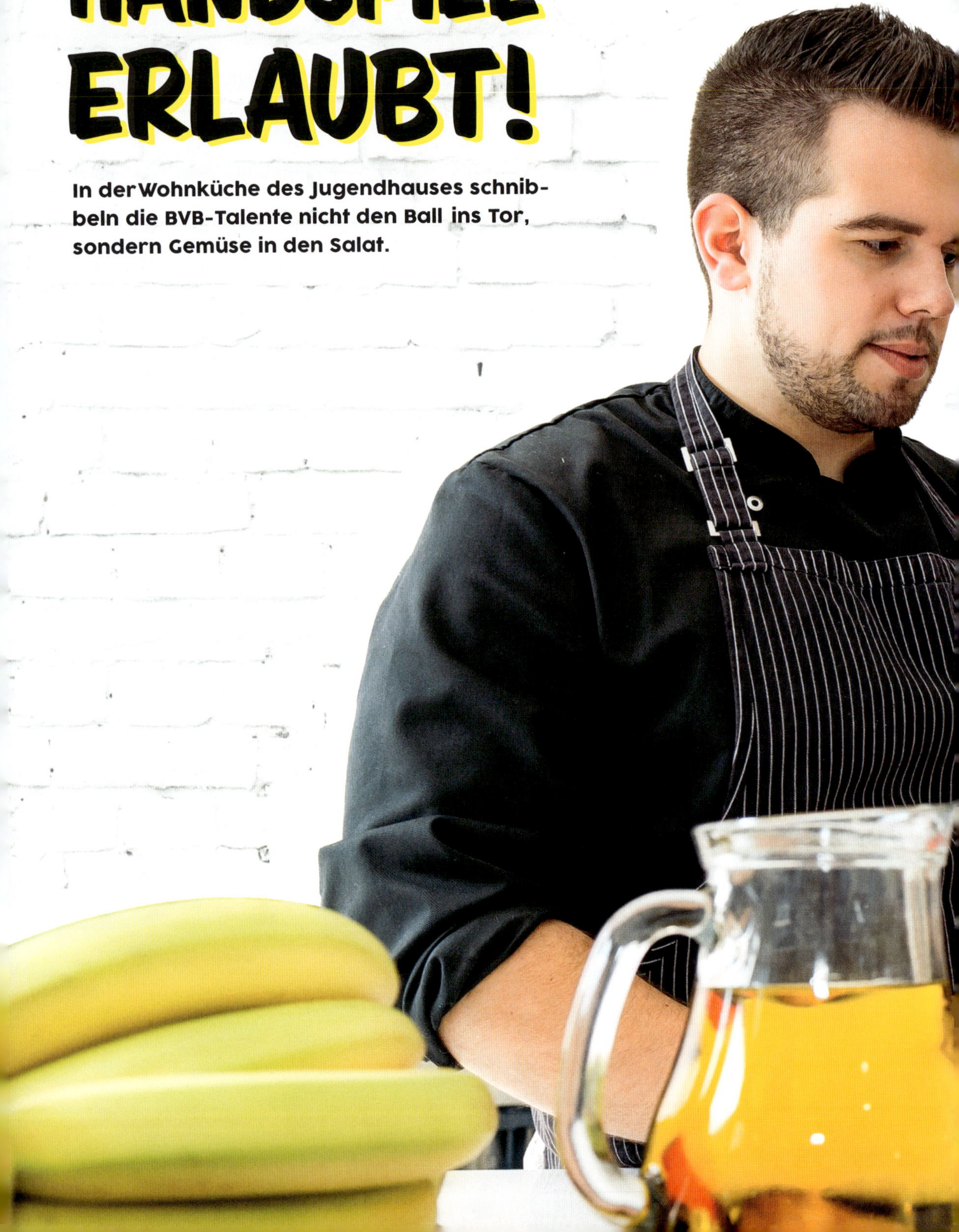

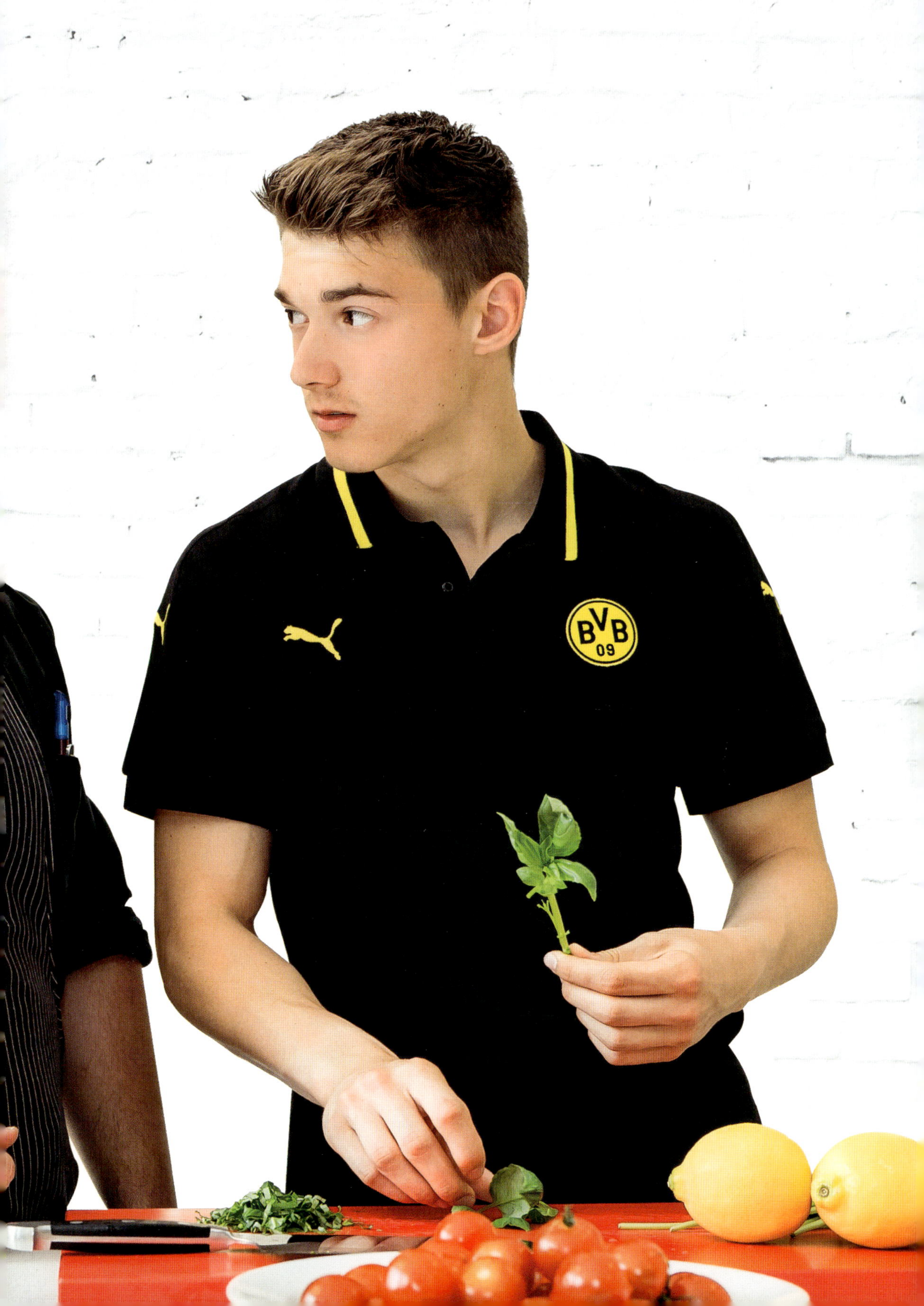
BVB
09

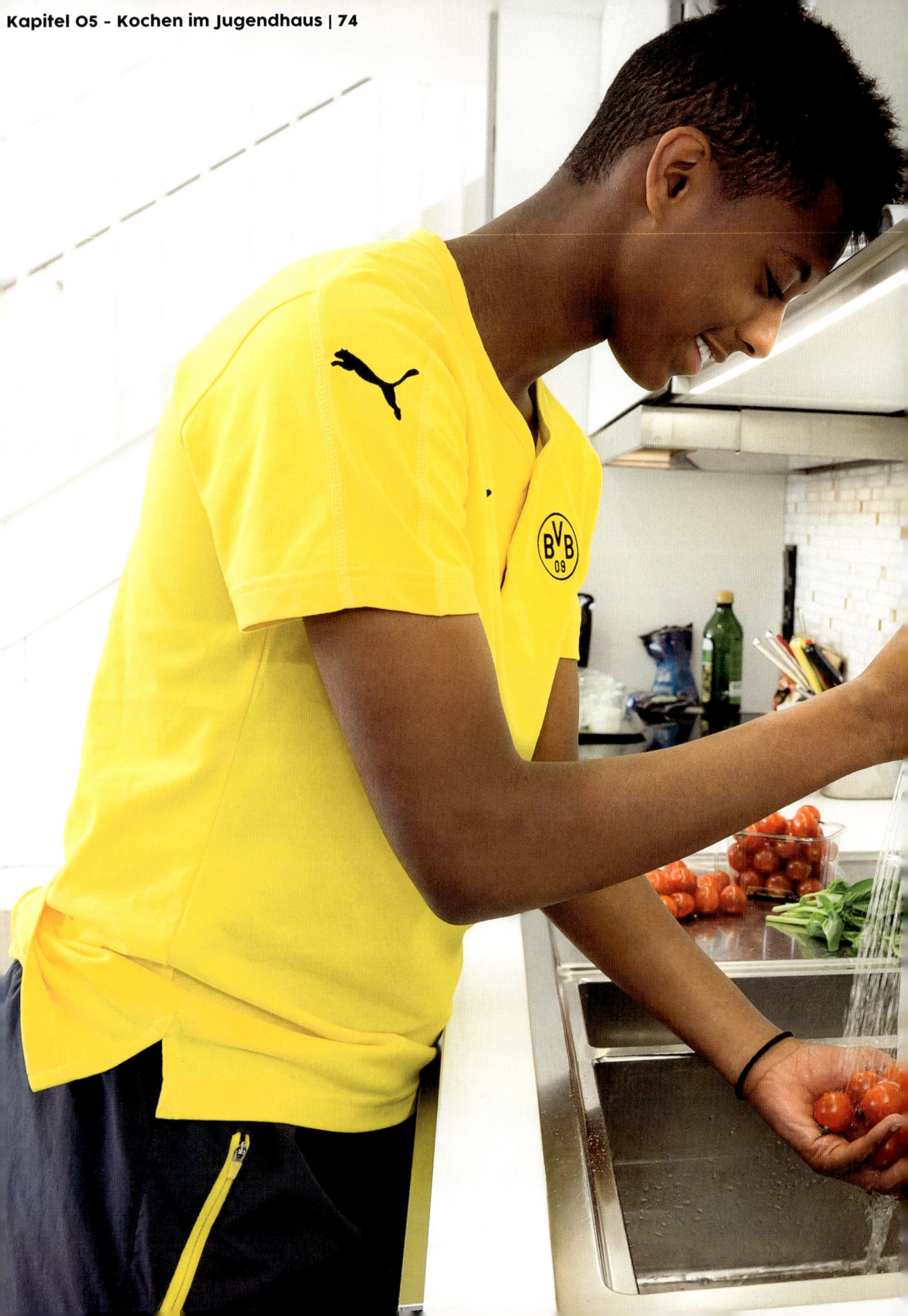
BVB
09

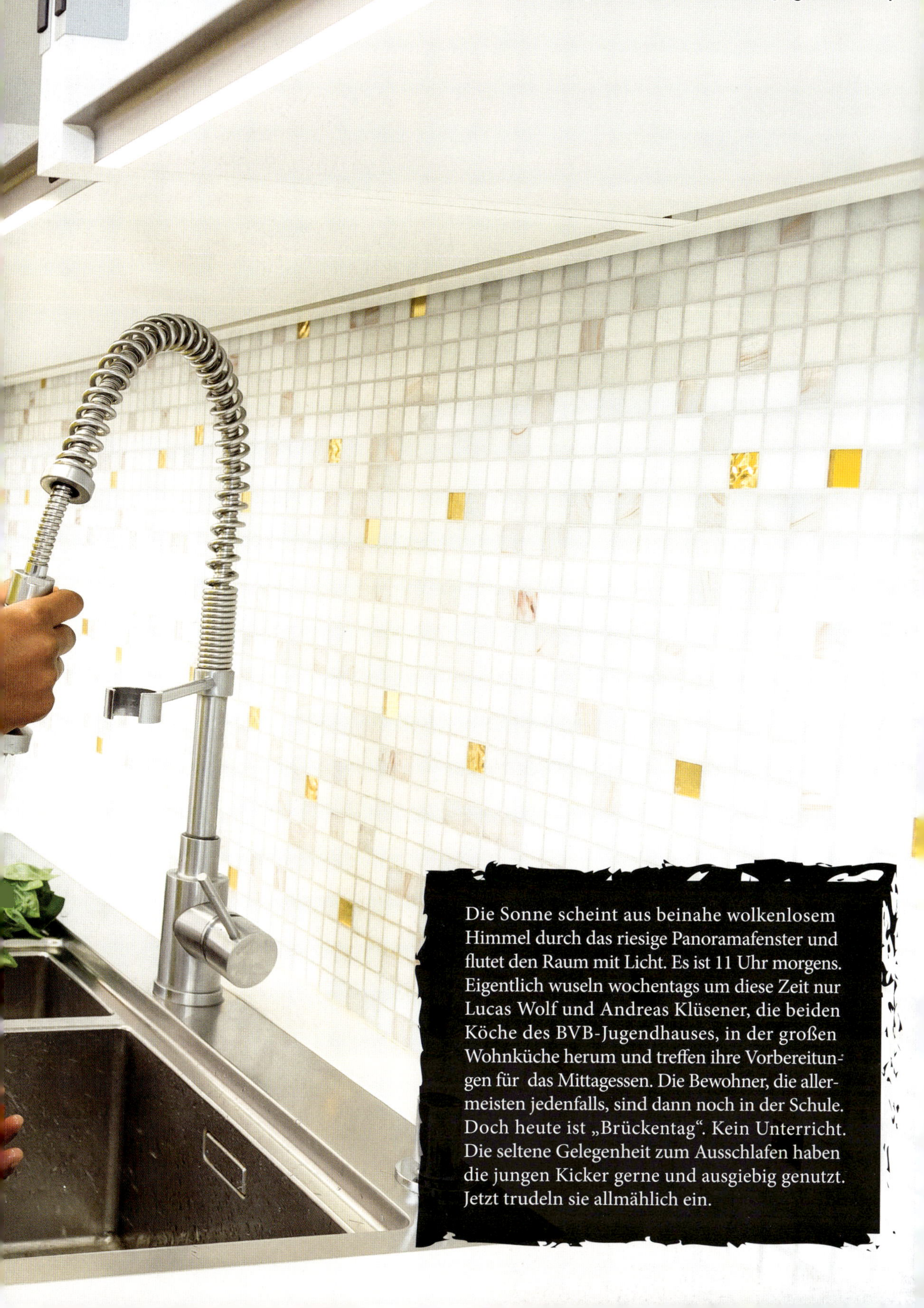

Die Sonne scheint aus beinahe wolkenlosem Himmel durch das riesige Panoramafenster und flutet den Raum mit Licht. Es ist 11 Uhr morgens. Eigentlich wuseln wochentags um diese Zeit nur Lucas Wolf und Andreas Klüsener, die beiden Köche des BVB-Jugendhauses, in der großen Wohnküche herum und treffen ihre Vorbereitungen für das Mittagessen. Die Bewohner, die allermeisten jedenfalls, sind dann noch in der Schule. Doch heute ist „Brückentag". Kein Unterricht. Die seltene Gelegenheit zum Ausschlafen haben die jungen Kicker gerne und ausgiebig genutzt. Jetzt trudeln sie allmählich ein.

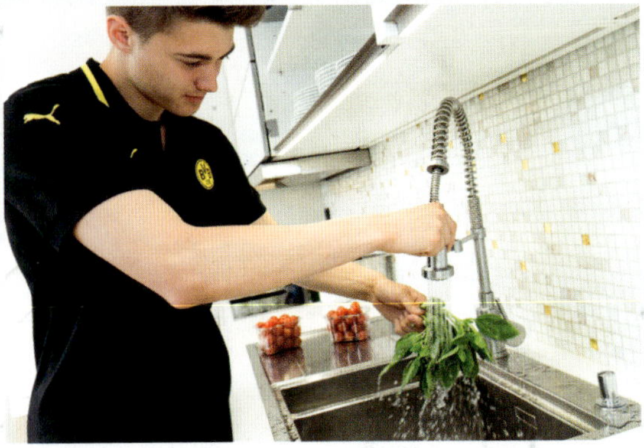

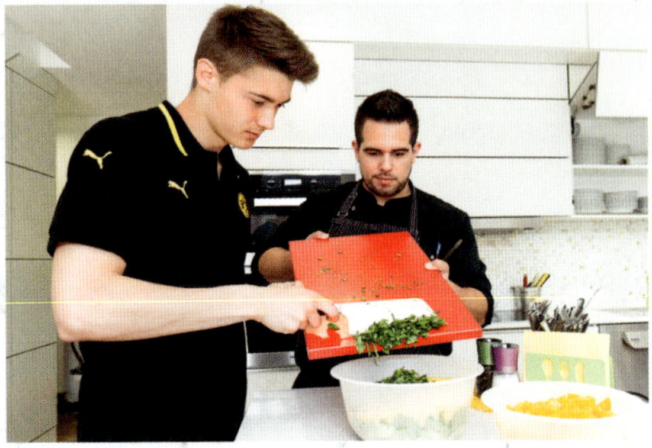

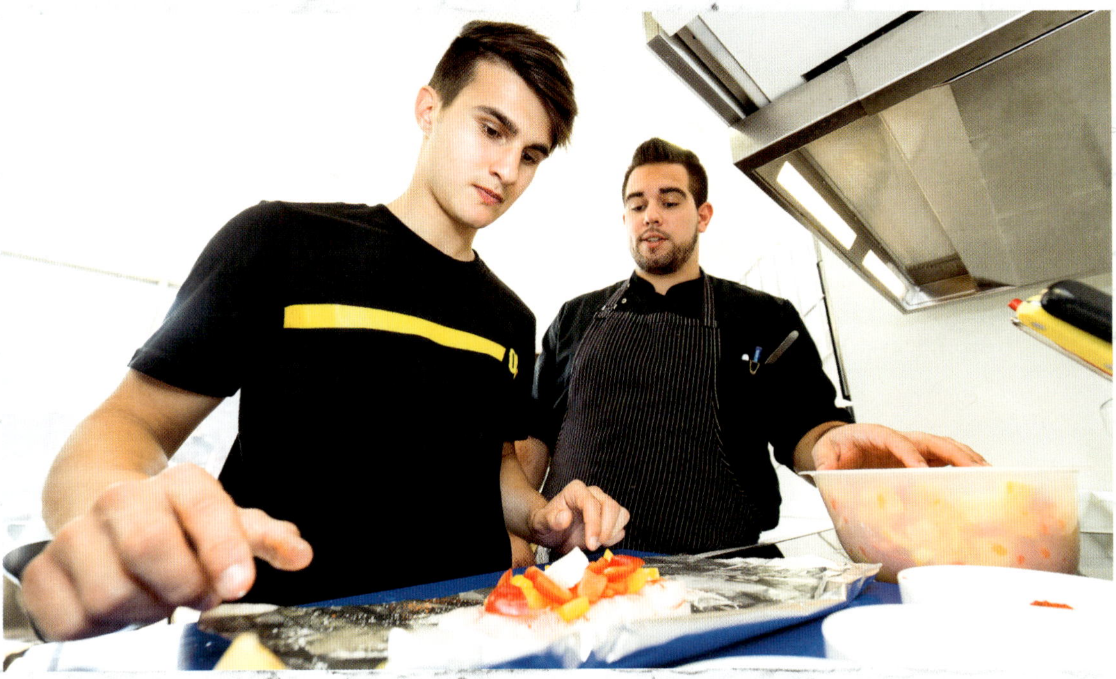

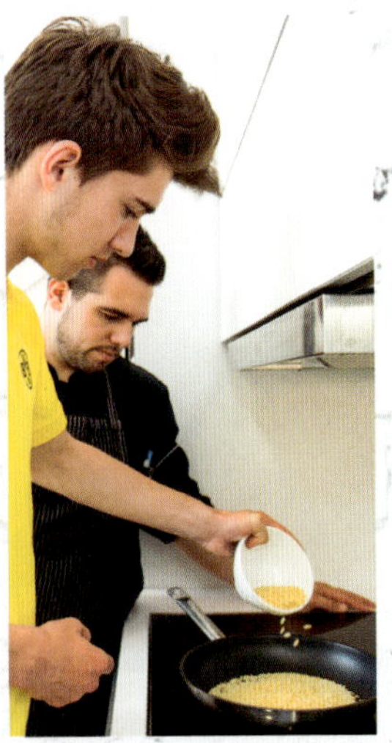

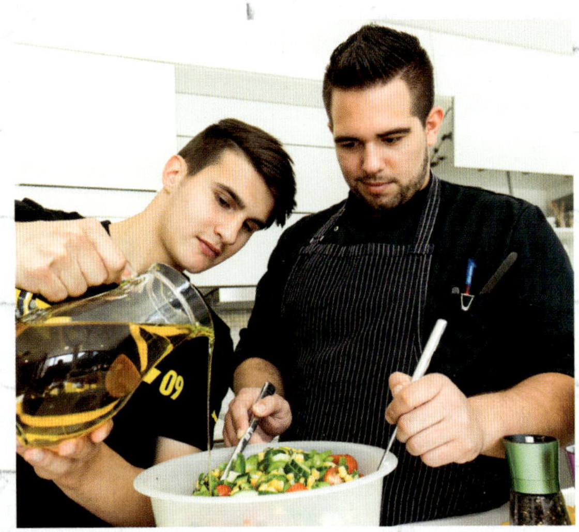

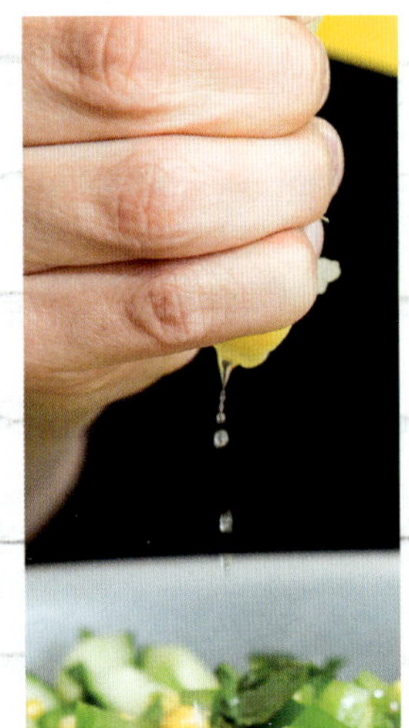

JUGEND-HAUS

Für die Jungs, die im Alter von 15 oder 16 Jahren ihre vertraute Umgebung verlassen, um bei Borussia Dortmund die Chance auf eine Karriere als Fußballprofi zu suchen, „ist das Jugendhaus ihr Ersatzzuhause", sagt Cornelia Kleinsteiber. „Die Gemeinschaft, in die sie hier hineinkommen, ist ihre Ersatzfamilie." Und die großzügige Wohnküche ist der Treff- und Mittelpunkt des Ersatzfamilienlebens. Hier finden die jungen Kicker Gesellschaft und geschützte Privatsphäre. Hier essen und reden sie. Hier finden sie sich in Gruppen zusammen, um auf der Dachterrasse Tischtennis zu spielen oder, nur ein paar Stufen hinauf, am Fußballtisch zu kickern.

Cornelia und Matthias Kleinsteiber leiten das Jugendhaus. Seit zehn Jahren nun schon. Sie waren bereits am alten Standort, im szenigen und hippen Kreuzviertel am Südrand der City, für die Betreuung der Talente verantwortlich. Bis zu zehn Spieler wohnten dort gleichzeitig – unter ihnen die heutigen Bundesligastars und Nationalspieler Nuri Sahin und Marcel Schmelzer. Doch irgendwann platzte das alte Gemäuer aus allen Nähten. Der BVB investierte und baute unmittelbar am Trainingsgelände im Ortsteil Brackel ein funkelnagelneues Gebäude. Dort sind die jungen Kicker, die aus Japan, aus Dänemark und Slowenien kommen aus Saarbrücken, Freiburg und Mainz, ganz nah dran. Auch an den Profis. Wenn sie aus der Haustür kommen, stehen sie mit einem Bein auf dem Trainingsplatz. 22 Bewohner sind es seit dem Sommer 2015.

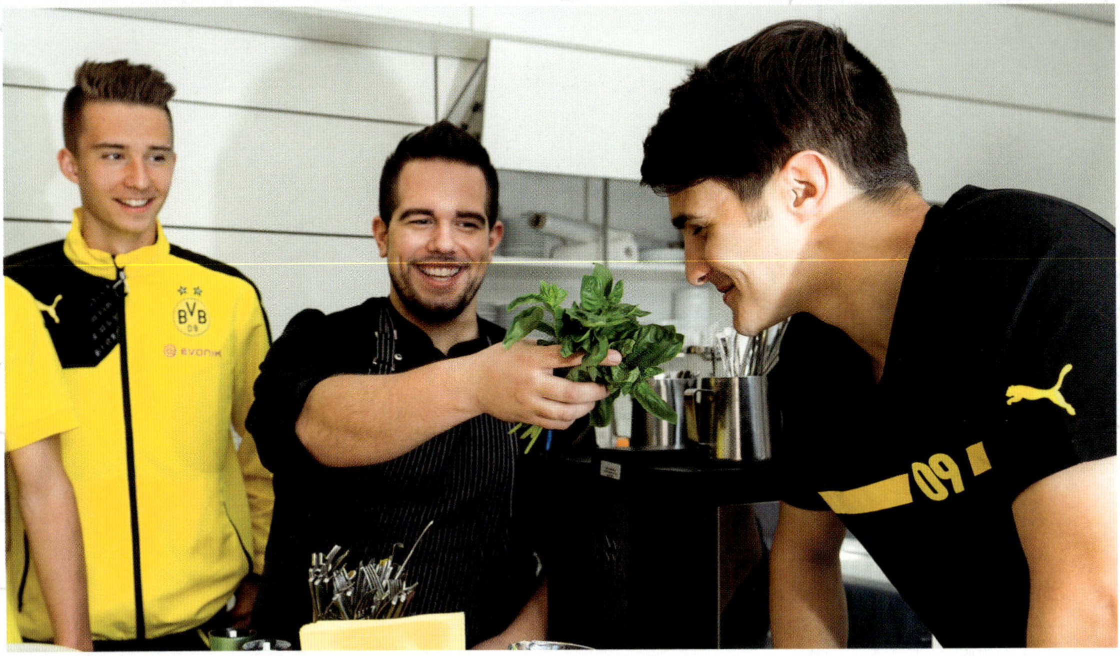

Erstklassige Bedingungen also – die gleichwohl nicht vor Heimweh schützen. Nicht vor Liebeskummer. Nicht vor Frust bei Verletzungen. Nicht vor Problemen in der Schule oder Meinungsverschiedenheiten mit dem Trainer. Auch das Ehepaar Kleinsteiber und Sozialpädagoge Matthias Röben können sie davor nicht schützen. Aber unterstützen können sie. „Die Jungs wissen, dass wir für sie da sind – 7 Tage die Woche und 24 Stunden am Tag."

Was die Kleinsteibers auch versuchen: Die Talente fit zu machen für die Zeit nach dem Jugendhaus. Das wirklich wahre Leben. Ordnung halten gehört dazu, Disziplin, Rücksichtnahme und respektvoller Umgang miteinander. Toleranz natürlich.

Und eben auch: Kochen! Oder zumindest: beim Kochen helfen. Denn auf dem Fußballplatz das runde Leder mit viel Gefühl über die gegnerische Mauer ins Tor zu schnibbeln ist das eine – Obst und Gemüse zu schnibbeln etwas ganz anderes. Das lernen sie hier. Und Nudeln zubereiten. Ein paar Scampis braten. Oder einfach nur Lucas Wolf und Andreas Klüsener über die Schulter schauen. Die beiden Köche kennen ihre Pappenheimer. Sie wissen, was die Jungs gerne essen und was nicht. Sie wissen aber auch, welche Nähr- und Mineralstoffe, welche Vitamine die Heranwachsenden unbedingt brauchen. Und so, wie die Talente auf dem Platz ihre Gegner austricksen, werden sie auf dem Teller gelegentlich von Lucas und Andreas ausgetrickst.

„Fisch" ist so ein Thema, das immer wieder Gegenstand von Diskussionen ist. Viele Kinder und Jugendliche mögen Fisch nur als Stäbchen. Aber frisch?! Und ausgerechnet heute steht Pangasius auf dem Speiseplan. „… der enthält Omega-3-Fettsäuren, superwichtig für euren Stoffwechsel und für die Fließeigenschaften des Blutes", erklärt Lucas. Er hat in einer Sterneküche gelernt, weiß nicht nur, was man wie zubereitet, sondern auch, was Sportler wann essen sollten und was wann besser nicht. Zum Fisch serviert Lucas Gemüse („reich an Vitaminen und Mineralstoffen"); den Bedarf an schnell und mittelfristig abrufbarer Energie decken Bulgur und Gerstennudeln, beides Kohlenhydratelieferanten, die Nachwuchstalent Miguel Blanco-Lopez mit Butterflocken anröstet, bis sie goldbraun sind.

Was Lucas, der Jugendhaus-Koch, auch ganz hervorragend kann: Delegieren! Die Arbeit in der Küche verteilen. Wer leichtsinnig genug ist, zu früh in der Küche aufzukreuzen, kommt gleich an die Arbeit. Marvin Bobka hackt das Basilikum, das Yoel Yilma zuvor gewaschen und gezupft hat, für den Salat. Weil seine Fingerkuppen dabei akut gefährdet

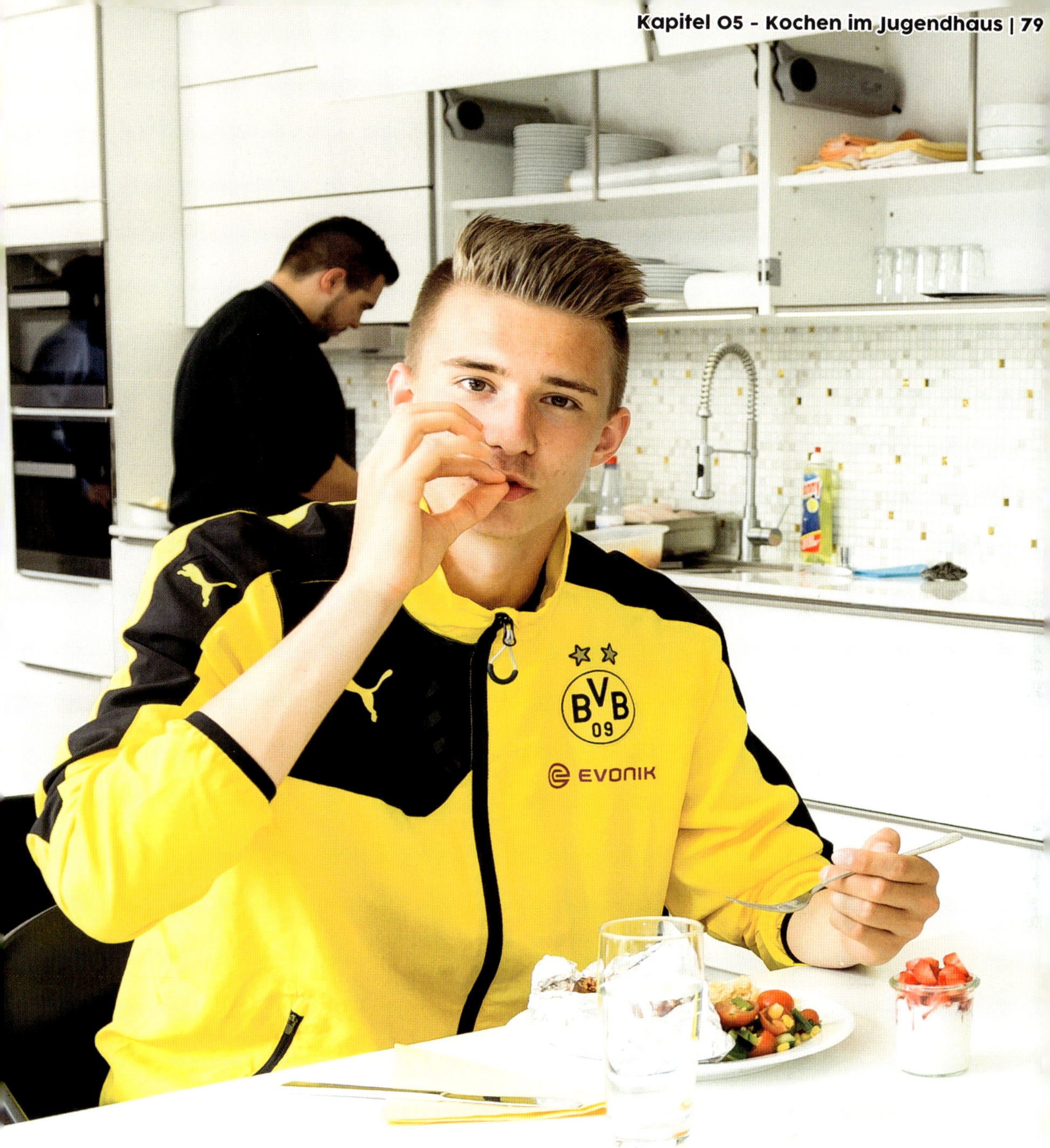
BVB
09
EVONIK

sind, gibt's die Unterweisung im richtigen Umgang mit dem Wiegemesser gleich dazu. Vom Fachmann. Derweil erklärt Ernährungsexpertin Jola Jaromin-Bowe den jungen Kickern: „Kräuter sind echte Vitamin- und Mineralstoffknaller! Bei Kräutern gilt sogar: je mehr, desto besser. Basilikum, Petersilie, Schnittlauch – das geht immer. Da gibt es kein Zu Oft oder Zu Viel!"

Inzwischen herrscht Trubel in der großen Wohnküche. Sören Lippert schneidet Tomaten, Gurke und Paprika für den Salat, mischt Mais und das Basilikum unter. Berkant und Profi Lucas schmecken mit Pfeffer, Salz und Olivenöl ab. Marvin Bobka würfelt Erdbeeren für den Nachtisch und verteilt sie gleichmäßig auf kleine Einmachgläser, die Koch Lukas zuvor zu zwei Dritteln mit Naturjoghurt gefüllt hat.

Die Pangasiusfilets werden ebenfalls in kleine, mundgerechte Stücke geschnitten. Berkant legt sie auf Alufolie und gibt frische Paprika hinzu. Das Würzen übernimmt der Chef. Ein Spritzer Zitrone, eine ordentliche Prise jodiertes Salz, etwas Pfeffer und Paprika. „Jetzt könnt Ihr die Alufolie zu Säckchen formen", weist Lucas die Nachwuchsspieler an. Und dann ab damit in den auf 200 Grad vorgeheizten Backofen.

15 Minuten später sitzt die Gruppe am Tisch. Erkenntnis: Fisch ist gar nicht mal so übel. Vielleicht auch deshalb, weil es irgendwie ja immer besser schmeckt, wenn man selbst beim Kochen Hand angelegt hat. Und vielleicht auch, weil Jola und Lucas versichern: „Jungs, das ist eine perfekte Trainingstag-Mahlzeit."

DENN AM NACHMITTAG IST NATÜRLICH TRAINING.

PASST!

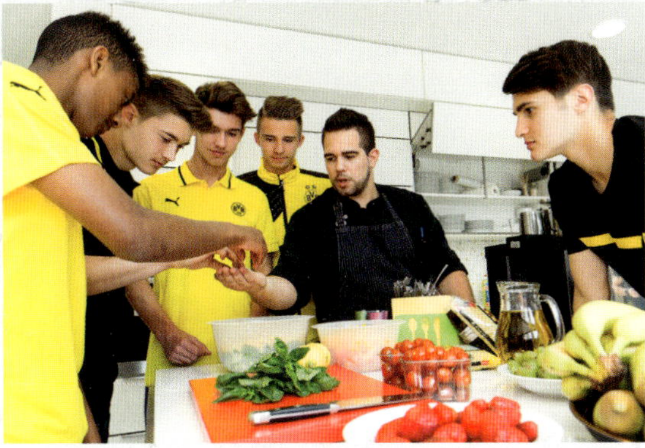

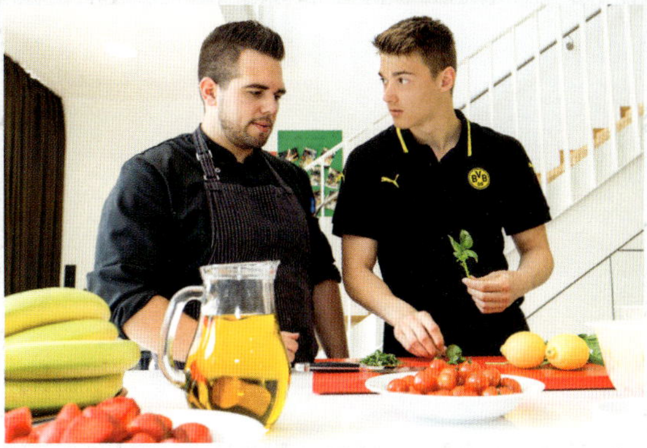

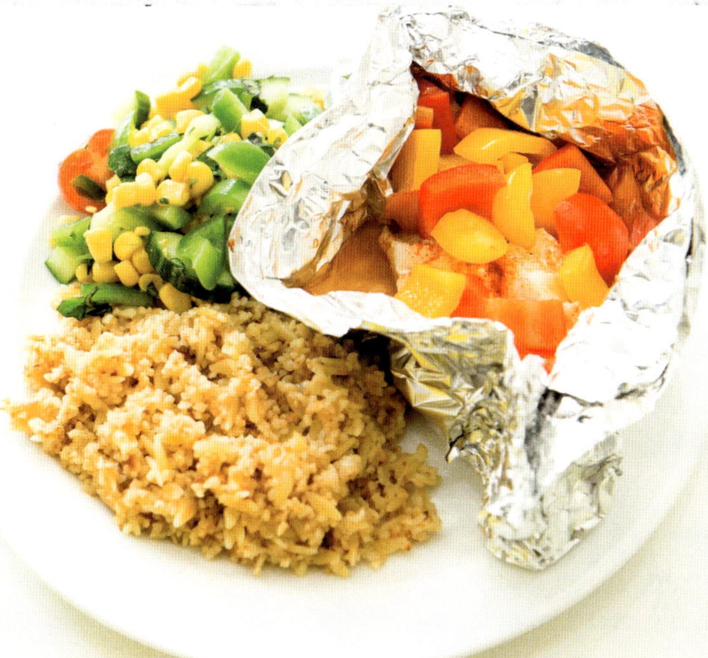

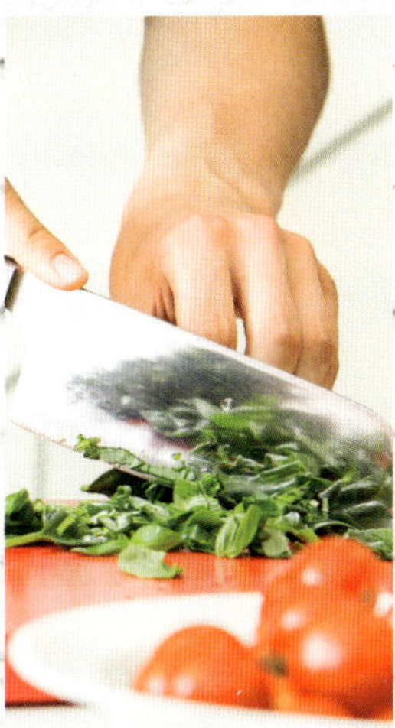

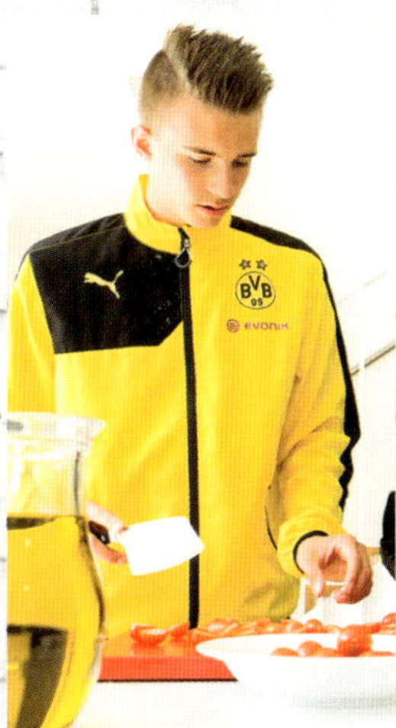

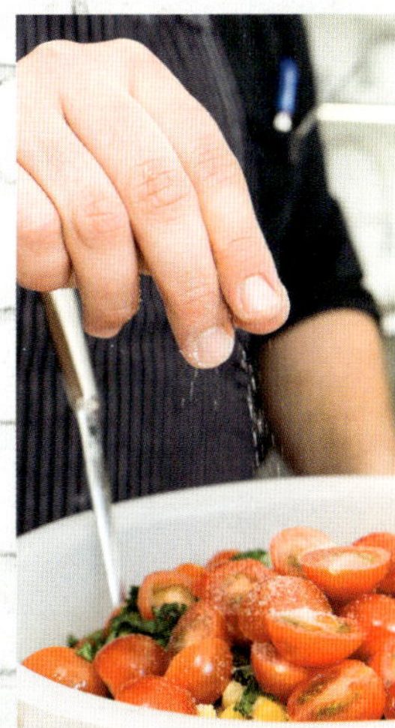

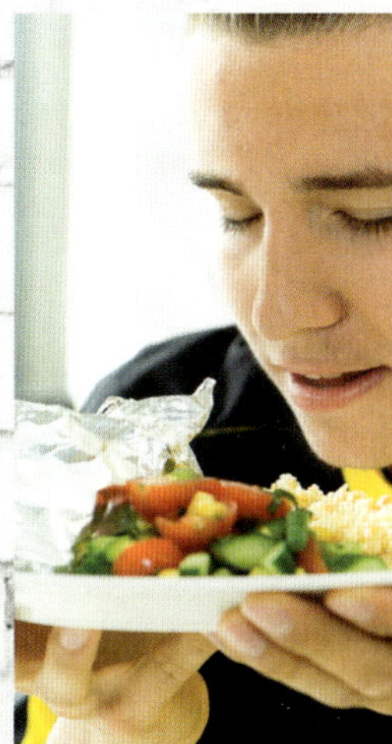

09 BESTE POWERSNACKS

Süße Sünden, die Sportler sich ruhig gönnen können

01 **Banane mit Walnüssen und Quark**

02 **Selbst gemischte Saftschorlen aus 100 Prozent Direktsaft**

03 **Müsliriegel ohne künstliche Zusätze** (z. B. von Raw Bite, Roaar, Hafervoll – die Alternative: Sie machen die Riegel einfach selbst/s. Siehe Rezept 19, 66 & 67)

04 **Joghurt mit Früchten, Rosinen und Kokosraspeln**

05 **Nüsse**

06 **Schokocreme auf Vollkornbrot** (vor dem Spiel für schnelle und stetige Kohlenhydratzufuhr auch: Schokocreme auf Weißbrot)

07 **Kakaonibs** (Kakaobohnen zum Knabbern)

08 **Trockenfrüchte** (Datteln, Aprikosen, Feigen)

09 **Sesam- oder Mandelcracker mit Honig**

U13

POWERMÜSLI

09

Frühstück an einem Trainingstag

6 PORTIONEN FÜR U13-SPIELER

400 G ORANGEN
200 G KAKIS
350 G ÄPFEL
10 WALNUSSKERNE
60 G SULTANINEN
200 ML ORANGENSAFT
40 G HONIG
300 G KERNIGE HAFERFLOCKEN
400 ML MILCH (1,5 % FETT)

Orangen schälen und in kleine Würfel schneiden. Kakis und Äpfel waschen und das Fruchtfleisch ebenfalls in kleine Stückchen schneiden. Die Walnusskerne hacken. Das vorbereitete Obst mit den Sultaninen und Walnüssen in sechs Müslischalen verteilen. Orangensaft und Honig zugeben und alles vermischen. Haferflocken unterheben und die Milch zugießen.

1 Portion (ca. 320 g): 410 kcal,
65 g Kohlenhydrate (65 E%),
12 g Eiweiß (12 E%),
11 g Fett (23 E%)

Entwickelt und zubereitet von der U13

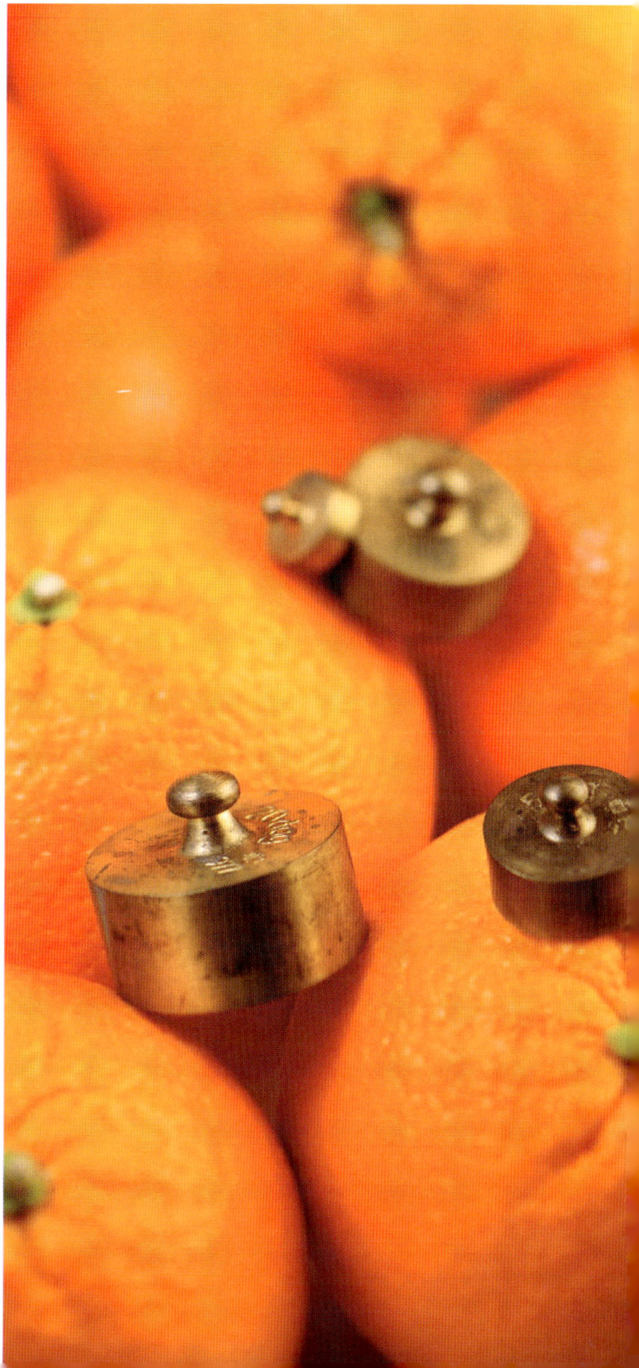

U13

PANGASISUSFILET MIT PAPRIKA UND BULGURREIS

Nach der Schule, vor dem Training oder nach dem Spiel

4 PORTIONEN FÜR U13-SPIELER

- 4 PANGASIUSFILETS
- 1 ROTE PAPRIKA
- 1 GELBE ODER ORANGE PAPRIKA
- 1 1/2 TL SALZ
- 1/2 TL PFEFFER
- 1/2 TL PAPRIKAPULVER
- 4 EL KOKOSÖL
- 3 EL GERSTENNUDELN
- 200 G BULGUR
- 400 ML WARMES WASSER
- 1 TL SALZ
- 1 EL BUTTER

Backofen auf 200 °C (Ober- und Unterhitze) vorheizen. Die Pangasiusfilets und die küchenfertig vorbereiteten Paprika in mundgerechte Stücke schneiden. Den Fisch salzen, pfeffern und mit Paprikapulver bestäuben. Pangasiusfilets und Paprika in einer Auflaufform mit 1 EL Kokosöl gut vermischen. Für circa 20 Minuten in den Backofen geben. Zwischendurch einmal umrühren.

Alternativ: Den Fisch und die Paprika in mundgerechte Portionen schneiden und mit 1 EL Kokosöl auf Alufolie legen. Dann die Folie zu kleinen Säckchen formen, oben verschließen und für circa 20 Minuten auf den Grill legen.

Das restliche Öl und die Gerstennudeln in eine Pfanne geben und goldbraun anrösten. Dann Bulgur hinzugeben und ca. 1–2 Minuten mit anrösten. Die Temperatur reduzieren und das Wasser, Salz und die Butter hinzugeben und gut umrühren. Mit einem Deckel abdecken und so lange ziehen lassen, bis das ganze Wasser vom Bulgur aufgesaugt ist. Bulgur und Pangasiusfilets auf Tellern anrichten.

1 Portion (ca. 380 g): 450 kcal, 44 g Kohlenhydrate (40 E%), 30 g Eiweiß (27 E%), 16 g Fett (33 E%)

Entwickelt und zubereitet von der U13

10

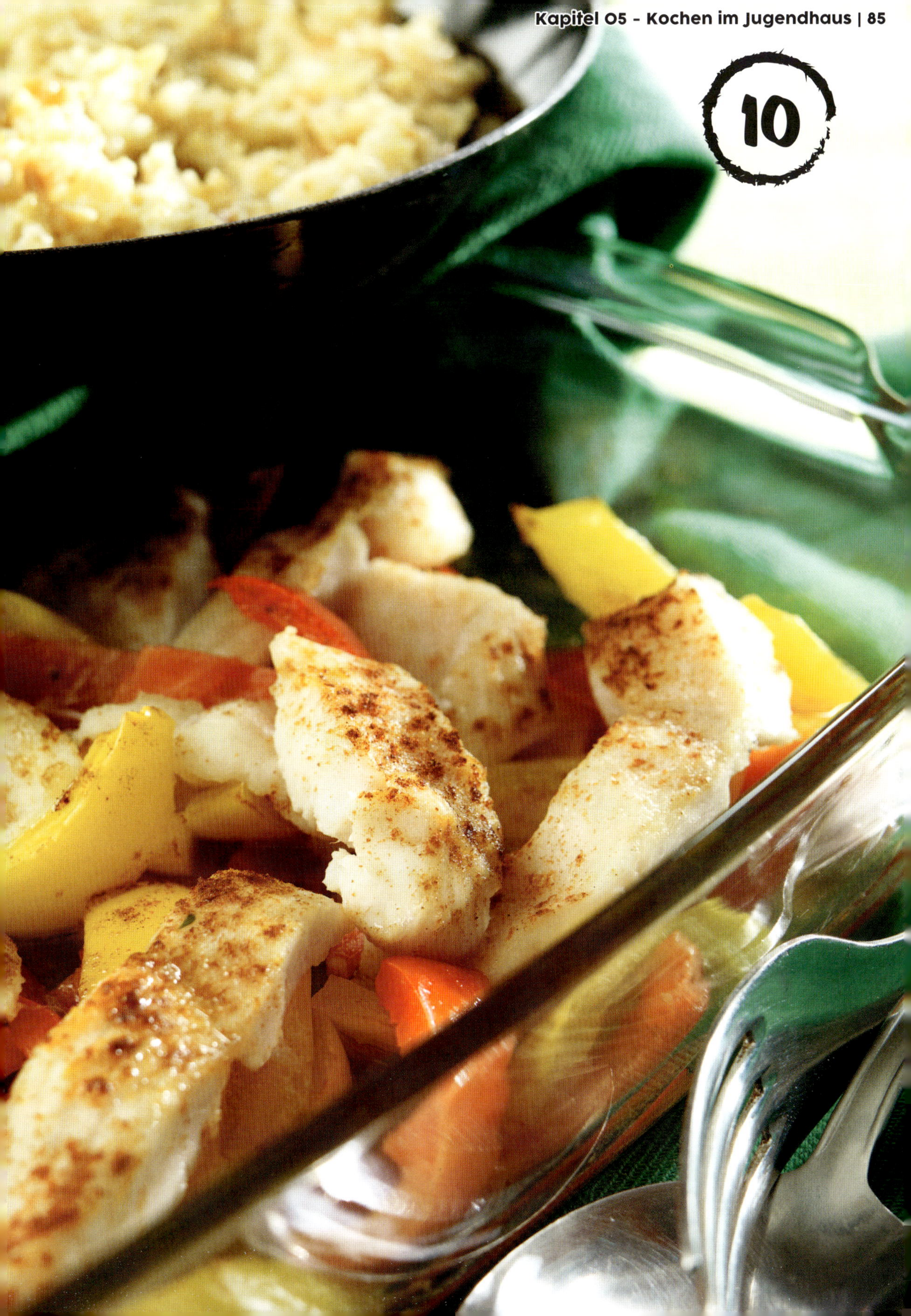

U13

AMPELSALAT

11

Ein bunter Salat gehört immer als Beilage mit auf den Teller

3 PORTIONEN FÜR U13-SPIELER

1 GRÜNE PAPRIKA
1 SALATGURKE
250 G KIRSCHTOMATEN
1 BUND BASILIKUM
1 EL OLIVENÖL
SAFT EINER ZITRONE
SALZ UND PFEFFER NACH GESCHMACK

Gemüse waschen, putzen und in Stücke der gewünschten Größe schneiden. Basilikum hacken und hinzugeben. Mit Olivenöl und Zitronensaft abschmecken. Salz und Pfeffer nach Geschmack zufügen.

1 Portion (ca. 230 g): 72 kcal,
6 g Kohlenhydrate (36 E%),
2 g Eiweiß (12 E%), 4 g Fett (52 E%)

Entwickelt und zubereitet von der U13

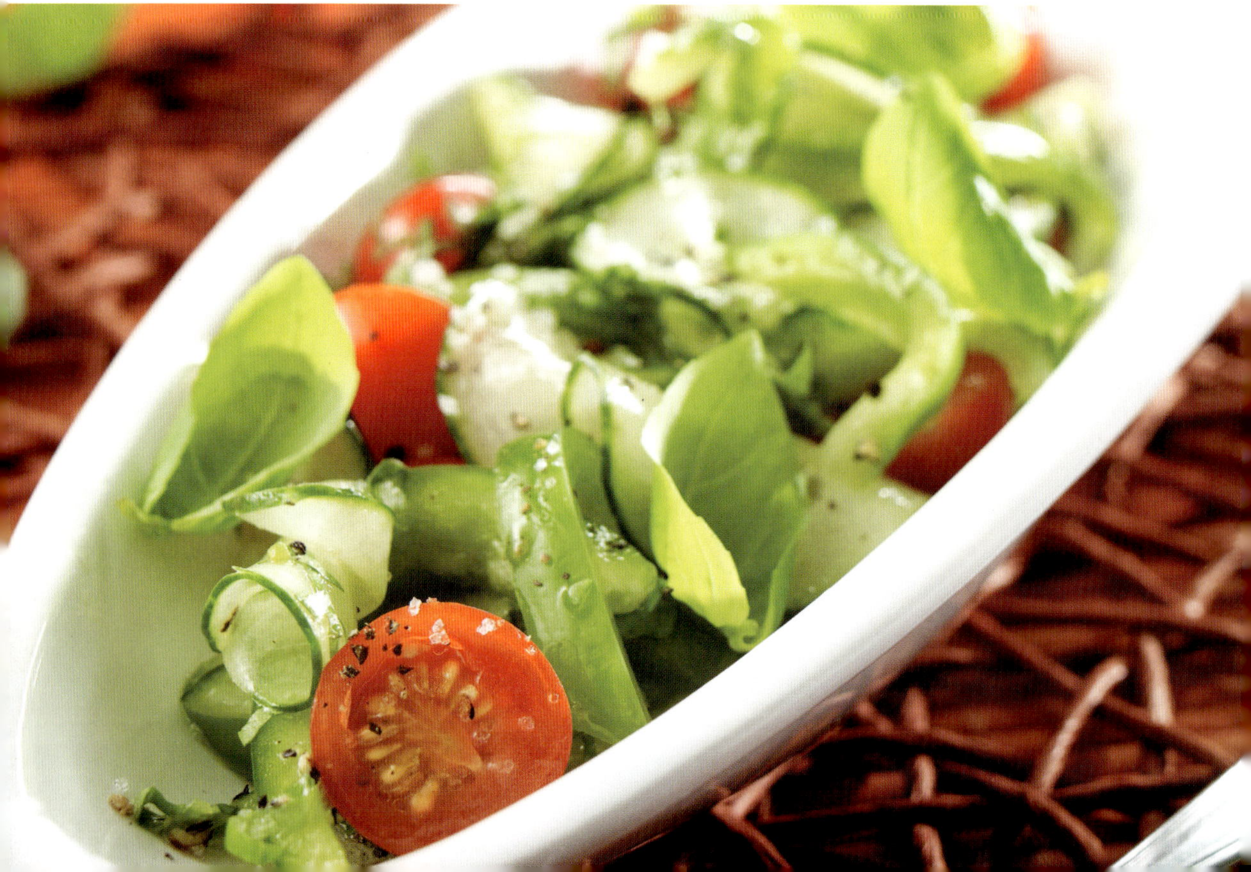

U13

12

BANANENBROT: DER POWERSNACK

Was Schnelles mit viel Energie - vor dem Training oder als Zwischendurchsnack am Turniertag

10 PORTIONEN FÜR U13-SPIELER

4 GROSSE BANANEN
1 EI
3 EL KOKOSÖL
125 ML MILCH (1,5 % FETT)
100 G ZUCKER
1 PRISE JODSALZ
1 PÄCKCHEN BACKPULVER
200 G WEIZENMEHL
100 G WEIZENVOLLKORNMEHL
ETWAS FETT FÜR DIE BACKFORM

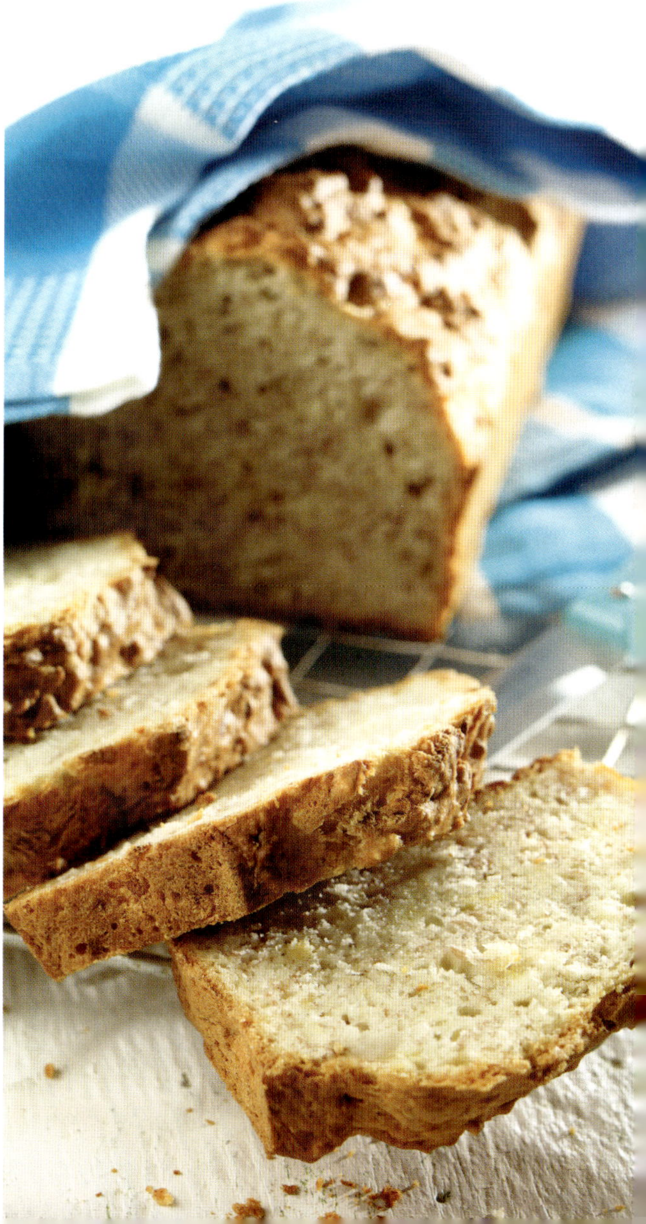

Backofen auf 180 °C (Ober- und Unterhitze) vorheizen. Die Bananen schälen und mit einer Gabel zerkleinern. Anschließend Ei, Öl, Milch, Zucker, Salz sowie Backpulver zugeben und alles gut durchmischen. Dann das Mehl zur Bananenmasse geben und gut unterrühren. Die fertige Masse in eine leicht gefettete Backform füllen und 50 Minuten backen. Am Ende der Garzeit mit einem Holzstäbchen den Backzustand prüfen und das Bananenbrot anschließend 10 Minuten abkühlen lassen.

Nun ist der Kohlenhydrat- und Mineralspender verzehrfertig.

1 Portion (ca. 110 g): 230 kcal,
42 g Kohlenhydrate (74 E%),
5 g Eiweiß (9 E%), 4 g Fett (17 E%)

Entwickelt und zubereitet von der U13

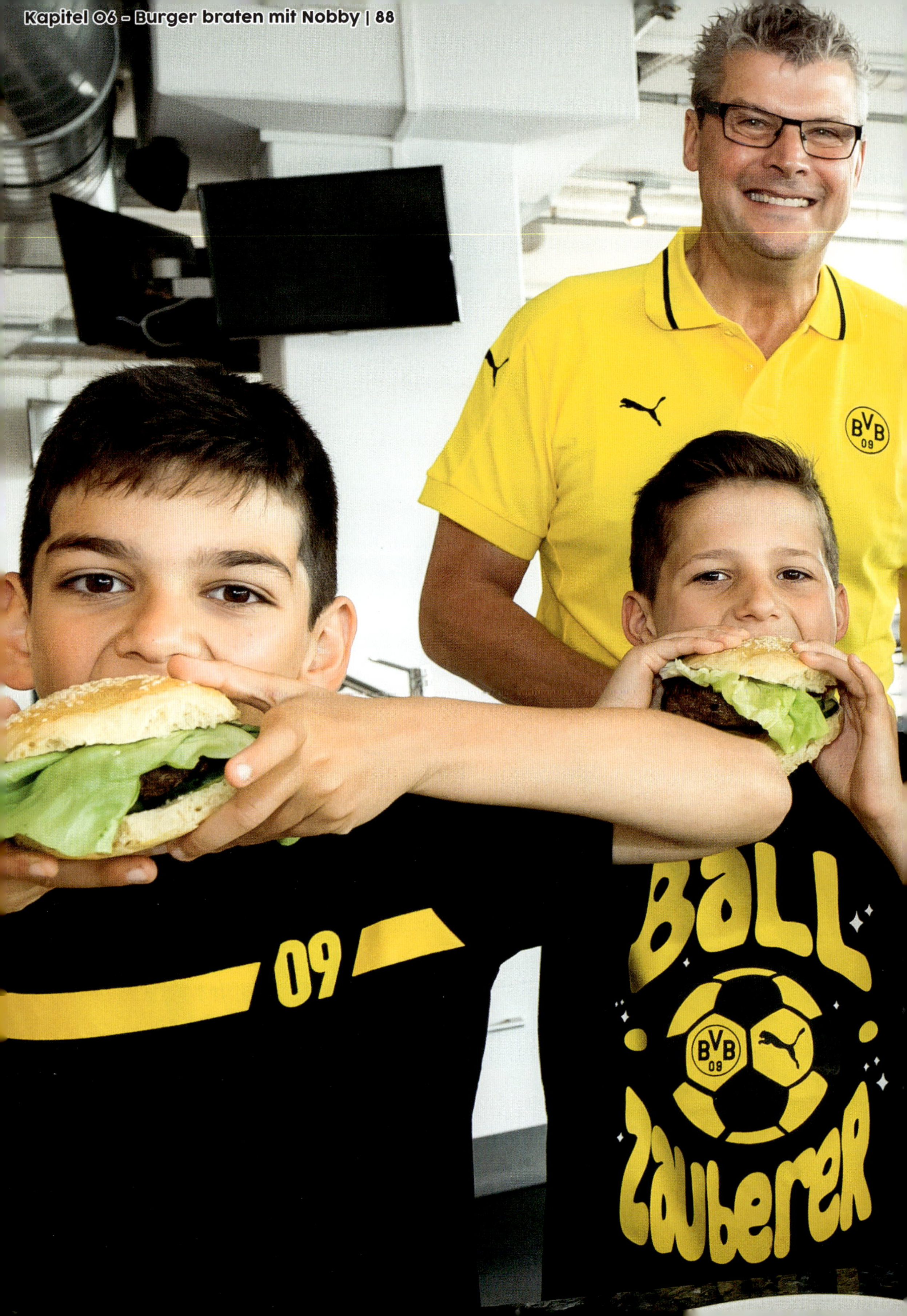
BVB 09
09
Ball
BVB 09
Zauberer

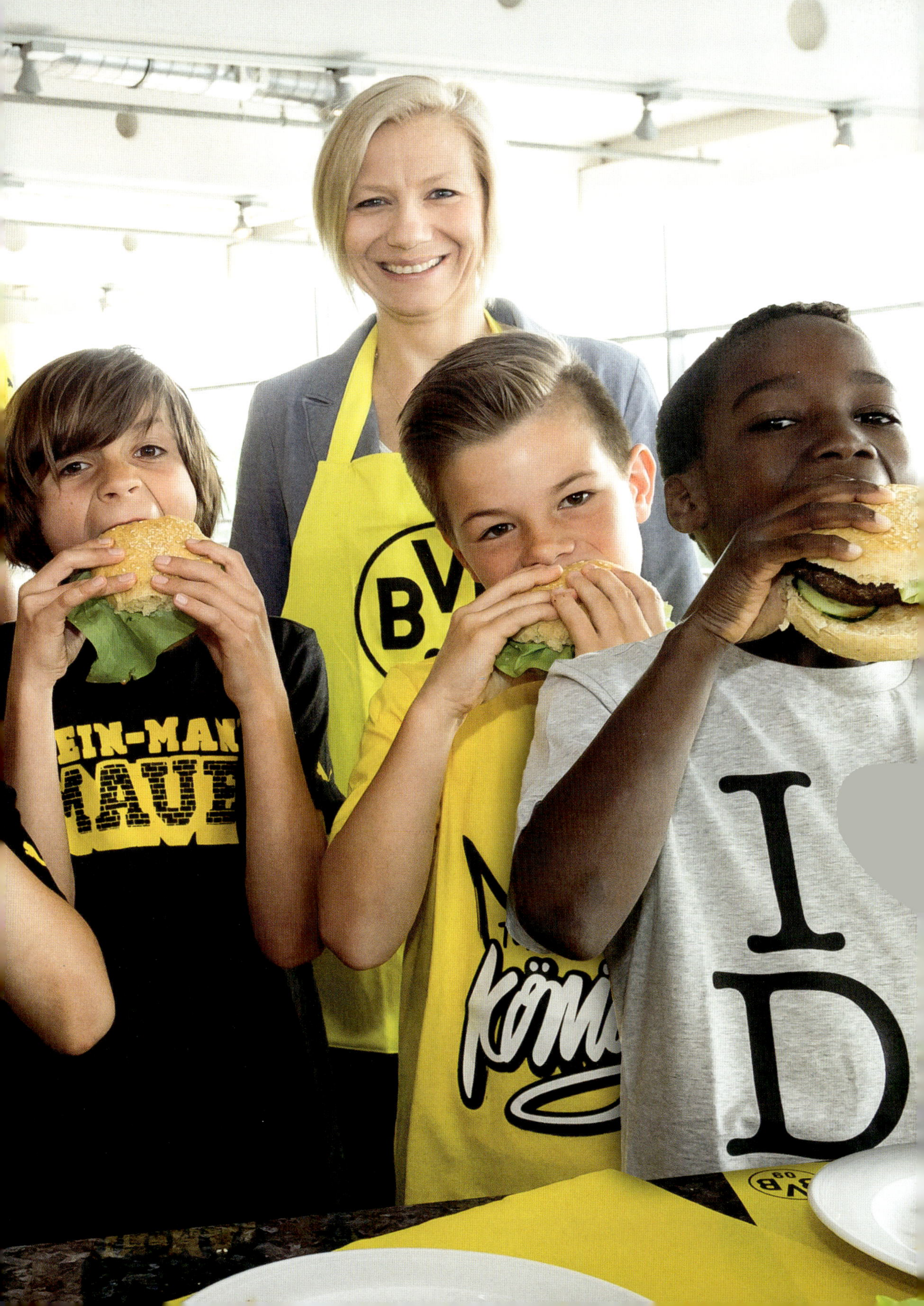

DAS BURGER BEGEHREN

BEIM BRUTZELN MIT NOBBY DICKEL LERNEN BORUSSIAS NACHWUCHSKICKER: FASTFOOD GEHT AUCH GESUND!

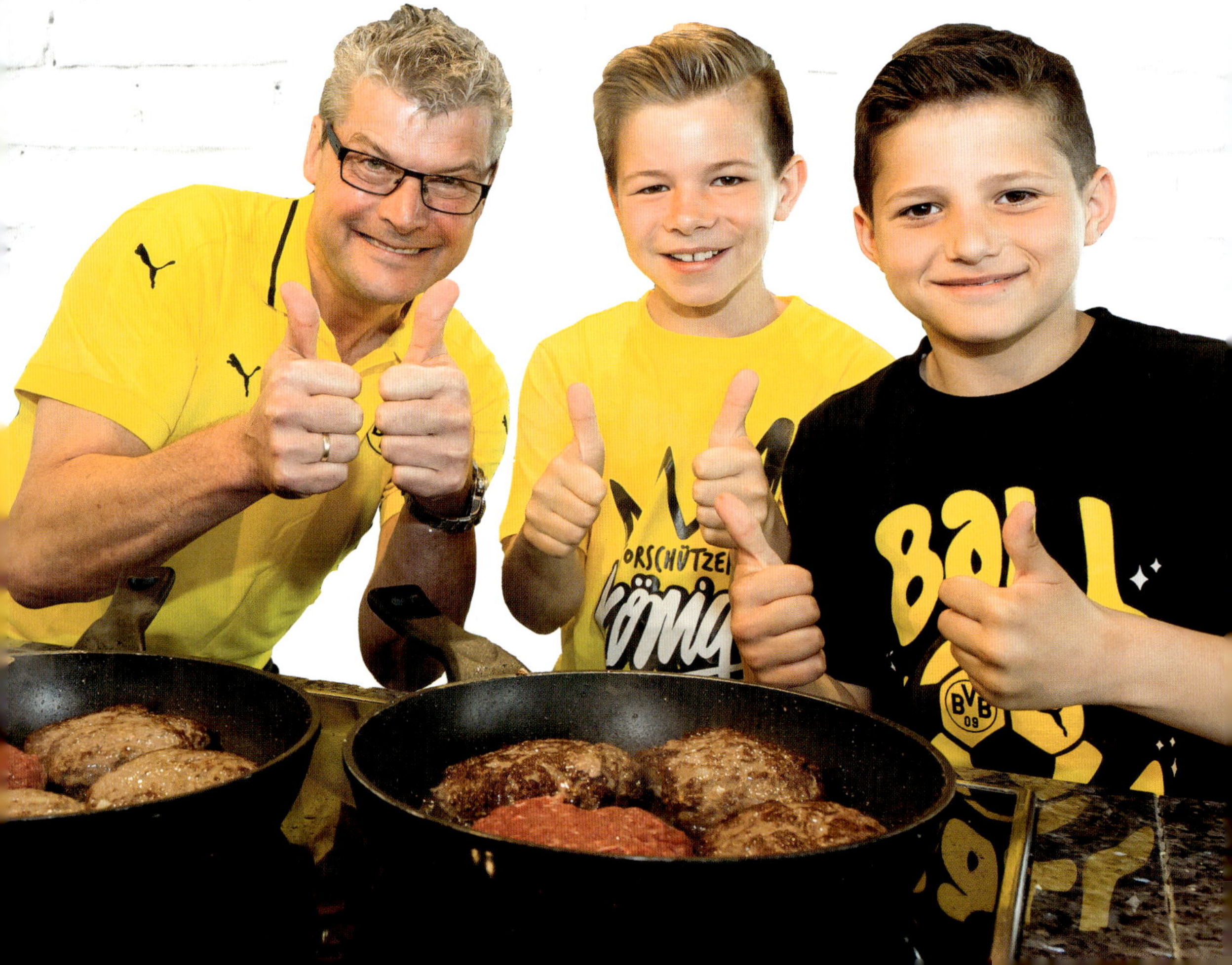

FAST. FOOD.

Fast. Food. Auf viele Kinder und Jugendliche üben diese beiden Begriffe eine magische Anziehungskraft aus. An ihren ersten Cheeseburger und die erste Dönertasche können sie sich besser erinnern als an den ersten Schultag oder die Heilige Kommunion. Und für viele Eltern ist Fastfood schlicht bequem. Einkaufen, Essen vorbereiten, Kochen – das dauert. Die Currywurst-Pommes-Mayo hingegen gibt's beim Imbiss um die Ecke auf die Hand oder besser noch gleich beim Drive-in.
Da muss man nicht einmal aus dem Auto aussteigen. Gegessen wird auf der Rückbank. Auf dem Weg von der Schule zum Training.

Fastfood. Schnelle Nahrung also. Nur leider taugt die nicht für schnelle Sportler. Chicken Wings aus der Fritteuse verleihen blöderweise keine Flügel. Der Döner macht nicht schöner, und der italienische Lieferdienst heißt nicht etwa deshalb „Pizza-Flitzer", weil der Verzehr von Margherita und Calzone ungeahnte Sprintfähigkeiten verleiht. Eher schon gilt die Gleichung: Zu viel Pizza Tonno macht das Kind zum Tönnchen. Fastfood mindert die Leistungsfähigkeit. Und das ist noch das geringste Problem.

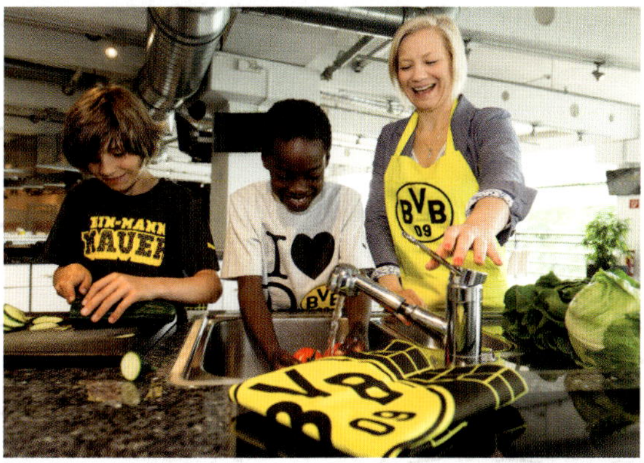

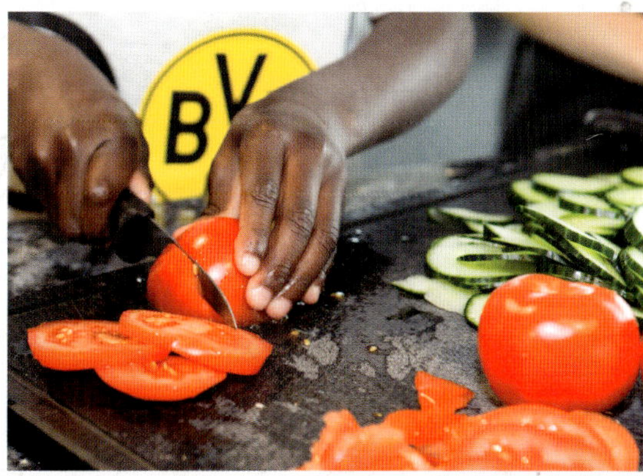

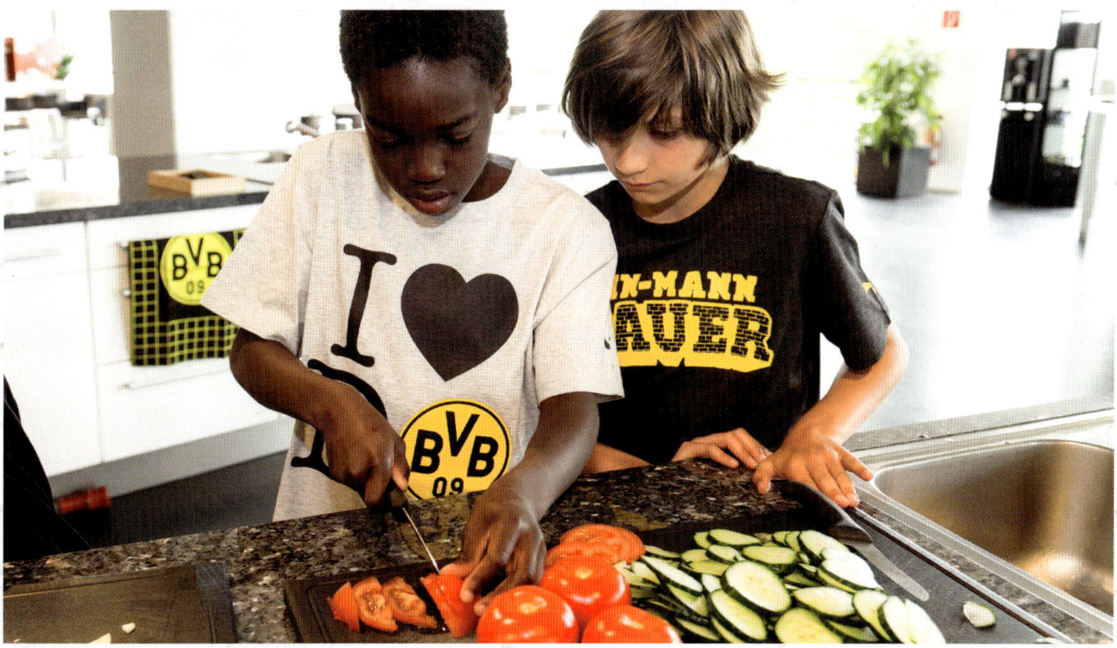

Denn leider ist das, was wir gemeinhin unter Fastfood verstehen, in Wahrheit Junkfood – zu Deutsch: minderwertige Nahrung. Reich an stark verarbeiteten, also ungesunden Fettsäuren. Extrem salzhaltig. Extrem zuckerhaltig. Das alles, um den Geschmack zu verstärken. Ungünstige Kohlenhydrate, künstliche Aromastoffe, viel zu viele Kalorien. Fertig- oder Halbfertigprodukte aus industrieller Massenfertigung. Aus der Tiefkühlung in die Fritteuse, wo das gehärtete Pflanzenfett schon brodelt. Oder bei 800 Watt für zwei Minuten in die Mikrowelle, bis die Pampe heiß ist.

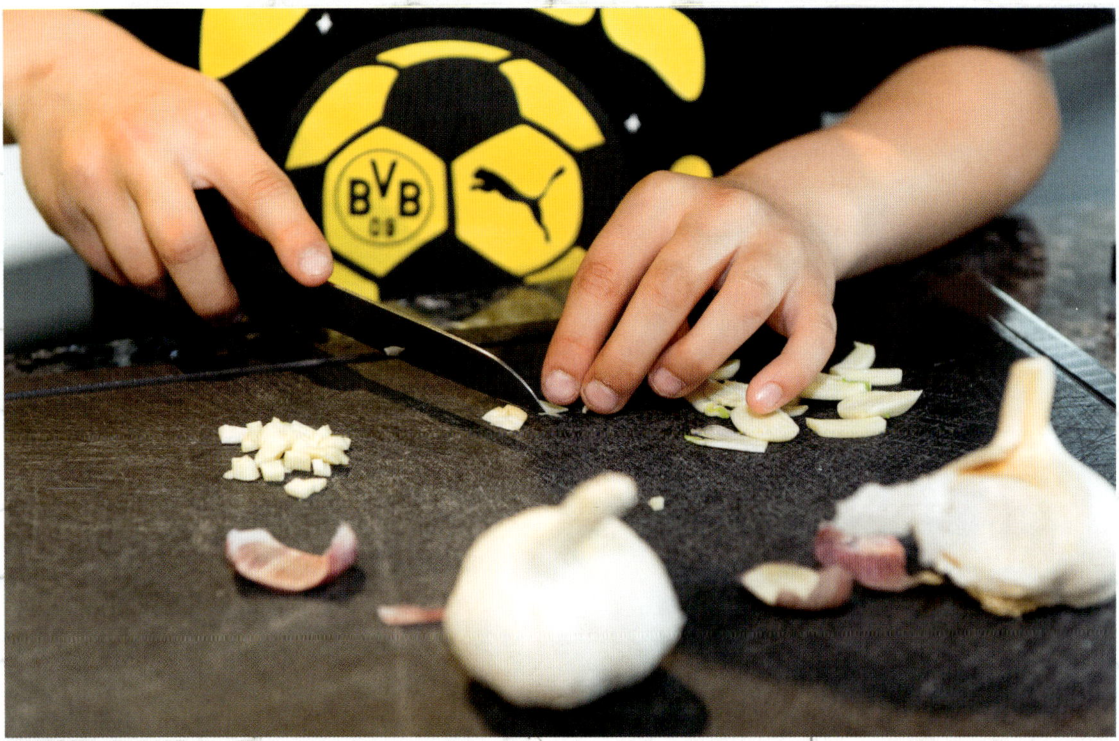

Der Frischeanteil: nun ja.
Vitamine: eher zufällig.
Ballaststoffe: vereinzelt.
Der ernährungsphysiologische Wert: nahe 0.

Es führt kein Weg daran vorbei: Currywurst/Pommes und Chicken Nuggets, Hotdogs und Hamburger, Döner Kebab, Fish & Chips, Pizza und Sandwiches – kann man hin und wieder mal essen. Eine auf Fastfood ausgerichtete Ernährung allerdings wird früher oder später zwangsläufig zu Fehlernährungssymptomen führen: Übergewicht bis hin zur Fettleibigkeit. Diabetes mellitus Typ 2. Stoffwechselprobleme. Inzwischen haben Wissenschaftler nachgewiesen, dass zu häufiger Verzehr von Fastfood sogar das Gehirn schädigt. Die Denkleistung wird gemindert, das Gedächtnis verschlechtert sich. Kurzum: Junkfood macht nicht nur DICK, sondern DICK & DOOF.

JUNKFOOD MACHT NICHT NUR DICK, SONDERN DICK & DOOF.

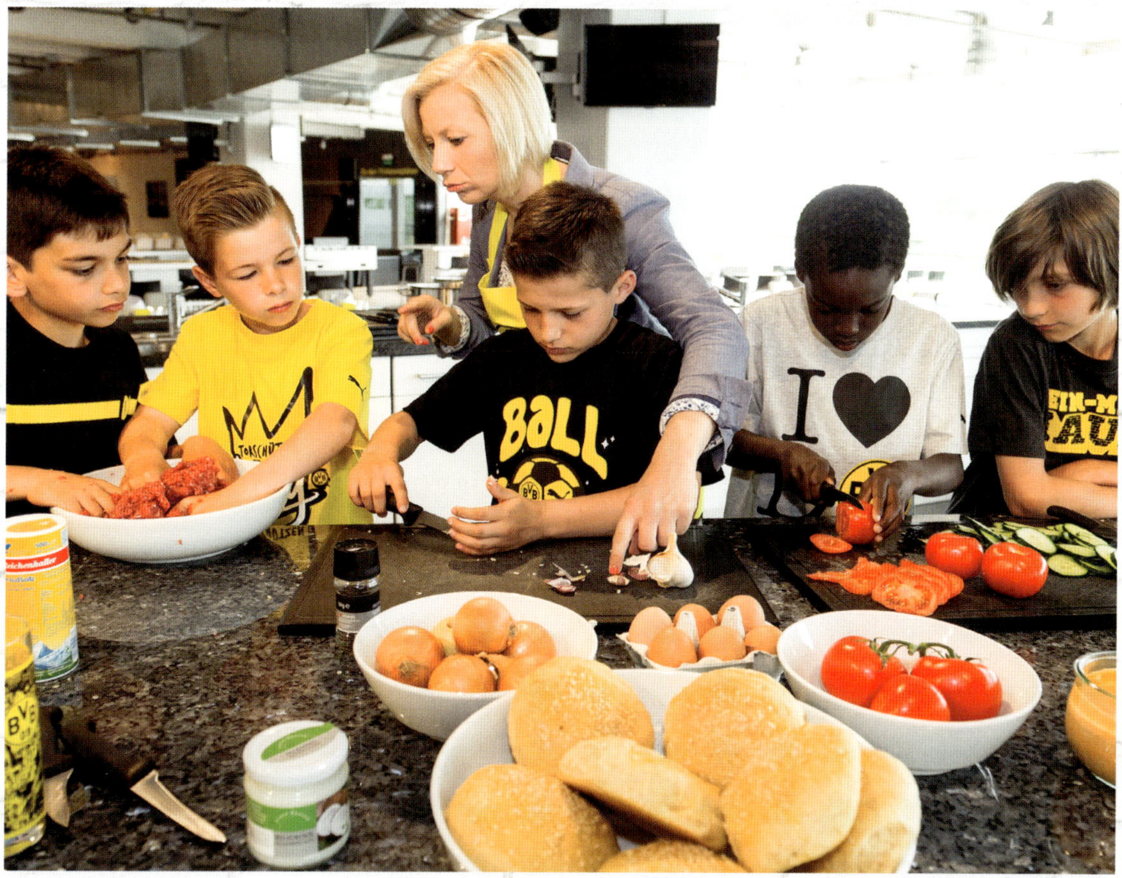

An dieser Stelle nun die Bürgerinformation zur gesunden Burgerrevolution: Es geht nämlich auch anders. Zugegeben, es geht nicht immer „Fast". Gut Ding' will eben Weile haben. Aber es geht ausgewogen. Es gibt ihn, den Gut-Burger mit Ballaststoffen, mit Vitaminen, mit gesunden Fetten. Ohne Zucker. Ohne Zusatzstoffe. Und trotzdem lecker. Genau genommen sogar: viel leckerer! Und die zweite gute Nachricht gleich hinterher: Es gibt noch viel mehr gesundes Fastfood. Die Rezepte in diesem Kapitel belegen das ebenso nahr- wie schmackhaft.

In der „Unilever Food Solutions Lounge" in der Südost-Ecke des Signal Iduna Parks herrscht betriebsames Gewusel. Enes Yilmaz, Mats Brune, Promise Bracht, Medin Kojic und Max Reilmann, BVB-Nachwuchsspieler des Jahrgangs 2005, hantieren mit scharfen Messern zwischen Töpfen, Pfannen, Schüsseln und Schneidbrettern. Heute wird gekocht. Auf dem Speiseplan: gesunde Burger. Mit dabei: Norbert Dickel. Denn was nicht jeder weiß: Der beste Stadionsprecher Deutschlands aus dem schönsten Stadion der Welt, ist nicht nur dank seiner beiden Tore im DFB-Pokalfinale 1989 der „Held von Berlin", sondern auch ein Held am Herd. Ein passionierter Hobbykoch, der für BVB total!, das Klubfernsehen von Borussia Dortmund, sogar ein eigenes Sendeformat etabliert hat: die Kochshow „Nobby kocht", zu der er regelmäßig Profis und Promis einlädt. Sebastian Kehl und Marcel Schmelzer haben schon mit ihm gebrutzelt, Nuri Sahin, Kevin Kampl und Oliver Kirch, aber auch Schauspieler Joachim Król und der Ruhrgebietscomedian Uwe Lyko alias Herbert Knebel. „Ich habe schon immer gerne gekocht", sagt Nobby Dickel – und liefert mit schelmischem Grinsen eine überaus plausible Erklärung dafür: „Ich esse einfach sehr gerne!"

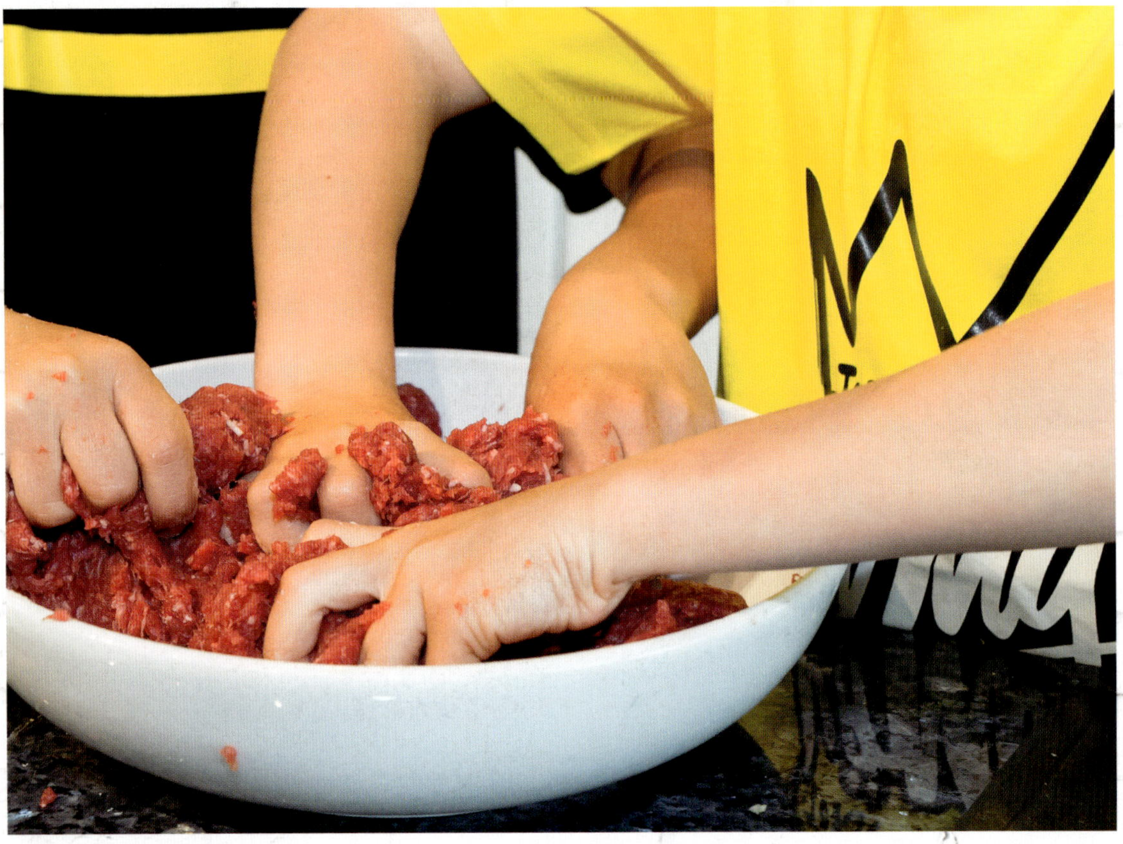

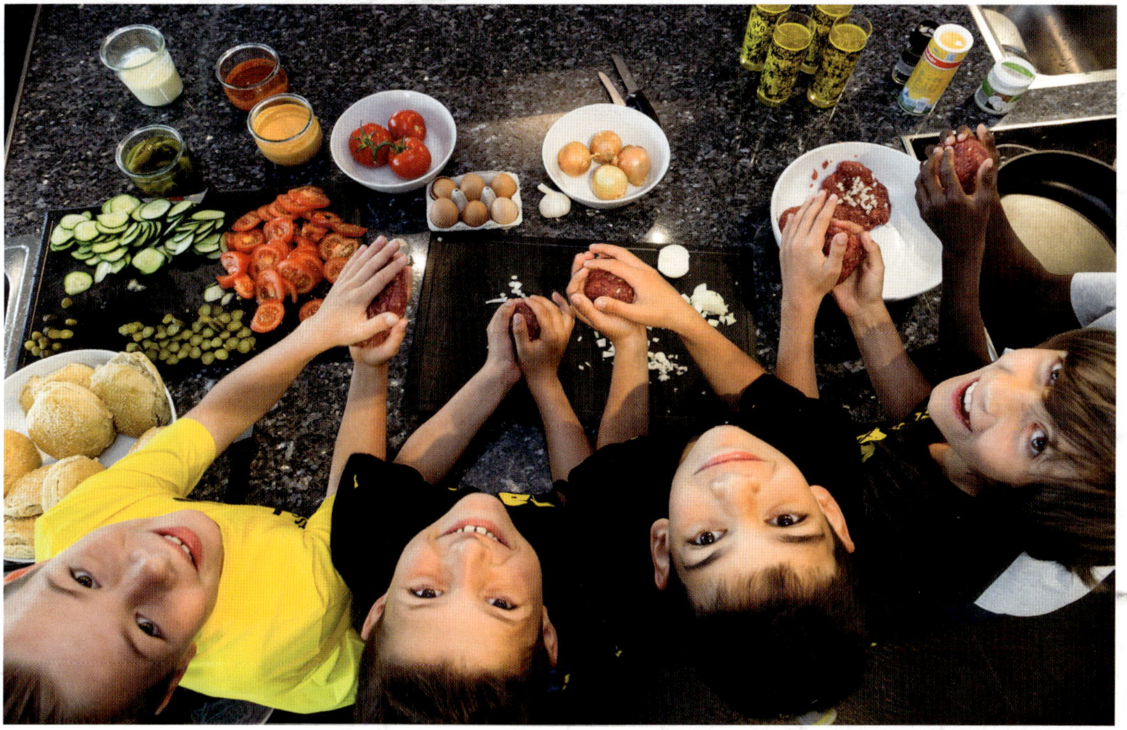

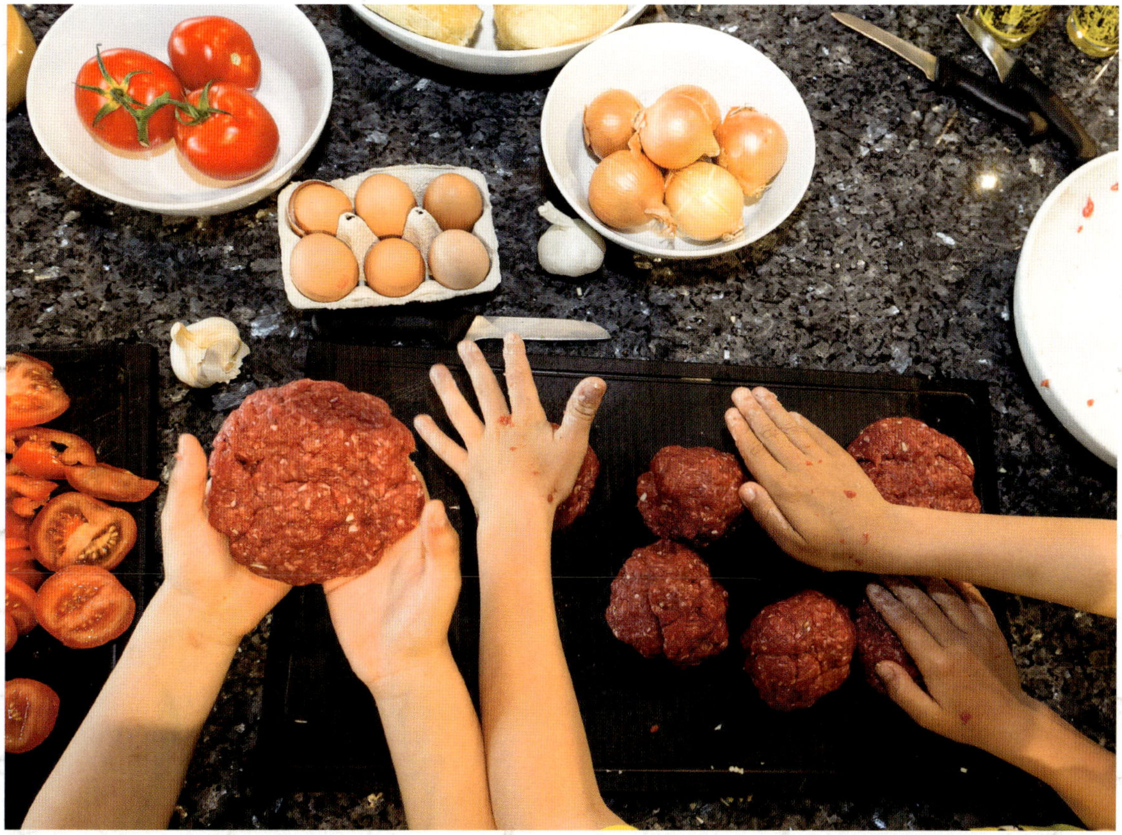

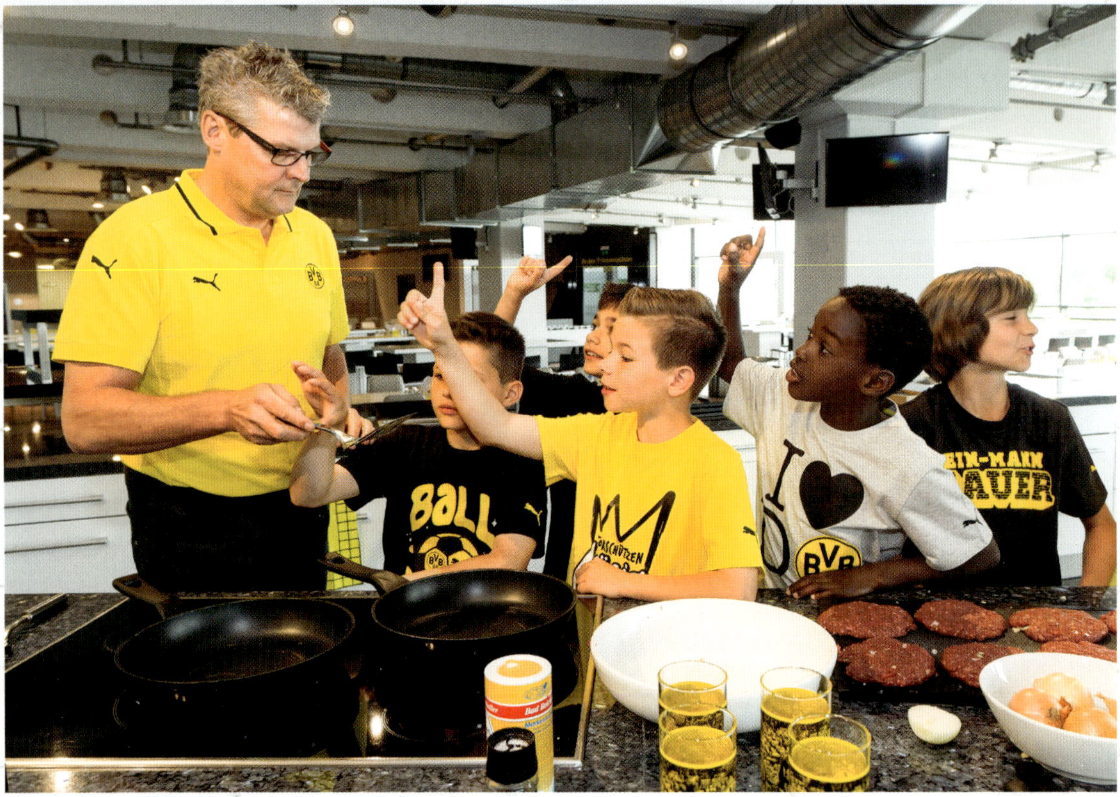

Heute kocht Nobby mit Kids. Und die sind mit Feuereifer bei der Sache. Enes und Mats stehen vor einer Schüssel mit eineinhalb Kilogramm Hackfleisch aus der Rinderhüfte. Supermager, tolle Qualität. Der Metzger hat es keine Stunde zuvor direkt vor unseren Augen durch den Wolf gedreht. Die beiden Nachwuchsspieler schlagen zwei Eier hinein, würzen das Hack mit Pfeffer und Salz, während Medin, der gerade „zum ersten Mal im Leben" eine Knoblauchzehe geschält und klein gehackt hat, mit roten Augen über eine Zwiebel gebeugt steht. Dann wird gemischt, mit bloßen Händen. Ein amtliches Geknete und Herumgemansche ist das, bis schließlich acht gleichmäßig große Hackbällchen auf dem Holzbrett liegen, wo sie im letzten Arbeitsschritt von Kinderhand zu platten, runden Burgerpatties gedrückt und geformt werden. Da liegen sie nun und warten sehnsüchtig darauf, endlich zum Baden im heißen Fett in die Pfanne zu dürfen.

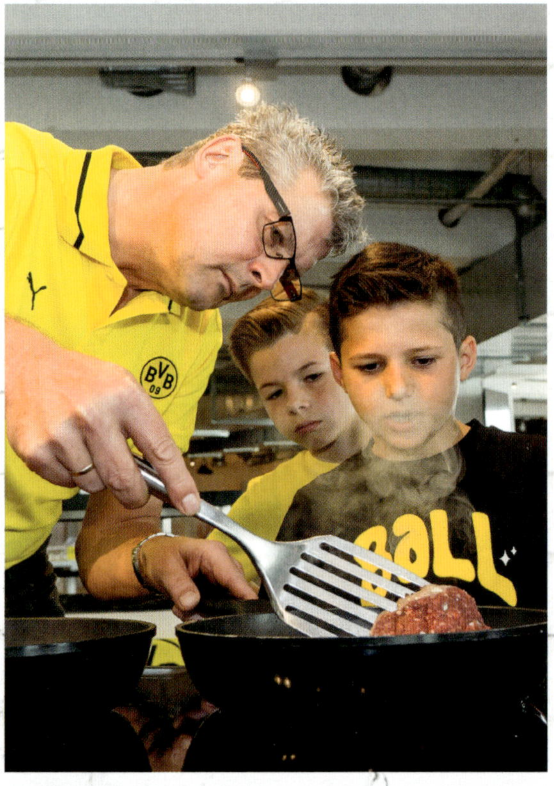

Apropos Fett: Nobby Dickel verwendet Kokosfett zum Braten. „Das kann man auf hohe Temperaturen erhitzen, und es beeinflusst den Fettstoffwechsel positiv", sagt er. Ernährungsexpertin Jola Jaromin-Bowe ergänzt: „Kokosfett enthält mittelkettige Fettsäuren und einen hohen Anteil an Laurinsäure." Die erhöht zwar den Cholesterinspiegel. „Es handelt sich hier aber um HDL-, also um das gute Cholesterin, das die Gefäße vor Fettablagerungen schützt."

Bevor die Jungs Pattie um Pattie ins heiße Fett legen – „Schööön vorsichtig", sagt Dickel, „das kann gleich spritzen. Verbrennt Euch bloß nicht die Finger" –, zupfen und waschen sie noch Salatblätter, schneiden Tomaten und Gurken in nicht zu dicke Scheiben. Die Brötchen für die Gutburger hat Jola am Vorabend gebacken. Aus Vollkorn. Und auch die Saucen sind selbst gemacht. Eine Tomatensauce aus Tomatenmark ohne Zusätze, Olivenöl und frisch gepresstem Orangensaft, gesüßt mit etwas Honig anstelle von Zucker. Eine Mayonnaise aus Olivenöl, Ei, Senf und jodiertem Salz. Und die Burgersauce – ein Mix aus der Tomatensauce, der Mayo und pürierten Gewürzgurken.

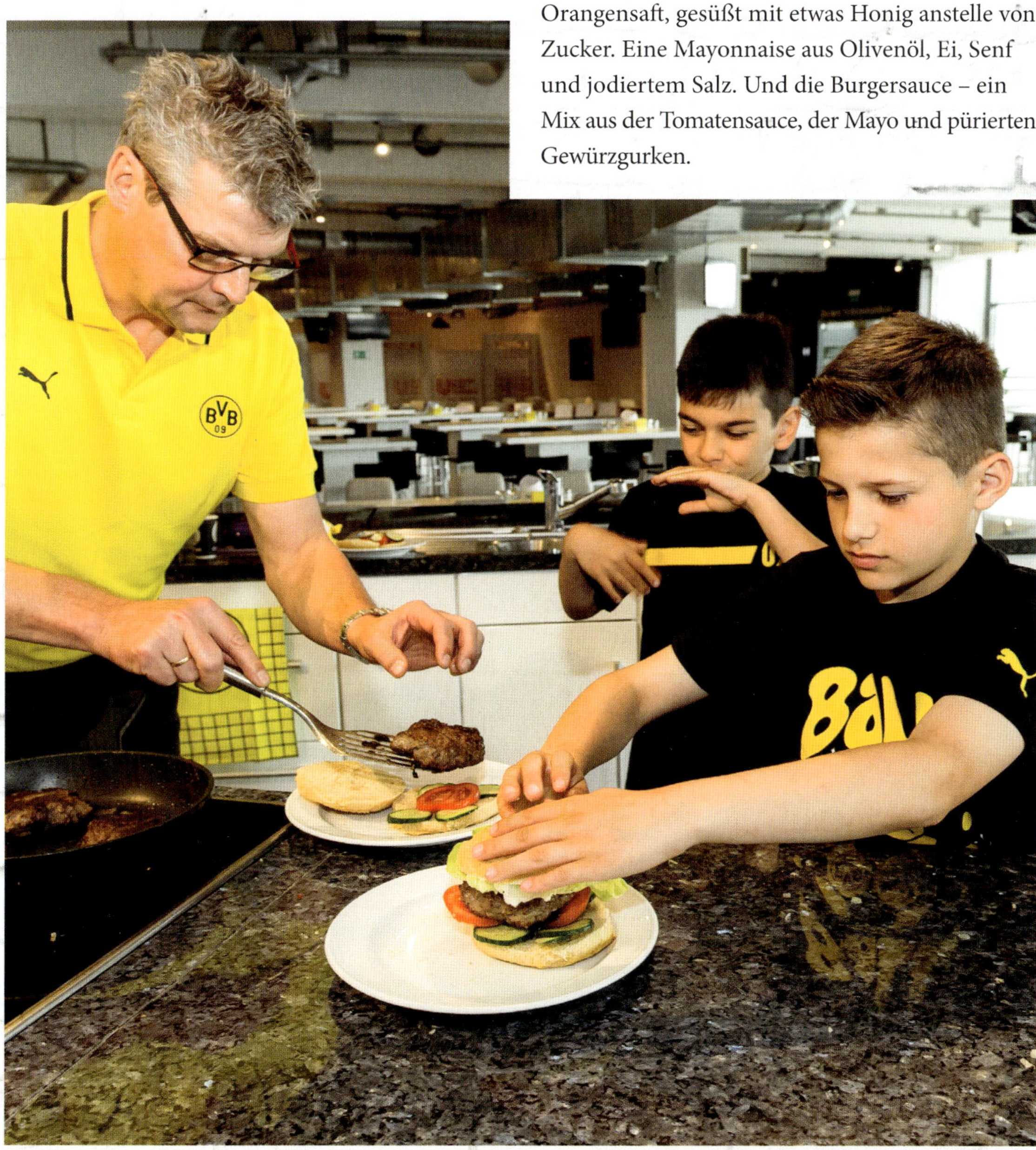

MMMMMMMMHHHH! LECKER!

Nach ein paar Minuten in der Pfanne sind die Patties knusprig braun gebraten. Geschrumpft sind sie kaum – ein Indiz für die tolle Fleischqualität. In der Küche duftet es köstlich. Nobby Dickel sieht sehr zufrieden aus. Und hungrig. „Ihr könnt sie jetzt aus der Pfanne nehmen und Euch einen Burger bauen", sagt er. Ein Signal, auf das Enes, Promise, Medin, Mats und Max nur gewartet haben. Der Rest ist … mmmmmmmmmmhhhh! Lecker!

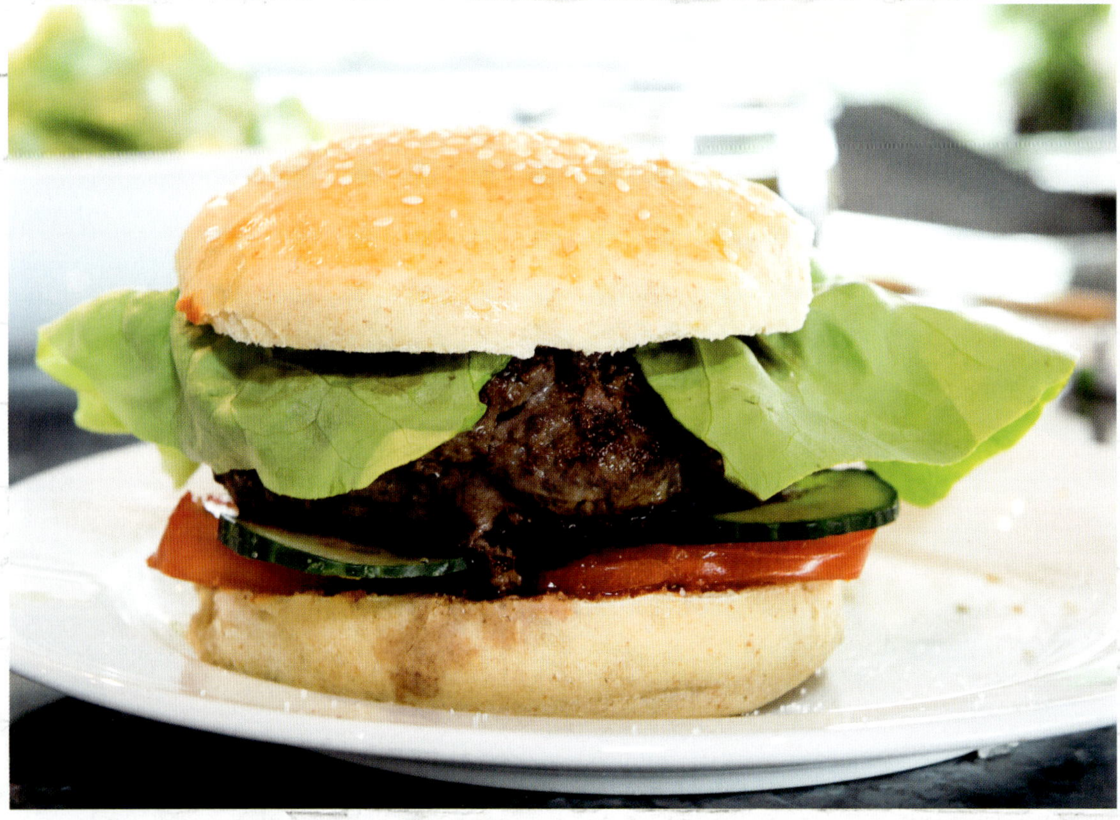

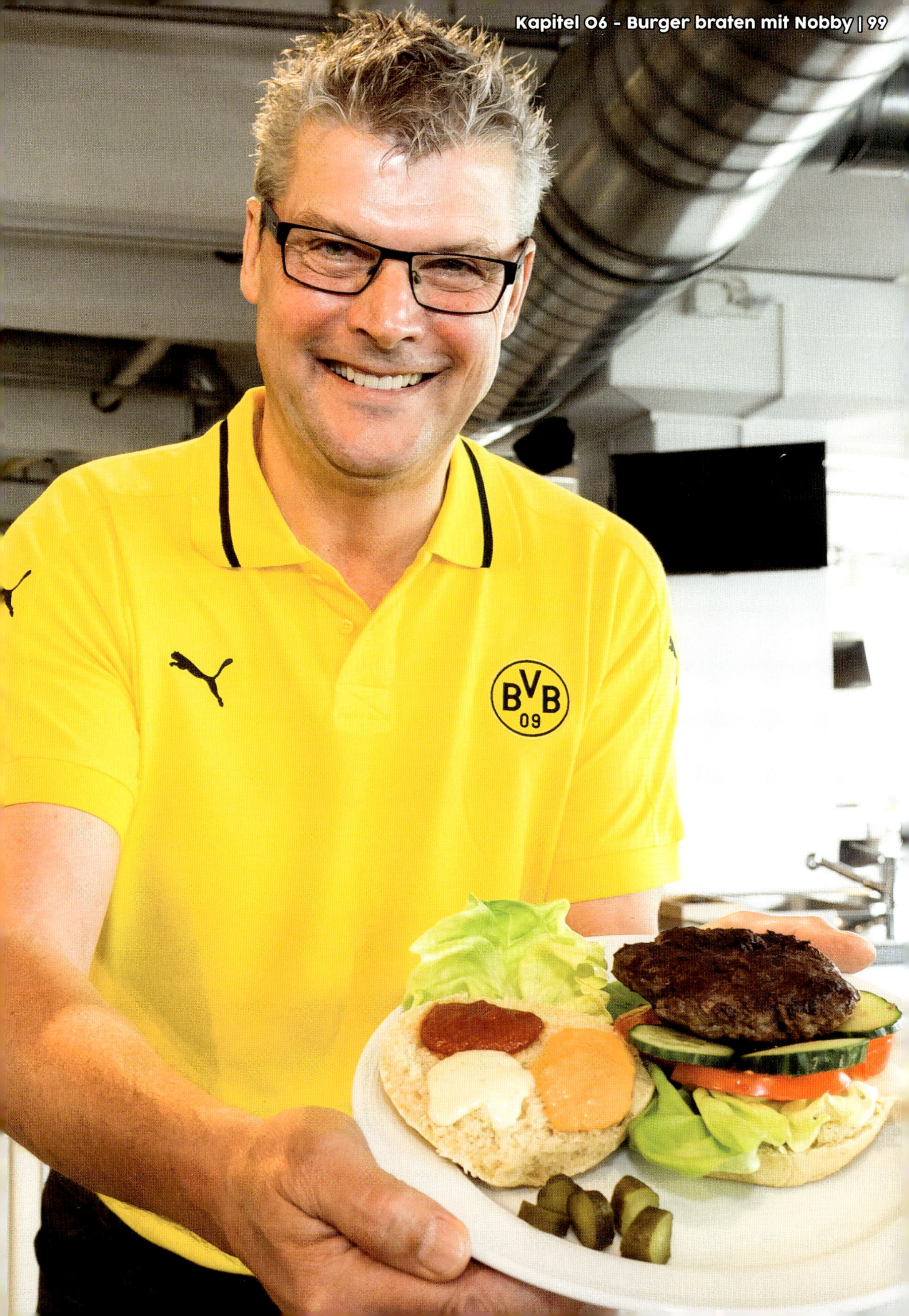
BVB
09

09 Gesunde Fast-Food-Varianten

01 **Obst**

02 **Trockenobst**

03 Nüsse (z. B. Macadamia, Wal-, Para- und Pecannüsse) – die dürfen übrigens auch gesalzen sein!

04 Belegte Brote mit Käse (z.B. Gouda/45 % i.Tr.; Emmentaler/45 % i.Tr.) und gekochtem oder rohem Schinken. Am besten eignen sich Vollkorn- oder Dinkelbrote. Besser nicht: Toastbrot!

05 **Cocktailtomaten**

06 Rohkostvarianten (z. B. Radieschen, Kohlrabi, Gurke – kann man alles super in einer Dose mitnehmen)

07 Kefir und Naturbuttermilch (Tipp: in eine verschließbare Flasche umfüllen)

08 **Ayran**

09 **Käsewürfel**

U10 BIS U19

13

HAMBURGER

4 PORTIONEN FÜR U10- BIS U19-SPIELER

FÜR DAS FLEISCH:

1 GROSSE ZWIEBEL
1 KNOBLAUCHZEHE
1/2 BUND PETERSILIE (GEHACKT ETWA 1 EL)
500 G RINDERHACKFLEISCH
1 EI
1 TL SALZ
1 PRISE PFEFFER
4 EL KOKOSÖL

FÜR DEN BELAG

2 TOMATEN
2 GEWÜRZGURKEN ODER
1/4 FRISCHE GURKE
4 GROSSE SALATBLÄTTER
HAMBURGERSAUCEN NACH WAHL

Zwiebel schälen und in kleine Würfel schneiden. Knoblauchzehe ebenfalls schälen und ebenso wie die Petersilie klein hacken. Anschließend alle Zutaten für das Burgerfleisch miteinander vermengen und gut durchkneten. Viel gleichgroße Hamburger formen und in der Pfanne bei starker Hitze 4–5 Minuten anbraten. Am besten eignet sich hierfür kalt gepresstes Kokosöl. Es ist hoch erhitzbar und verbrennt auch bei hoher Hitze nicht. Natürlich kann das Fleisch für die Burger auch gegrillt werden. Anschließend wird der Burger nach Herzenslust belegt mit Tomaten, Gewürzgurken, Salat und Saucen nach Wahl verfeinert.

An einem trainingsfreien Tag kann ein Burger auch genossen werden, ohne unnötiges Körperfett aufzubauen, indem nur ein halbes Burgerbrötchen verwendet wird. Eine weitere Variante wäre, den Burger nicht zwischen Brötchenhälften zu servieren, sondern stattdessen zwischen zwei großen Salatblättern anzurichten.

Auf die Zutaten kommt es an! Daher folgen hier noch einige Rezepte für tolle Zutaten rund um den Burger. Selbst gemachter Ketchup, Mayo und Burgersauce. Diese schmecken nicht nur besser, sondern enthalten „echte“ Zutaten und keine Chemie, die dem sportlichen Körper nur schaden und die Leistung mindern würde.

1 Hamburger mit Belag und Saucen:
1 Portion (ca. 385 g): 745 kcal, 56 g Kohlenhydrate (30 E%), 39 g Eiweiß (21 E%), 40 g Fett (49 E%)

1 Hamburger mit ½ Burgerbrötchen:
1 Portion: (ca. 323 g): 603 kcal, 30g Kohlenhydrate (20 E%), 35 g Eiweiß (23 E%), 38 g Fett (57 E%)

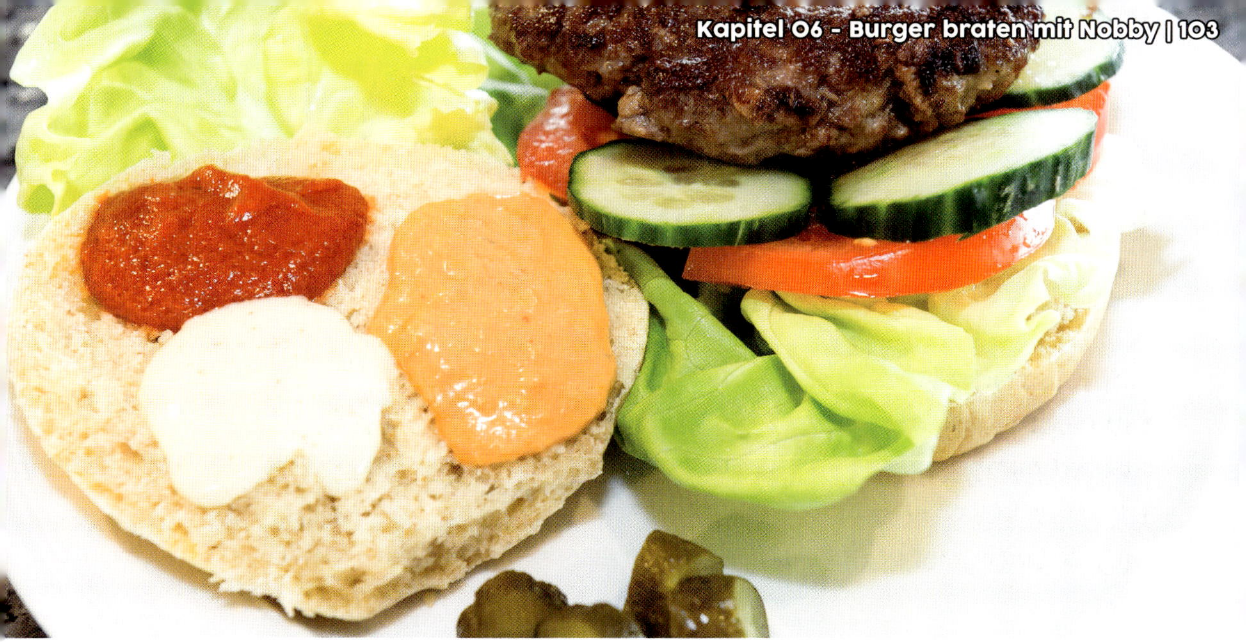

TOMATENKETCHUP

FÜR CA. 35 PORTIONEN

14

125 G TOMATENMARK
2 EL PAPRIKAPULVER
2 EL OLIVENÖL
200 ML ORANGENSAFT
1 EL GEMÜSEBRÜHE

Tomatenmark und Paprikapulver in einem Topf mit Olivenöl erhitzen und anschwitzen. Mit dem Orangensaft ablöschen und mit der Gemüsebrühe abschmecken. So lange köcheln lassen, bis die gewünschte Konsistenz erreicht ist. Der Ketchup ist relativ sauer, daher könnte er geschmacklich noch mit 1 EL Honig abgerundet werden.

1 Portion (ca. 35 g): 35 kcal,
3 g Kohlenhydrate (30 E%),
1 g Eiweiß (6 E%), 2 g Fett (64 E%)

MAYO

Fertigmayo enthält häufig eine Fülle an Zutaten mit E-Nummern. Dabei ist sie leicht selbst herzustellen und wird so zum absoluten Hit.

FÜR CA. 35 PORTIONEN

15

1 EI
1 TL SENF
1 MESSERSPITZE SALZ
1 MESSERSPITZE WEISSEN PFEFFER
250 G GESCHMACKSNEUTRALES ÖL (WER DEN GESCHMACK MAG, NIMMT KALT GEPRESSTES OLIVENÖL)
2 TL ZITRONENSAFT (FRISCH)

Ei, Senf, Salz und Pfeffer in eine Schüssel geben und mit einem Handmixer vorsichtig mixen. Das Öl in kleinen Mengen nach und nach hinzugeben und so lange mixen, bis die Masse eine cremige und mayo-typische Konsistenz erhält. Zum Schluss noch langsam den Zitronensaft zugeben: Fertig ist die Mayo! Im Kühlschrank hält sie in einem Glas bis zu einer Woche.

1 Portion (ca. 30–35 g): 230 kcal,
1 g Kohlenhydrate (1 E%),
1 g Eiweiß (1 E%), 26 g Fett (98 E%)

HAMBURGERSAUCE

16

FÜR CA. 10 HAMBURGER

4 EL MAYO
2 EL TOMATENMARK
1 GEWÜRZGURKE
100 G SCHMAND
1 PRISE PAPRIKAPULVER
1 PRISE SALZ ZUM ABSCHMECKEN

Alle Zutaten in einen Mixer (Küchenmaschine) geben und pürieren, bis keine Stückchen mehr sichtbar sind.

1 Portion (ca. 25 g): 70 kcal, 1 g Kohlenhydrate (4 E%), 1 g Eiweiß (4 E%), 7 g Fett (92 E%)

GEMÜSEBRÜHE

17

700 G SUPPENGEMÜSE
(MÖHRE, LAUCH, SELLERIE, PETERSILIE, SCHNITTLAUCH)
100 G SALZ

Eine Brühe ohne unerwünschte Zusatzstoffe ist sehr schwer zu finden. Daher empfehlen wir eine selbst gemachte Brühpaste, die als Grundlage universell für viele Rezepte eingesetzt werden kann. Sie ist auch sehr lange haltbar und enthält nur gute Zutaten.

Das Gemüse putzen und in kleine Stücke schneiden. Zusammen mit dem Salz in einen Küchenroboter geben und mindestens fünf Minuten auf hoher Stufe zu einer zähen Masse pürieren. In ein Glas füllen und im Kühlschrank lagern. So hält sich die Brühe bis zu einem Jahr und reicht für unendlich viele Rezepte. Bei der Verwendung dieser selbst gemachten Gemüsebrühpaste entspricht 1 EL der Menge von einem EL fertigem Gemüsebrüheextrakt.

100 g: 28 kcal, 5 g Kohlenhydrate (78 E%), 1 g Eiweiß (15 E%), 0,2 g Fett (7 E%)

HAMBURGERBRÖTCHEN

FÜR 8 BRÖTCHEN

18

Selbstgemachte Hamburgerbrötchen schmecken nicht nur lecker, sondern sind auch viel verträglicher, da sie keine Chemie und andere unerwünschten Zutaten enthalten. Zudem sind sie einfach nachzumachen.

FÜR DEN TEIG

1/2 WÜRFEL HEFE
300 ML WARMES WASSER
1 TL ZUCKER ODER HONIG
1 EI
400 G WEIZENMEHL
200 G VOLLKORNDINKELMEHL ODER VOLLKORNWEIZENMEHL
2,5 TL SALZ

ZUM BESTREICHEN

1 EIGELB
2 EL WASSER
SESAMKÖRNER

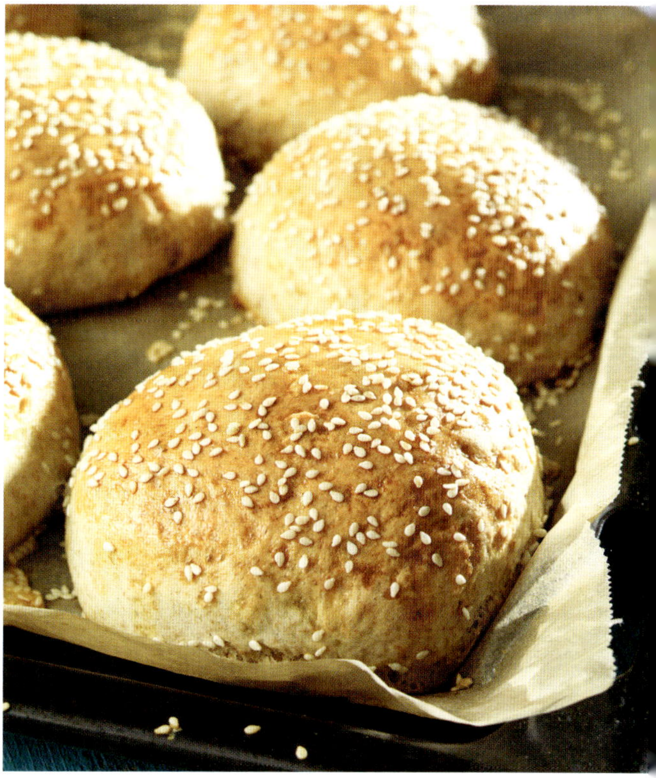

Hefe mit warmem Wasser und Zucker verrühren und „gehen" lassen, bis sich Schaum bildet (ca. 10–15 Minuten). Ei, Mehl und Salz zum Vorteig geben und mit einem Knethaken kneten, bis alles gut vermengt ist. Der Teig sollte kleben. Nun acht gleichmäßige Kugeln aus dem Teig formen und mit genügend Abstand auf ein mit Backpapier ausgelegtes Blech legen. Anschließend die Kugeln ein wenig flach drücken. Danach den Teig mit einem leicht feuchten Küchentuch abdecken. Er darf jetzt 30–60 Minuten gehen, am besten an einem warmen Ort wie z. B. an der Heizung, einer sonnigen Stelle oder im Backofen bei ca. 30–50 °C. Je länger der Teig geht, desto luftiger werden die Brötchen. Je mehr Vollkornmehl enthalten ist, desto fester werden die Brötchen, je weniger Vollkornmehl eingesetzt wird, umso mehr ähneln die Brötchen „richtigen" Hamburgerbrötchen.
Nach dem Gehen des Teiges werden die Brötchen mit dem mit Wasser verquirlten Eigelb bestrichen und nach Belieben mit den Sesamkörnern bestreut.
Bei 175 °C (Ober- und Unterhitze), 25 Minuten goldbraun backen.

1 Portion (ca. 125 g): 285 kcal, 53 g Kohlenhydrate (74 E%), 10 g Eiweiß (14 E%), 4 g Fett (12 E%)

U11

Ein selbst gemachter Müsliriegel schmeckt nicht nur gut, er enthält auch keine unerwünschten Zutaten wie Farbstoffe, Konservierungsstoffe oder raffinierte Kohlenhydrate (Zucker). Ein Müsliriegel eignet sich sehr gut vor dem Training, falls es direkt nach der Schule stattfindet und keine Zeit für eine Mahlzeit ist, oder direkt nach dem Training, um die geleerten Kohlenhydratspeicher sofort wieder aufzufüllen.

POWER-MÜSLIRIEGEL

19

FÜR 20 RIEGEL

200 G BUTTER
300 G FLÜSSIGER WALDHONIG
1 TL SALZ
300 G GETROCKNETE FRÜCHTE
(APRIKOSE, KIRSCHEN, FEIGEN OHNE ZUCKERZUSATZ)
50 G HASELNUSSKERNE
2 TL ZITRONENSAFT
250 G KERNIGE HAFERFLOCKEN
200 G DINKELFLOCKEN
100 G ZARTBITTERKUVERTÜRE
BACKPAPIER, ALUFOLIE

Backofen auf 150 °C (Ober- und Unterhitze) bzw. 125 °C (Umluft) vorheizen.

Butter, Honig und Salz in einem Topf bei schwacher Hitze schmelzen lassen und anschließend abkühlen lassen. Inzwischen Früchte und Nüsse grob hacken und mit dem Zitronensaft sowie den Hafer- und Dinkelflocken in einer großen Schüssel gut vermengen.

Honigmischung zufügen und alles mit den Händen verkneten. Masse auf ein mit Backpapier ausgelegtes Backblech geben und mit den Händen gleichmäßig zu einem Rechteck (circa 20 x 30 cm) andrücken. Alufolie mehrfach falten und als „Schiene" um die Masse legen.

Im vorgeheizten Backofen circa 25 Minuten backen. Anschließend das Backpapier vom Blech auf ein Kuchengitter ziehen und die Müsliriegel etwa 40 Minuten abkühlen lassen.

Das Rechteck längs halbieren. Jeden Streifen in je 10 Riegel (jeweils circa 3 x 10 cm) schneiden. Kuvertüre grob hacken und im heißen Wasserbad schmelzen lassen. Etwas abkühlen lassen. Die Riegel vorsichtig vom Backpapier lösen und dünn mit Kuvertüre bestreichen.

1 Portion (ca. 70 g): 290 kcal, 34 g Kohlenhydrate (48 E%), 4 g Eiweiß (5 E%), 15 g Fett (47 E%)

Entwickelt und zubereitet von der U11

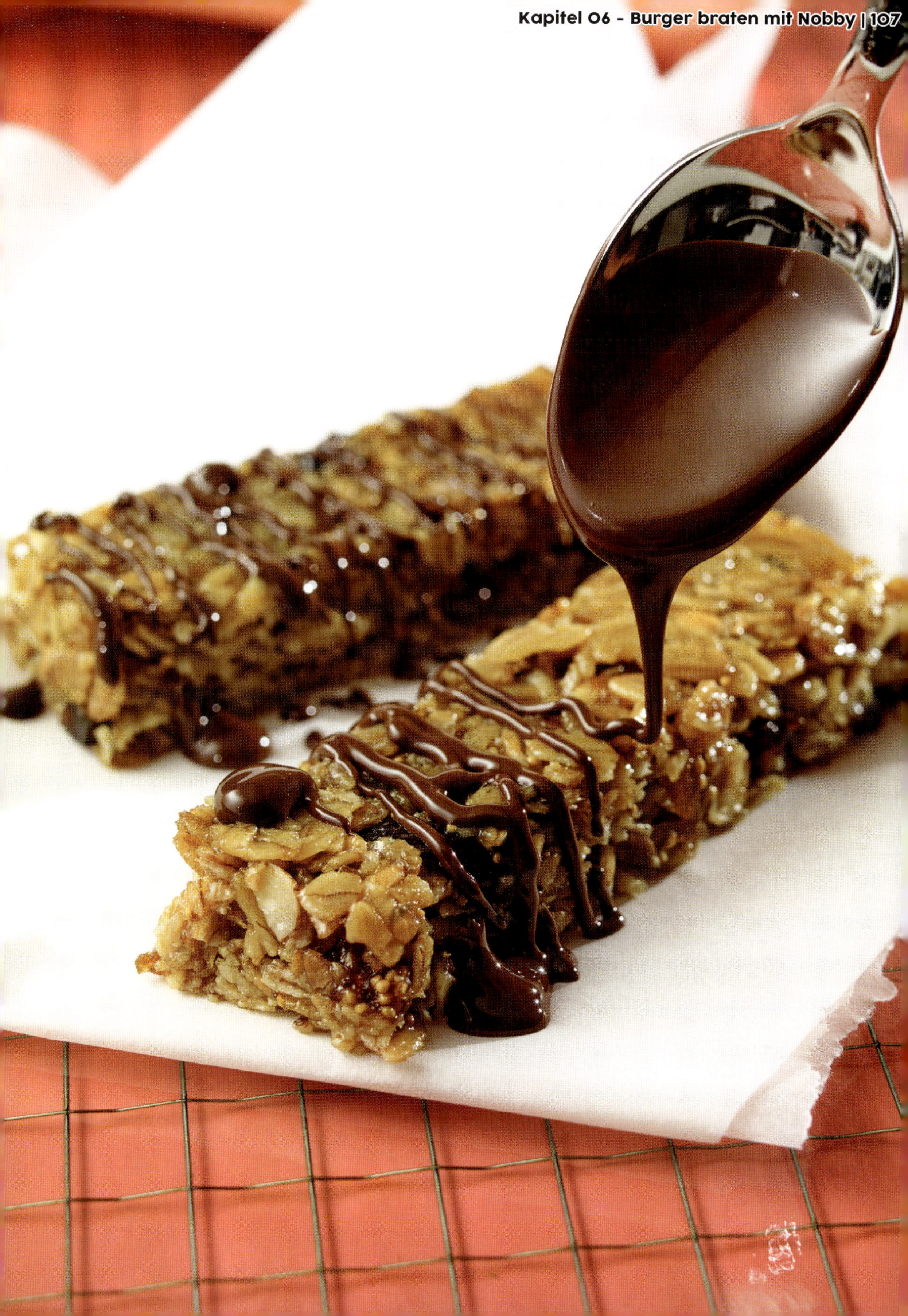

U11

ASIATISCHER FISCHDÖNER

Schnell gemacht und schnell gegessen - vor dem Training oder Spiel

4 PORTIONEN FÜR U11-SPIELER

300 G LACHSFILET
SALZ UND PFEFFER ZUM ABSCHMECKEN
1 EL OLIVENÖL
3 EL LIMETTENSAFT
25 G MUNGOBOHNENKEIMLINGE
1 MINIRÖMERSALAT
5 STIELE KORIANDER
1 MÖHRE
2 EL GERÖSTETE ERDNÜSSE
4 SEHR DÜNNE PITABROTE
ODER 4 DÜNNE SCHEIBEN WEISSBROT
150 G NATURJOGHURT (10 % FETT)
2 EL SÜSSSCHARFE ASIASAUCE

Entwickelt und zubereitet von der U11

1 Portion (ca. 210 g): 330 kcal, 19 g Kohlenhydrate (22 E%), 21 g Eiweiß (26 E%), 19 g Fett (52 E%)

Lachs waschen und trocken tupfen. Mit Salz und Pfeffer würzen. Öl in einer beschichteten Pfanne erhitzen. Lachs darin bei mittlerer Hitze von jeder Seite circa 4 Minuten anbraten. Mit etwas Limettensaft beträufeln und beiseitestellen. Keimlinge waschen, gut abtropfen lassen.
Salat putzen, waschen, trocken schütteln und in Streifen schneiden. Koriander waschen, trocken schütteln, Blättchen abzupfen. Möhre schälen und grob raspeln. Die Erdnüsse hacken. Alles mit dem restlichen Limettensaft mischen. Lachs grob zerzupfen und darunterheben.
Brote im Toaster rösten. Inzwischen Joghurt und Asiasauce verrühren und mit Salz abschmecken. Brottaschen mit der Lachsmischung füllen und mit etwas Joghurtdip anrichten. Den restlichen Dip dazu reichen.

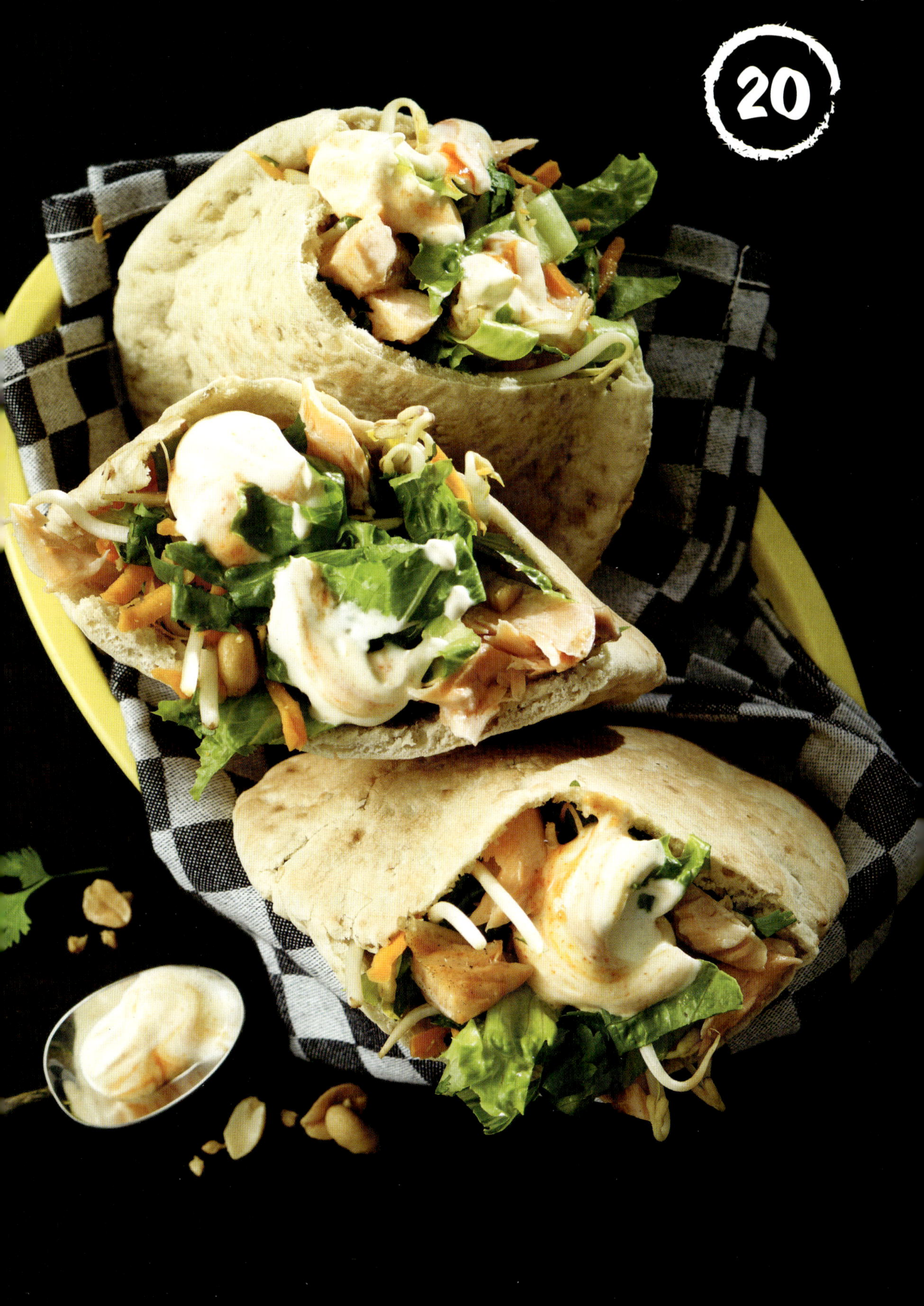
20

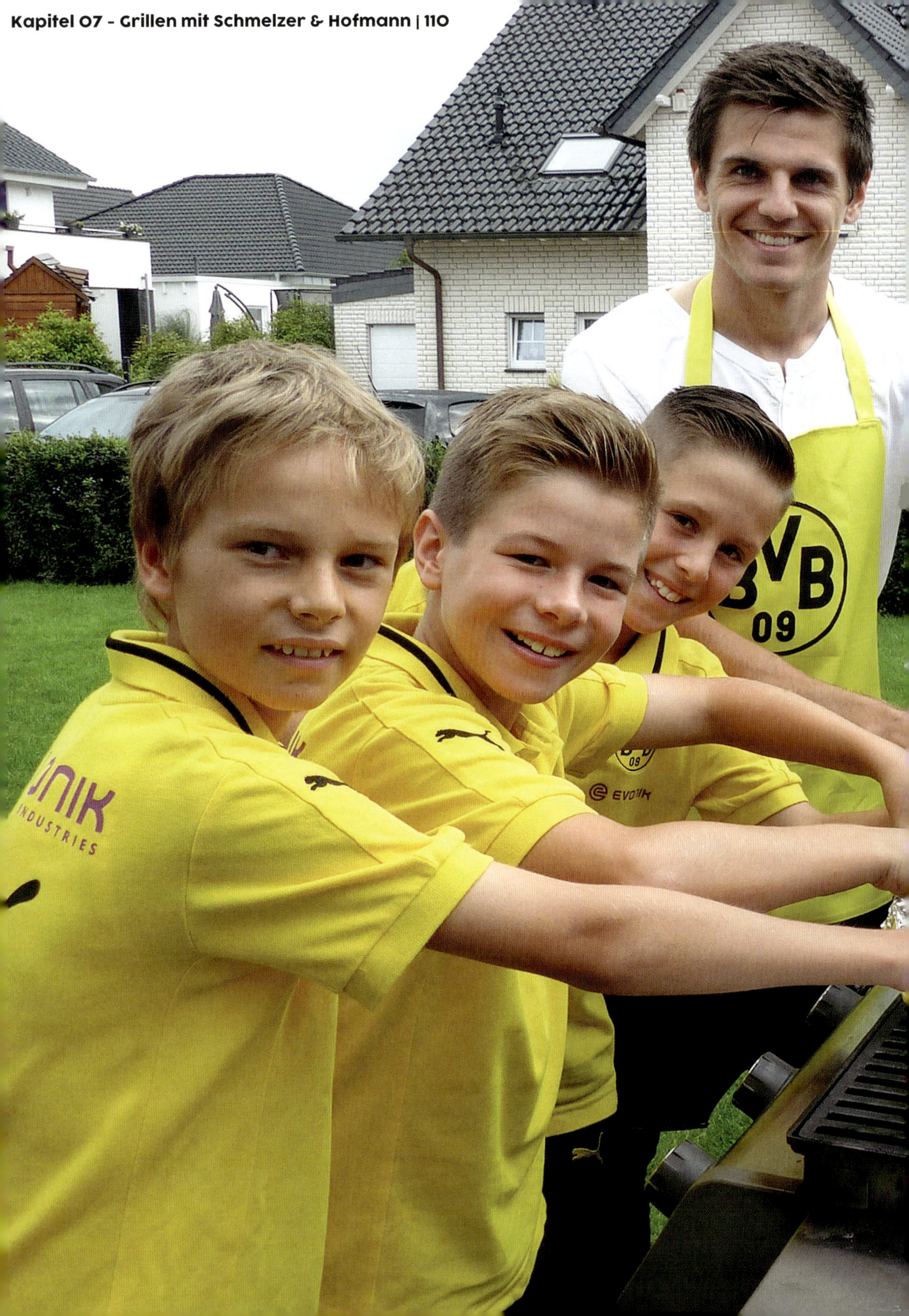

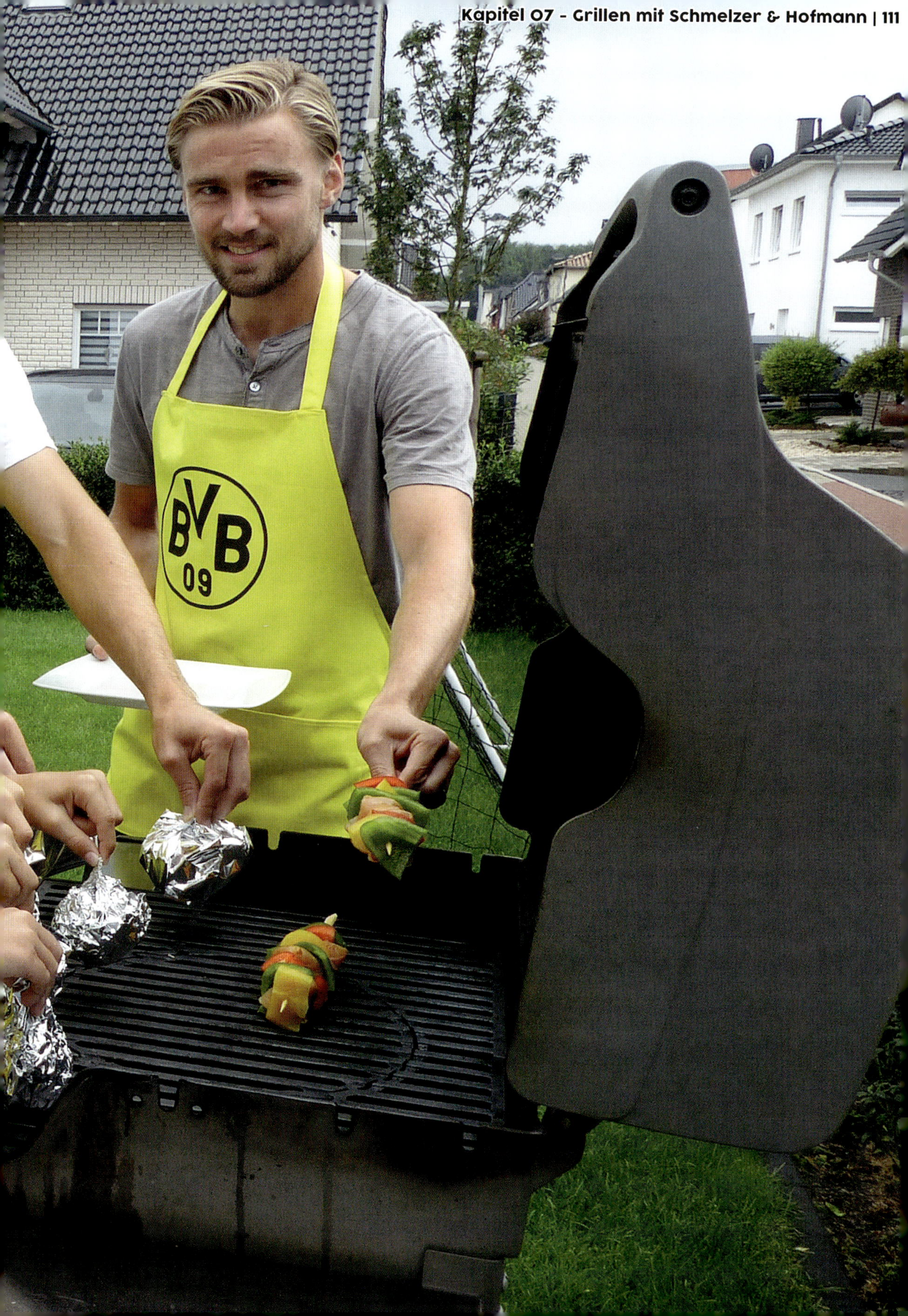
BVB
09

EIN HEISSES DATE MIT SCHMELLE & HOFFI

BORUSSIAS FLÜGELZANGE BRILLIERT AUCH MIT DER GRILLZANGE. MAN MUSS JA NICHT IMMER GLEICH DEN GEGNER RÖSTEN – MANCHMAL TUT'S AUCH EIN HÜHNERBRUSTFILET.

Fußballwetter is' anders.

Vorgestern – da war's noch tropisch. So, als läge Dortmund nahe am Äquator und nicht auf dem 51. Breitengrad. Vorgestern – da spielte der BVB in der Bundesliga gegen Hertha BSC. Stadionsprecher Norbert Dickel ermittelte unten auf dem Rasen des Signal Iduna Parks brütend heiße 43 °C. Schiedsrichter Guido Winkmann verordnete den Spielern bei Halbzeit jeder Halbzeit eine Trinkpause – und die Sanitäter des DRK mussten bei mehr als 100 Zuschauern, die über Kreislaufprobleme klagten, Erste Hilfe leisten.

Grillwetter is' anders.

Und heute: 16,2 °C im Schatten. Wie warm es in der Sonne wäre, wissen wir nicht. Es gibt keine Sonne. Aus dem hell- bis tiefdunkelgrauen Himmel schauert es immer wieder kräftig. Eher Frühherbst als Spätsommer. Eher Fußball- als Grillwetter. Doch Noel Werner, Mats Brune und Jaden Korzynietz haben ein Date. Ein heißes Date. Das BVB-Nachwuchstrio, Jahrgang 2005, ist mit Marcel Schmelzer und Jonas Hofmann verabredet. Zum Grillen. Außerdem eingeladen sind: ein paar rosafarbene Hähnchenbrustfilets von vormals frei laufenden und mutmaßlich glücklichen Bio-Hühnern.

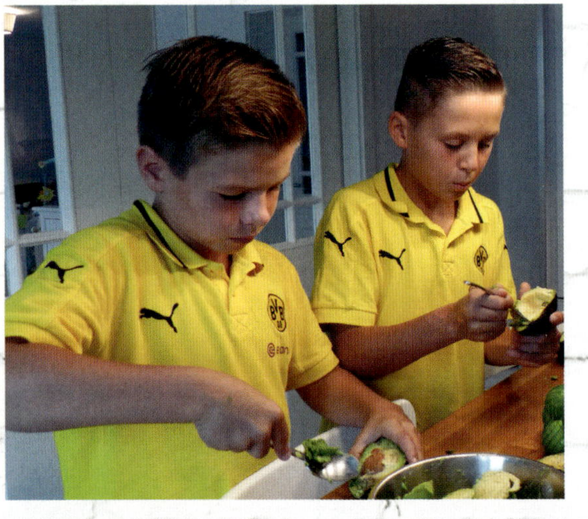

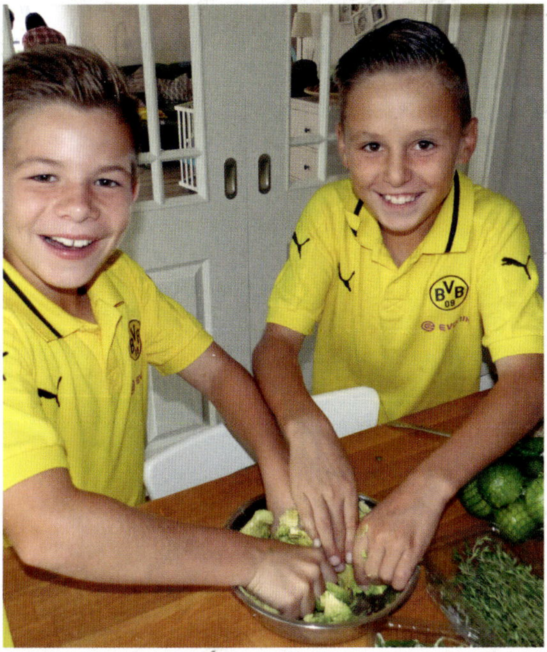

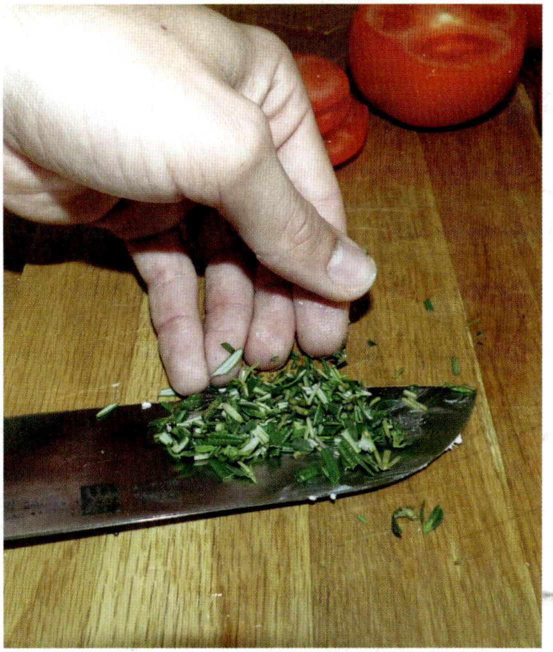

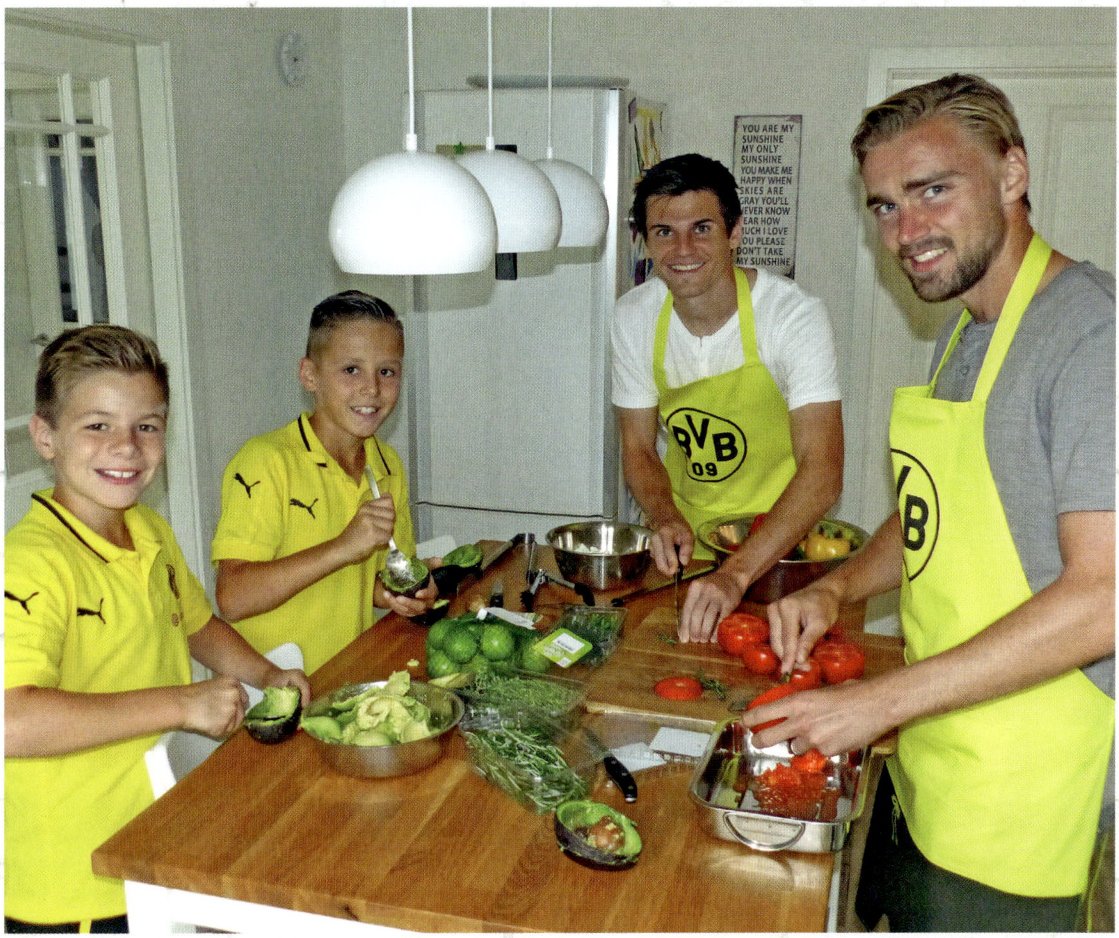
YOU ARE MY
SUNSHINE
MY ONLY
SUNSHINE
YOU MAKE ME
HAPPY WHEN
SKIES ARE
GRAY YOU'LL
EVER KNOW
EAR HOW
UCH I LOVE
OU PLEASE
DON'T TAKE
MY SUNSHINE

Wir sind in Waltrop. Im Garten von BVB-Mediendirektor Sascha Fligge. Es ist 14.45 Uhr, als „Hoffi“ und „Schmelle“ pünktlich um die Ecke biegen – und der Himmel erneut seine Schleusen sperrangelweit öffnet. Es schüttet wie aus Eimern. Der Einsatz von Borussias Flügelzange an der Grillzange steht auf der Kippe. Gut, dass wir erst noch in die Küche müssen. Vorbereiten!

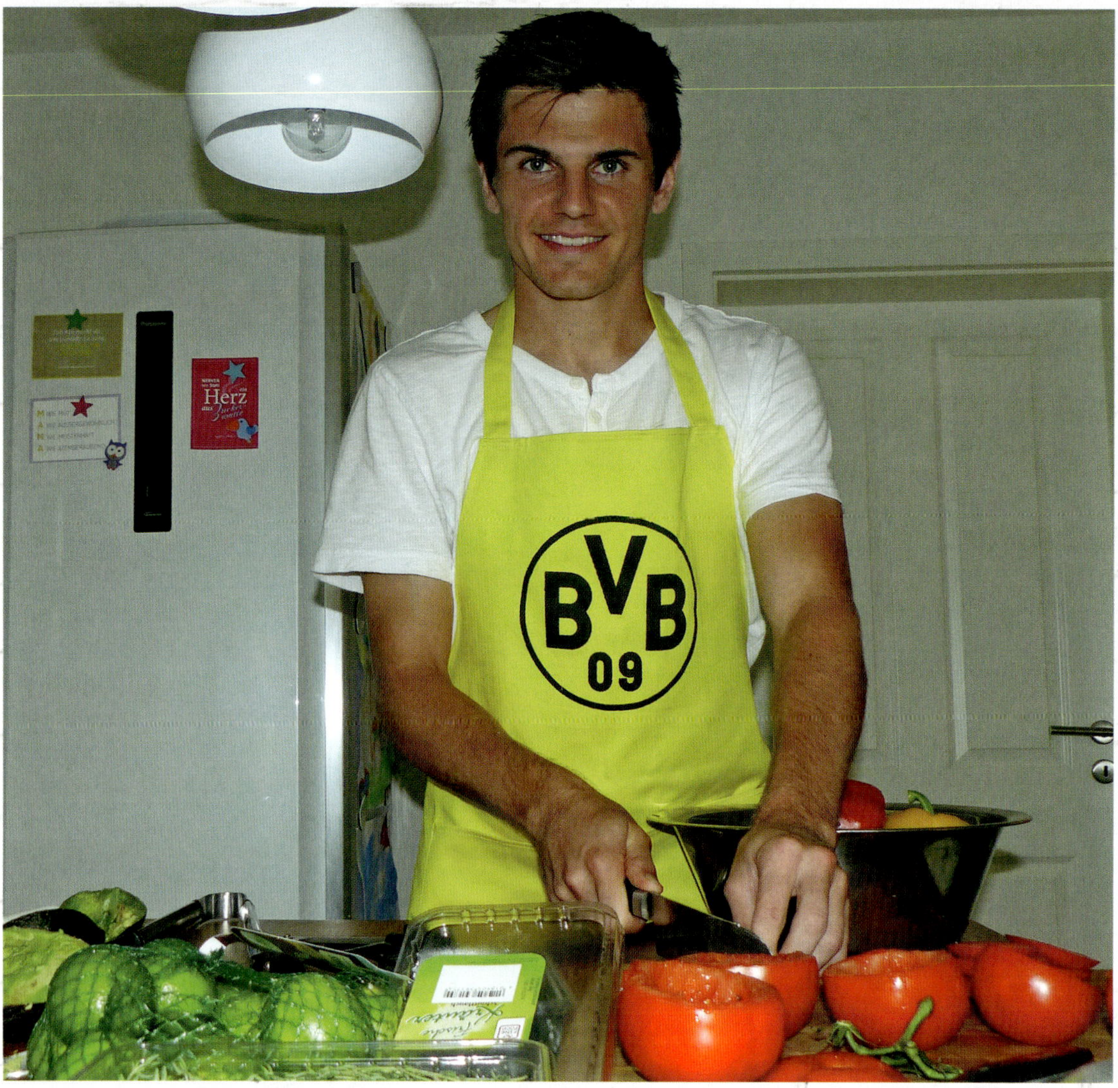

Jonas Hofmann hackt allerlei Kräuter und schneidet Schnittlauch, als hätte er nie etwas anderes gemacht. Dass er im Sommer, wenn die Zeit es erlaubt, gerne mal den Grill anwirft, erzählt er, während er das Wiegemesser gleichmäßig durch Thymian und Rosmarin wiegt. Hofmann schwört dabei auf Holzkohle, „weil alle sagen, dass das besser schmeckt. Echter. Eben mehr nach Gegrilltem“. BVB-Mediendirektor Sascha Fligge hingegen schwört auf seinen Gasgrill. Weil das mit der Holzkohle und dem „besser Schmecken“ ein Mythos ist und so ein Gasgrill doch eigentlich nur Vorteile hat. Schon sind wir mittendrin in der männlichsten aller Grundsatzdiskussionen. Ein Gespräch unter Jägern und Sammlern.

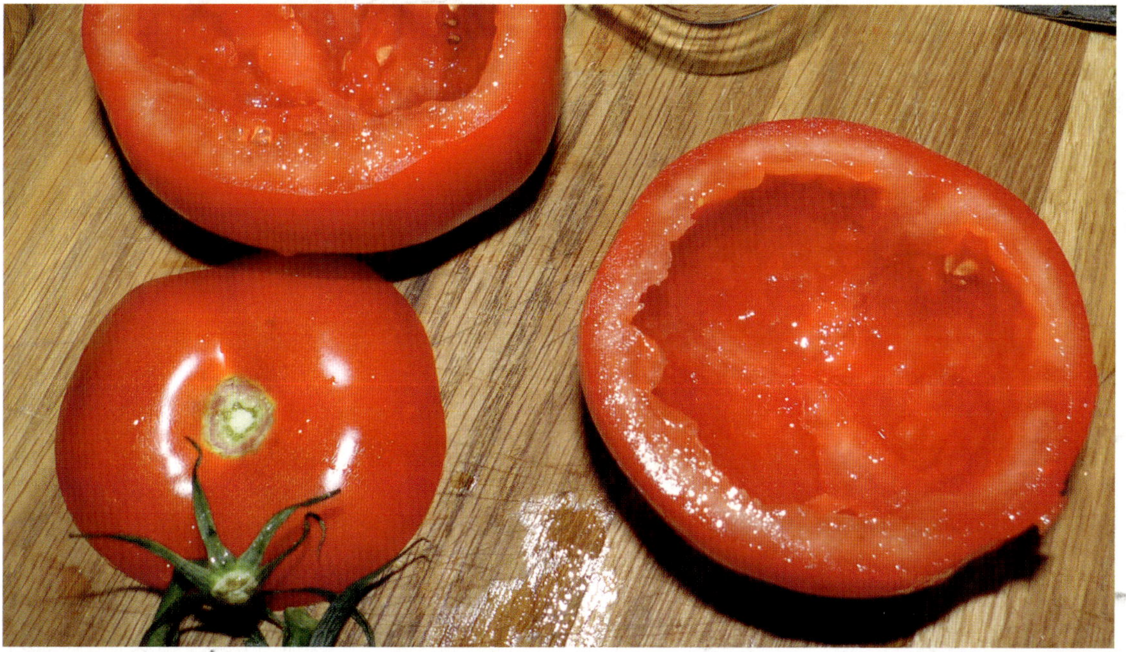

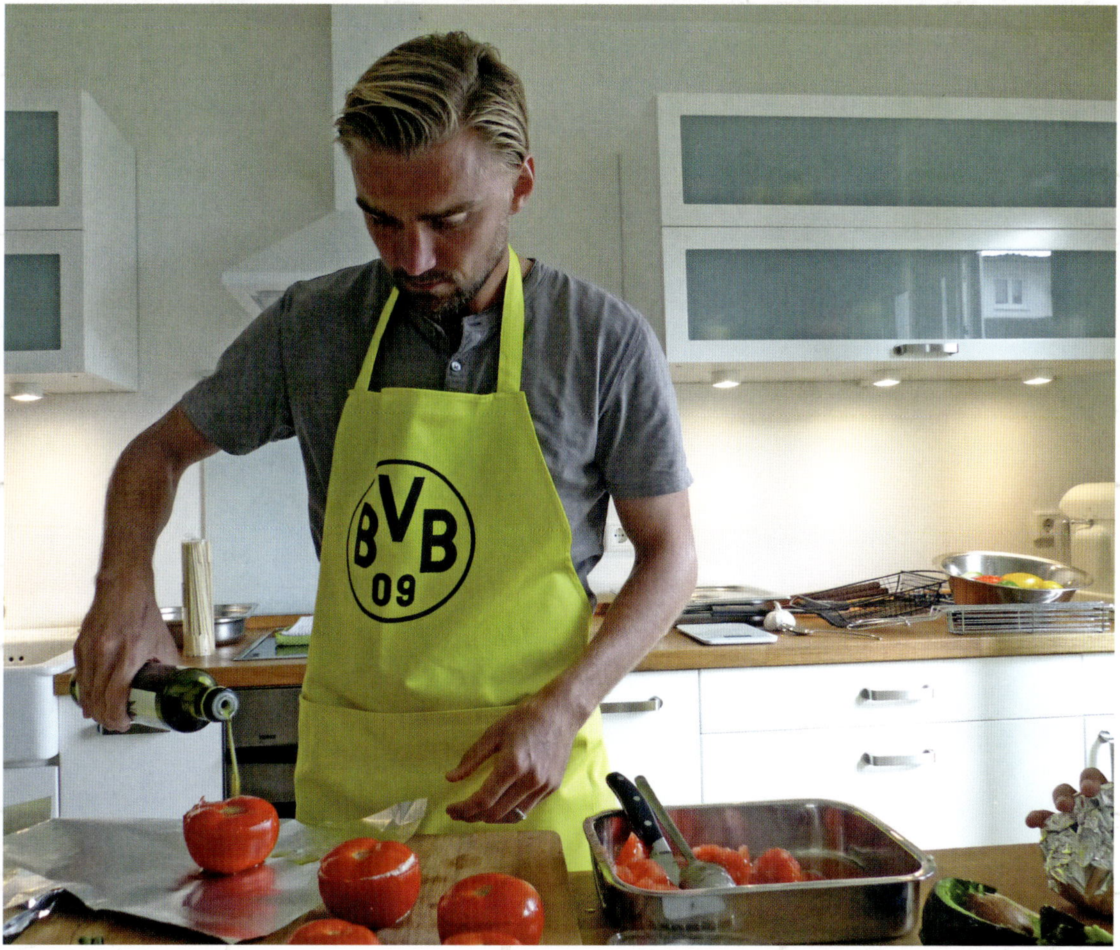
BVB
09

Marcel Schmelzer höhlt derweil mit Messer, Löffel und Engelsgeduld saftige Fleischtomaten aus – und gerät ebenfalls ins Plaudern. Dass er unlängst gemeinsam mit den Teamkollegen Roman Weidenfeller, Sven Bender und Oliver Kirch einen Kochworkshop besucht hat, verrät er. Das schwarzgelbe Quartett bereitete Lachstatar und gebratenen Lachs mit Gurkensalat zu; als Hauptgang dann Wiener Schnitzel mit selbst gemachtem Kartoffelsalat und als Dessert ein Himbeer- und Mangosorbet. Klingt lecker. Klingt professionell. Doch weit gefehlt. „Das war mein zweiter Einsatz am Herd", verrät „Schmelle". Wo er den ersten hatte? – Als Assistent bei „Nobby kocht", der Kochshow von Norbert Dickel.

Während Hofmann und Schmelzer erzählen, mantschen Noel und Mats Leonard herum. Erst zermantschen sie mit bloßen Händen die reifen und weichen Avocados zu einem Püree, quetschen einen Spitzer Limette hinein und vermengen alles mit fein gewürfeltem Knoblauch, Pfeffer und Salz zu einer köstlichen Guacamolacreme. Einen Händewaschvorgang später mantschen sie schon wieder. Diesmal Fetakäse mit Olivenöl zu einer Paste, die mit den von Jonas Hofmann gehackten Kräutern vermengt und in die von Marcel Schmelzer ausgehöhlten Tomaten gefüllt wird. Echtes Teamwork à la BVB! Dazu passt die Um- und Vorsicht, mit der die beiden Profis darauf achten, dass sich die Nachwuchskicker nicht an den scharfen Messern verletzen.

ECHTES TEAMWORK À LA BVB! LECKER!

Derweil baden einige der Hähnchenbrustfilets bereits in einer würzigen Marinade aus reichlich Olivenöl und einigen Esslöffeln rotem Paprikapulver. Andere wurden gewürfelt und im bunten Wechsel mit roter, gelber und grüner Paprika auf hölzerne Stäbchen aufgespießt.

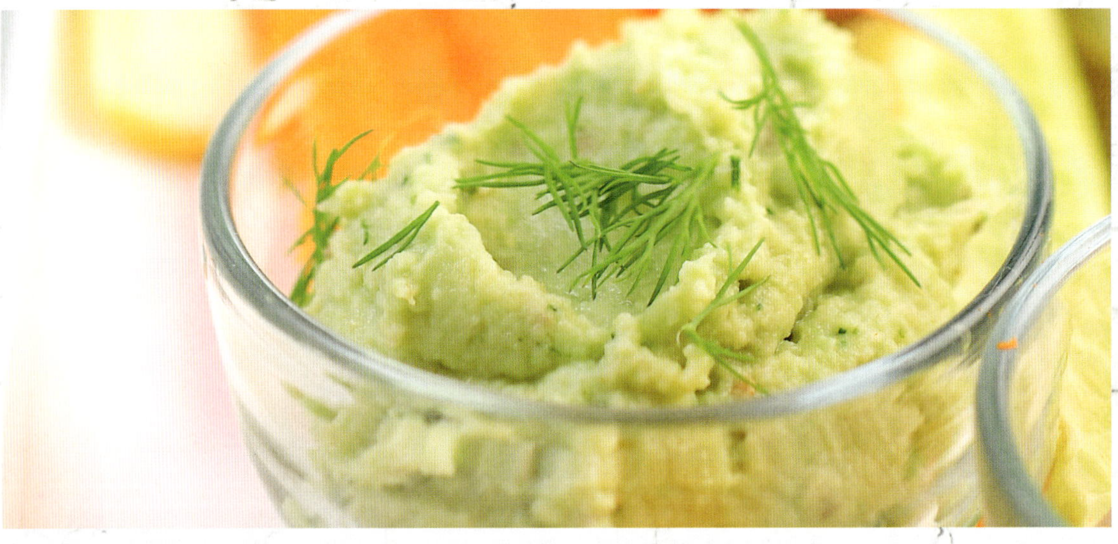

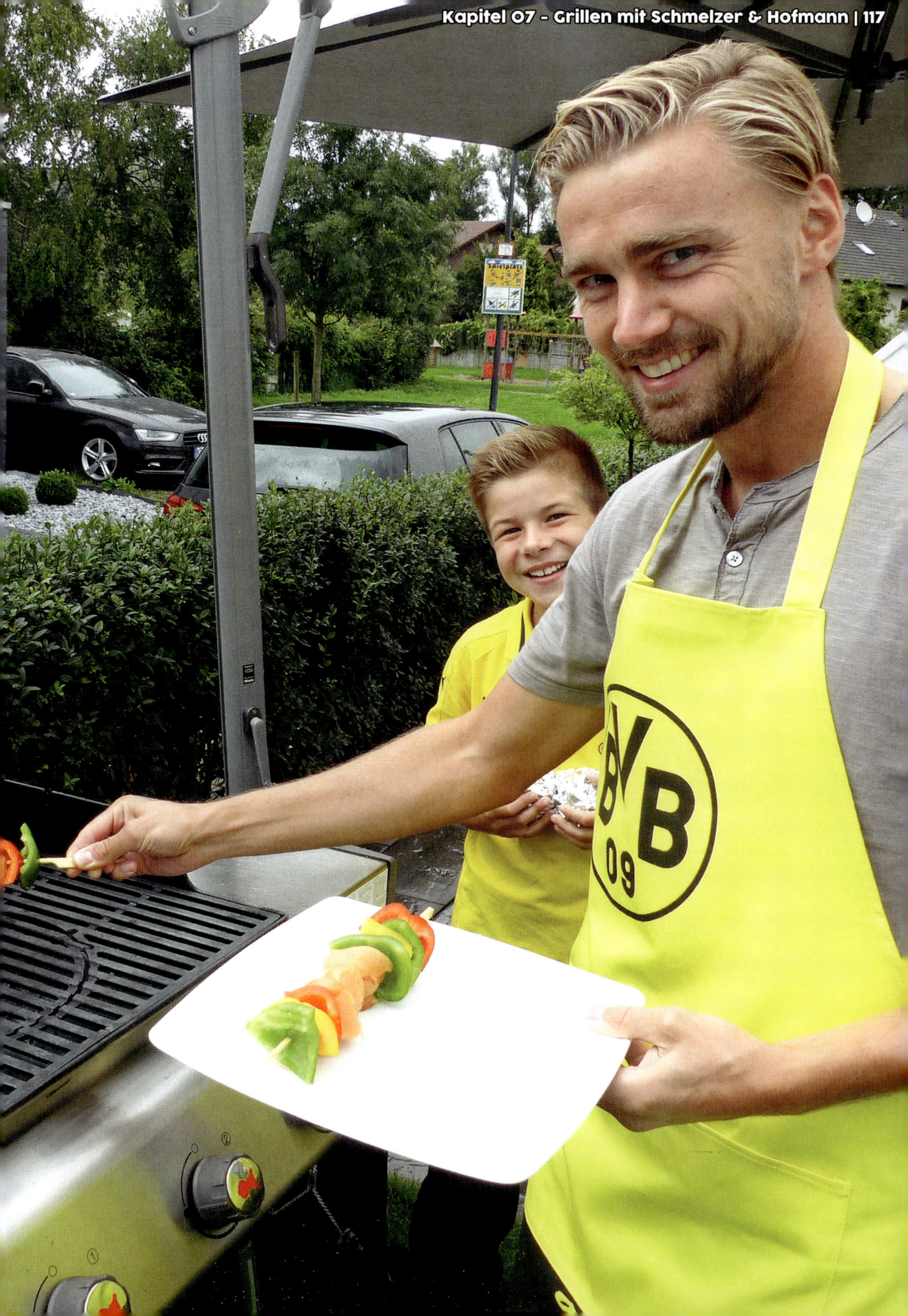
BVB
09

FERTIG!

MEHR VORBEREITUNG GEHT NICHT.
EIN ANGSTVOLLER BLICK AUS DEM FENSTER.

Doch es hat tatsächlich aufgehört zu regnen. Die Sonne schaut sogar kurz zwischen den Wolken hervor. Das Thermometer am Grill zeigt muckelige 200 °C.

DECKEL AUF!

Es zischt kurz, als „Hoffi" und „Schmelle" das Fleisch auf den Rost und die in Alufolie gebetteten Tomaten daneben legen.

DECKEL ZU! WARTEN.
DECKEL AUF!
FLEISCH WENDEN.
DECKEL ZU. WARTEN.

Weil Kinder nicht gerne warten, schon gar nicht, wenn es fußballspielende Kinder sind, auf dem Rasen ein Ball liegt und zwei Tore stehen, setzen sich Noel, Mats und Jaden kurzerhand zum Kicken ab. „Hoffi" und „Schmelle" schauen ihnen aufmerksam zu. Und würden wohl am liebsten mitspielen. Wenn, ja wenn nicht gleich schon wieder Training wäre. Die Zeit reicht noch für eine Kostprobe der jetzt nicht mehr rosafarbenen, sondern goldbraun gerösteten Hähnchenbrustfilets. Schmeckt! Und ist gesund. Und wertvoll. Gesundes Eiweiß aus gutem Fleisch. Gesunde Fette ohne Ende aus der Avocado. Jede Menge Vitamine, praktisch keine Kohlenhydrate. Perfekt für die Muskelregeneration.
Und die Erkenntnis: Man muss ja nicht immer den Gegner grillen. Manchmal tut's auch ein vormals glückliches Bio-Huhn.

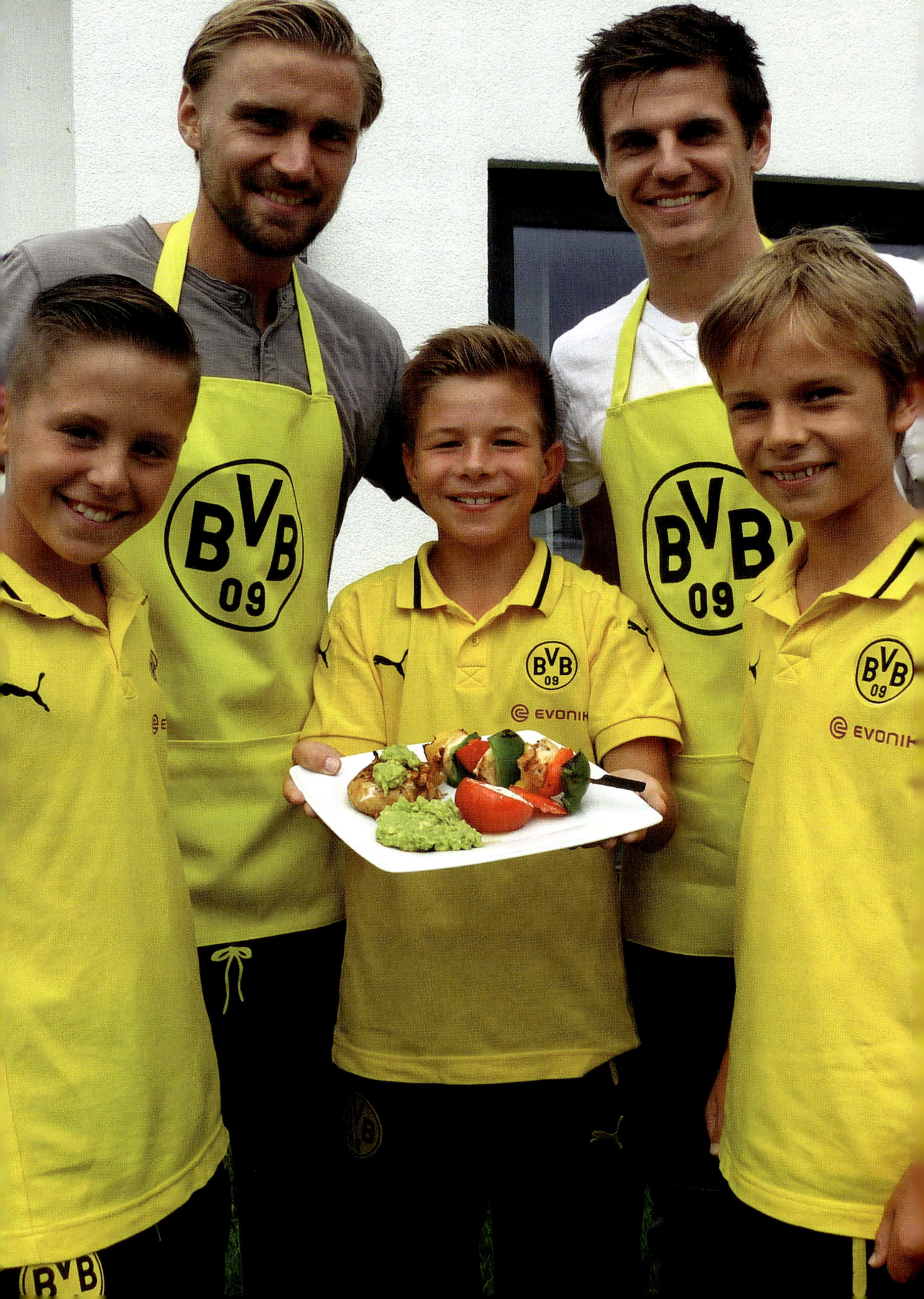
BVB
09
BVB
09
EVONIK
EVONIK

09 DINGE, AUF DIE SIE ...
... beim Fleisch achten sollten

01

Die Farbe gibt Auskunft über den Frischegrad des Fleisches und hängt von der Fleischart ab:
frisches Rindfleisch: dunkelrot
frisches Lammfleisch: hellrot mit einer leichten Fettmarmorierung
frisches Schweinefleisch: leicht rosa mit einem leichten Glanz
frisches Geflügel: ganz leichtes Rosa; wurden die Tiere mit Mais gefüttert, kann das Fleisch auch leicht gelblich sein.

02

Die Oberfläche von frischem Fleisch darf niemals schmierig sein und keine erkennbaren Druckstellen zeigen.

03

Beim Anschneiden von frischem Fleisch darf aus der Anschnittkante kein Saft austreten. Fleisch, das im eigenen Saft liegt, hat kein gutes „Safthaltevermögen" und somit eine minderwertige Qualität. Das gilt unabhängig davon, ob es abgepackt ist oder in der Fleischtheke liegt.

04

Der Geruch von frischem Fleisch ist eher mild bis neutral. Riecht das Fleisch angenehm, kann es auch durchaus über das Mindesthaltbarkeitsdatum hinaus verzehrt werden.

05

Fleisch ohne Nitrit und Nitrat findet man mittlerweile nur beim Metzger oder an der Frischetheke, das Fleisch ist weniger rot – schmeckt aber umso besser.

06

Bevorzugen Sie Fleisch ohne Marinaden, denn die enthalten häufig Geschmacksverstärker. Solche Glutamate (Zitronensäure, Farbstoffe, Zucker) überdecken auch den Geruch von verdorbenem Fleisch.

07

Kaufen Sie lieber regionales Fleisch. Dahinter stehen kurze Transportwege; das Fleisch ist frischer und schmeckt besser.

08

„Weidefleisch" (von frei laufenden Tieren) geht vor „Standfleisch" (Tiere, die überwiegend im Stall gehalten werden)! Entscheiden Sie sich lieber für den Metzger oder kaufen Sie am Marktstand/an der Frischetheke ein, als abgepacktes Fleisch beim Discounter zu kaufen.

09

Achten Sie beim Transport auf möglichst kühle Temperaturen (z.B. in einer Kühltasche) und auf eine gute Kühlung im Kühlschrank. Schweinefleisch kann bis zu 6 Monate eingefroren werden, Rind sogar bis zu 18 Monate. Aber: Je länger Fleisch eingefroren ist, desto eher verliert es an Geschmack.

GRILLEN - Im Urlaub, während der Regeneration und Verletzungspausen sowie an trainingsfreien Tagen

U17

HÄHNCHENBRUSTFILETS

Eiweißspender und Futter für die Muskeln

21

4 PORTIONEN FÜR U17-SPIELER

4 HÄHNCHENBRUSTFILETS
(À CA. 150 G)
2 EL ROTES PAPRIKAPULVER
10 EL OLIVENÖL
1 TL SALZ
1 GROSSER GEFRIERBEUTEL

Die Hähnchenbrustfilets waschen und trocken tupfen. Aus den restlichen Zutaten eine Marinade zubereiten, diese in einen Gefrierbeutel geben und die Hähnchenbrustfilets nacheinander darin marinieren. Gerne kann man die Hähnchenbrustfilets über Nacht im Kühlschrank in dem Gefrierbeutel lassen, dann zieht die Marinade richtig in das Fleisch ein und es schmeckt herrlich. Die marinierten Hähnchenbrustfilets auf den Grill legen und von jeder Seite ca. 8 Minuten grillen.

Hähnchenbrustfilet ist ein tolles Fleisch: Es enthält wenig Fett und viel wertvolles Eiweiß. Hier kann der Sportler also richtig zugreifen.

1 Portion (ca. 160 g): 265 kcal,
0 g Kohlenhydrate (0 E%),
35 g Eiweiß (54 E%), 14 g Fett (46 E%)

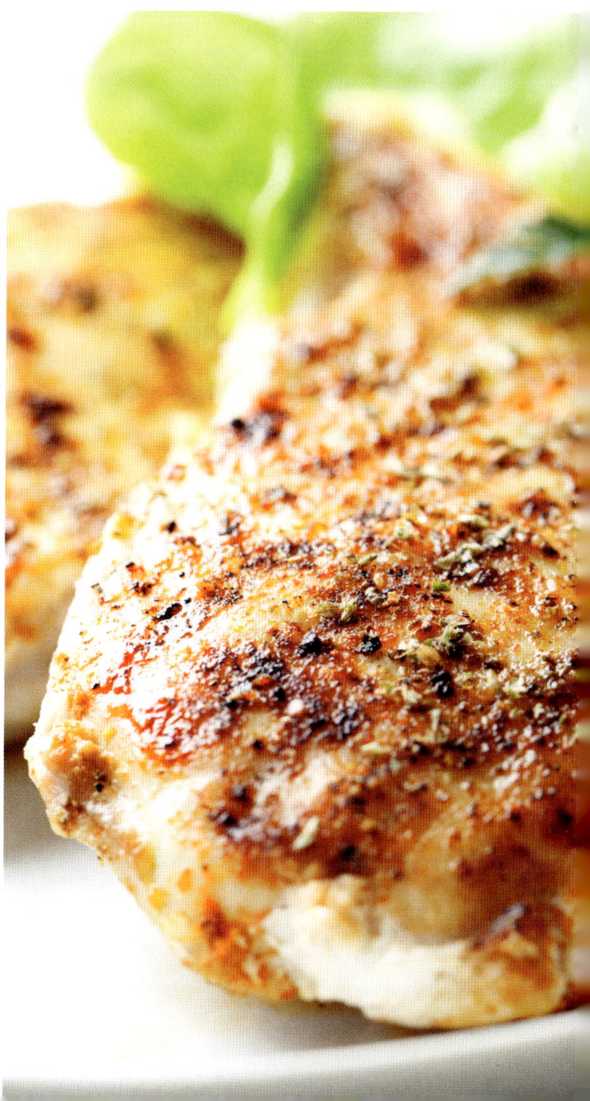

DIPS ZUM FLEISCH - lecker und schnell gemacht

JOGHURT-MINZE-DIP

22

FÜR CA. 8 PORTIONEN

1/2 SALATGURKE
1 TL SALZ
20 BLÄTTER FRISCHE MINZE
300 G JOGHURT (3,5 % FETT)
1 EL ZITRONEN- ODER LIMETTENSAFT

Die Gurke waschen, schälen, raspeln und salzen. Etwa 15 Minuten ziehen lassen und danach die Gurkenraspel gut auspressen. Die Minze waschen, trocken tupfen, die Blätter abzupfen und fein hacken. Alle Zutaten miteinander vermischen.

1 Portion (ca. 65 g): 30 kcal, 2 g Kohlenhydrate (30 E%), 2 g Eiweiß (23 E%), 1,5 g Fett (47 E%)

GUACAMOLE - EIN TOLLER DIP ZUM FLEISCH

23

FÜR CA. 4 PORTIONEN

2 REIFE AVOCADOS
3 EL LIMETTEN- ODER ZITRONENSAFT
1/2 TL SALZ
1 KNOBLAUCHZEHE
1 TOMATE

Die Avocados halbieren, vom Kern befreien und schälen. Das Fruchtfleisch mit dem Limettensaft und dem Salz in eine Schüssel geben. Den Knoblauch abziehen, grob würfeln, hinzufügen und alles pürieren.
Die Tomate mit kochendem Wasser überbrühen, die Schale abziehen und in Würfel schneiden. Mit dem Avocadopüree vermischen.

1 Portion (ca. 140 g): 155 kcal, 6 g Kohlenhydrate (14 E%), 2 g Eiweiß (5 E%), 14 g Fett (81 E%)

ZAZIKI

24

FÜR CA. 8 PORTIONEN

1/2 SALATGURKE
1 KNOBLAUCHZEHE
400 G GRIECHISCHER JOGHURT (10% FETT)
1 TL SALZ
1 TL WEISSER PFEFFER
1 BUND GLATTE PETERSILIE

Die Gurke schälen, halbieren und die Kerne mit einem Löffel herauskratzen. Die Gurke grob reiben. Den Knoblauch abziehen und pressen. Den Joghurt, den Knoblauch, Salz und Pfeffer zur Salatgurke hinzufügen und gut verrühren. Die Petersilie waschen, trocken tupfen, in feine Streifen schneiden und unterheben.

1 Portion (ca. 80 g): 65 kcal, 3 g Kohlenhydrate (17 E%), 2 g Eiweiß (12 E%), 5 g Fett (71 E%)

U11 BIS U12

MEDITERRANES GRILLGEMÜSE

25

4 PORTIONEN FÜR U11- BIS U12-SPIELER

200 G KLEINE CHAMPIGNONS
1 ROTE UND GELBE PAPRIKASCHOTE
1 ZUCCHINI
1 AUBERGINE
1 HANDVOLL SCHWARZE OLIVEN

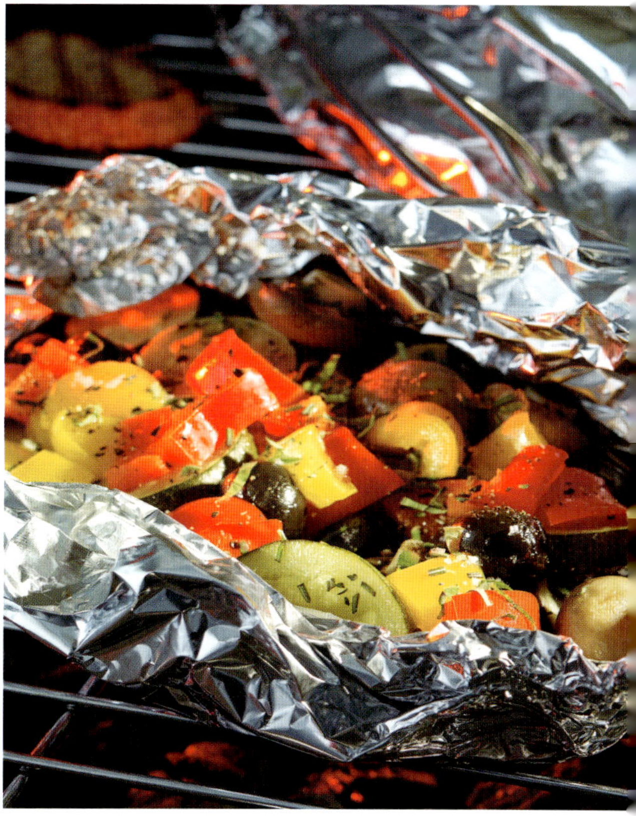

FÜR DIE MARINADE
1 EL FRISCH GEHACKTER ROSMARIN
1 EL FRISCH GEHACKTER THYMIAN
1 EL FRISCH GEHACKTER OREGANO
1 EL FRISCH GEHACKTES BASILIKUM
2 EL BALSAMICOESSIG
2 EL OLIVENÖL
ALUFOLIE
ETWAS ÖL ZUM EINPINSELN DER ALUFOLIE
ETWAS BALSAMICOESSIG ZUM BETRÄUFELN DES GRILLGEMÜSES
SALZ UND PFEFFER ZUM ABSCHMECKEN

Die Pilze putzen. Das Gemüse waschen und abtrocknen. Die Paprikaschoten von den Kernen befreien und in 1 cm dicke Stücke schneiden. Die Zucchini ebenfalls in 1 cm dicke Scheiben schneiden. Die Aubergine vom Strunk befreien, halbieren und auch in 1 cm dicke Stücke schneiden.
Für die Marinade die Kräuter mit Essig und Öl vermischen und mit Salz und Pfeffer abschmecken. Das Gemüse, die Champignons und die Oliven mit der Marinade vermischen und eine Zeitlang stehen lassen, damit sich das Kräuteraroma ausbreiten kann. Das Gemüse abtropfen lassen und in 4 Portionen teilen. Die Alufolie mit etwas Öl einpinseln, das Gemüse in die Alufolie einwickeln, fest verschließen und über direkter mittlerer Hitze 15–20 Minuten grillen. Kurz vor dem Servieren mit etwas Balsamicoessig beträufeln und mit Salz und Pfeffer würzen.

1 Portion (ca. 280 g): 120 kcal, 10 g Kohlenhydrate (33 E%), 6 g Eiweiß (19 E%), 6 g Fett (48 E%)

BEILAGEN - weg mit dem langweiligen Brot, her mit dem leckeren Gemüse

U10

ROTE-BETE-APFEL-SALAT

26

FÜR 4 PORTIONEN FÜR U10-SPIELER

1 GROSSER APFEL
125 G MOZZARELLA
3 KNOLLEN GEKOCHTE ROTE BETE

FÜR DRESSING

2 EL BALSAMICOESSIG
1 EL OLIVENÖL
1 EL HONIG
SALZ UND PFEFFER ZUM ABSCHMECKEN

Apfel schälen, vierteln und entkernen. Den Mozzarella abtropfen lassen. Die Rote Bete, den Apfel und den Käse in Würfel schneiden und miteinander vermischen. Essig mit Öl und Honig verrühren. Den Salat mit Salz und Pfeffer würzen und mit dem Dressing beträufeln.

1 Portion (ca. 155 g): 170 kcal,
15 g Kohlenhydrate (36 E%),
6,6 g Eiweiß (16 E%), 9,2 g Fett (48 E%)

U10

BLATTSALAT IN JOGHURTDRESSING

27

4 PORTIONEN FÜR U10-SPIELER

1 KOPFSALAT ODER EISBERGSALAT
1 BUND FRISCHER SCHNITTLAUCH

FÜR DAS DRESSING

2 EL BALSAMICOESSIG
150 G JOGHURT (3,5 % FETT)
2 EL OLIVENÖL
SALZ UND PFEFFER ZUM ABSCHMECKEN

Salat waschen, gut abtropfen lassen und in mundgerechte Stücke zerteilen. Den Schnittlauch waschen, trocken tupfen und in feine Ringe schneiden. Den Essig, den Joghurt und das Öl gut verrühren. Den Schnittlauch und den Salat in das Dressing geben und alles miteinander vermischen. Nach Geschmack mit etwas Salz und Pfeffer würzen.

1 Portion (ca. 90 g): 80 kcal,
2 g Eiweiß (10 E%), 6,5 g Fett (74 E%),
3 g Kohlenhydrate (16 E%)

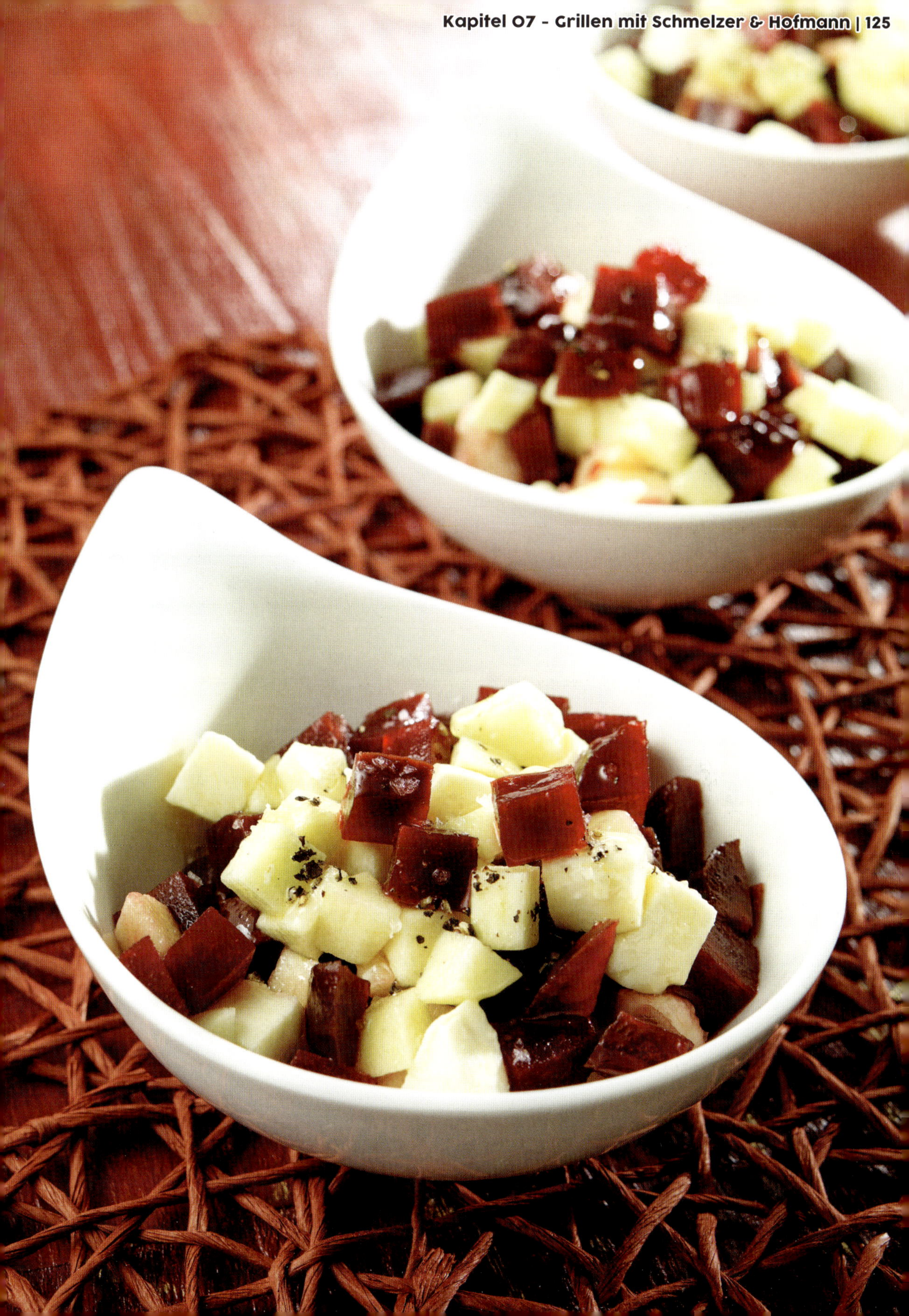

U10

GRILLTOMATE GEFÜLLT MIT FETACREME

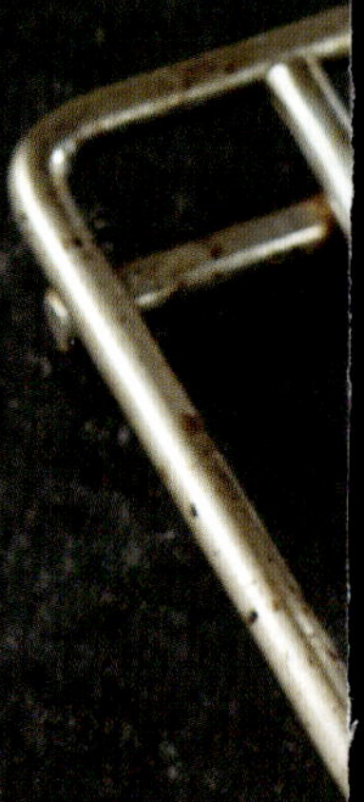

4 PORTIONEN FÜR U10-SPIELER

28

4 GROSSE FLEISCHTOMATEN

FÜR DIE FÜLLUNG

150 G FETAKÄSE
1 ZWEIG THYMIAN
1 ZWEIG ROSMARIN
3 EL OLIVENÖL
SALZ UND PFEFFER ZUM ABSCHMECKEN
ALUFOLIE

Die Tomaten waschen und den Strunk entfernen. Jeweils den Deckel abschneiden und das Innere mit einem Teelöffel aushöhlen. Den Fetakäse in feine Würfel schneiden. Thymian und Rosmarin waschen, trocken tupfen, die Blätter abzupfen und fein hacken. Den Feta, die Kräuter und 1 EL Öl zu einer Creme vermischen. Mit Salz und Pfeffer abschmecken. Den Grill vorheizen. Die Tomaten jeweils mit der Fetacreme füllen, den Deckel wieder daraufsetzen. Die Alufolie mit dem restlichen Öl einpinseln. Die Tomaten in die Alufolie wickeln, fest verschließen und über direkter starker Hitze für ca. 10 Minuten grillen.

1 Portion (ca. 150 g): 195 kcal,
4 g Kohlenhydrate (8 E%),
7 g Eiweiß (15 E%), 17 g Fett (77 E%)

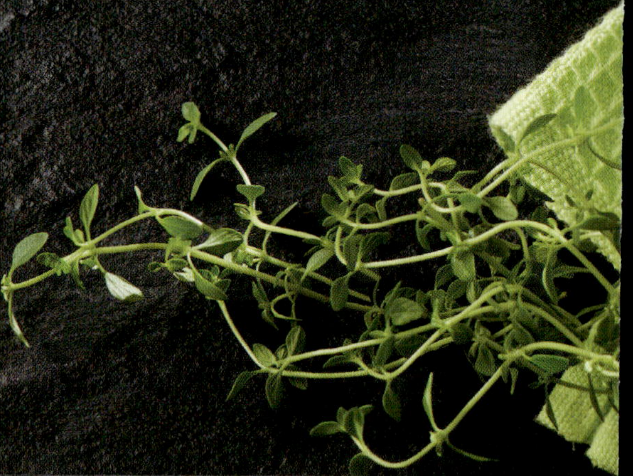

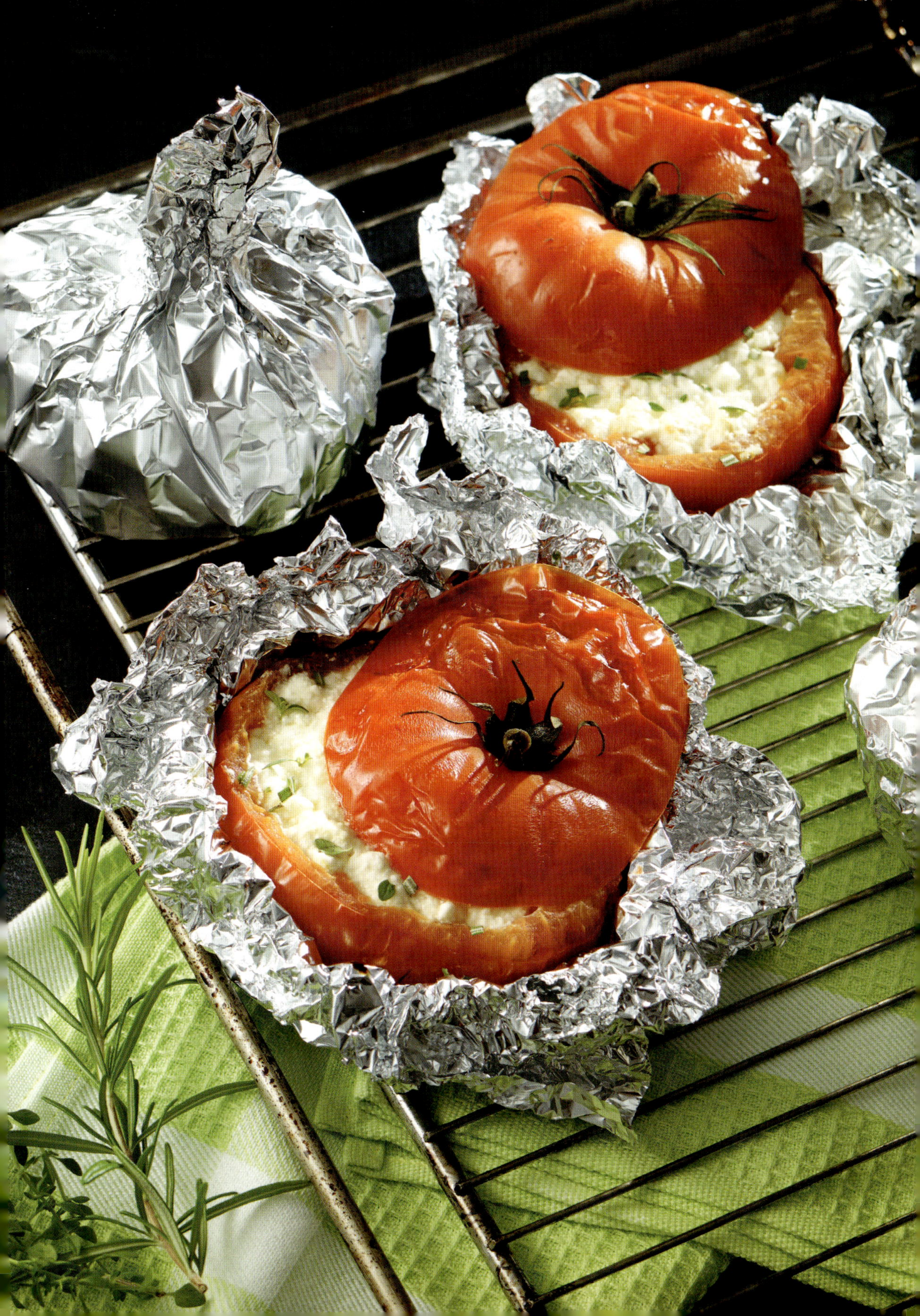

09 WEITVERBREITETE Lebensmittellügen

01 Eier sind ungesund! – Das Gegenteil ist der Fall. Insbesondere Sportler können bis zu drei Eier täglich essen. Eier enthalten wertvolles Eiweiß mit einer hohen biologischen Wertigkeit.

02 Vermehrte Eiweißzufuhr schädigt die Nieren! – Es gibt keinen wissenschaftlichen Beweis, der diese Behauptung stützt!

03 Salz macht blind und erhöht den Blutdruck, ist also schädlich! – Gerade für Sportler gilt: Wer viel schwitzt, verliert Salz. Wer Salz verliert, muss es dem Körper wieder zuführen – u. a. durch mineralstoffhaltiges Wasser.

04 Fett macht fett! – ALLES kann Übergewicht verursachen, wenn man zu viel davon isst. An erster Stelle der Dickmacher steht aber Zucker, denn der ruft das Masthormon Insulin herbei. Für Fett gilt eher: Es macht fit!

05 Sättigungsbeilagen wie Kartoffeln, Reis und Nudeln machen satt! – Im Gegenteil: Richtig satt machen Eiweiß und Fett.

06 Fleisch ist ungesund! – Falsch: Aus Fleisch kann der Körper am besten Körpereiweiß aufbauen, da alle wichtigen Aminosäuren darin enthalten sind.

07 Cholesterin ist schlecht! – Richtig ist: Ohne Cholesterin kann der Körper nicht überleben. Er braucht Cholesterin z. B. zur Bildung von Hormonen und Vitamin D. Wenn es zu Störungen des Cholesterinspiegels kommt, ist es wichtig, die Gründe zu ermitteln. Verursacher ist in den meisten Fällen die vermehrte Aufnahme von Zucker und industriellem Fruchtzucker.

08 Margarine ist gesund! – Hiiilfeee, nein! Margarine gehört auf den Sondermüll. Margarine ist pflanzliches Öl, das künstlich gehärtet wurde. Auf diese Weise entstehen gesundheitgefährdende Transfettsäuren. Zudem enthält Margarine eine endlose Zutatenliste, u. a. bestehend aus Zitronensäure und verschiedenen Emulgatoren. Und in Butter? Ist Butter drin, ein natürliches Produkt. Alles in Butter also!

09 Fußballer... feiert Pasta-Partys, denn Ihr braucht Kohlenhydrate in großen Mengen! – Gaaanz falsch! Zu üppiger Verzehr von Weißmehlprodukten zu Lasten von Eiweiß und gutem Fett kann das Verletzungsrisiko von Sportlern steigern und Regenerationsprozesse verlangsamen oder sogar verhindern. Merke: Nudel-Partys machen eher unfit!

BORUSSIA DORTMU

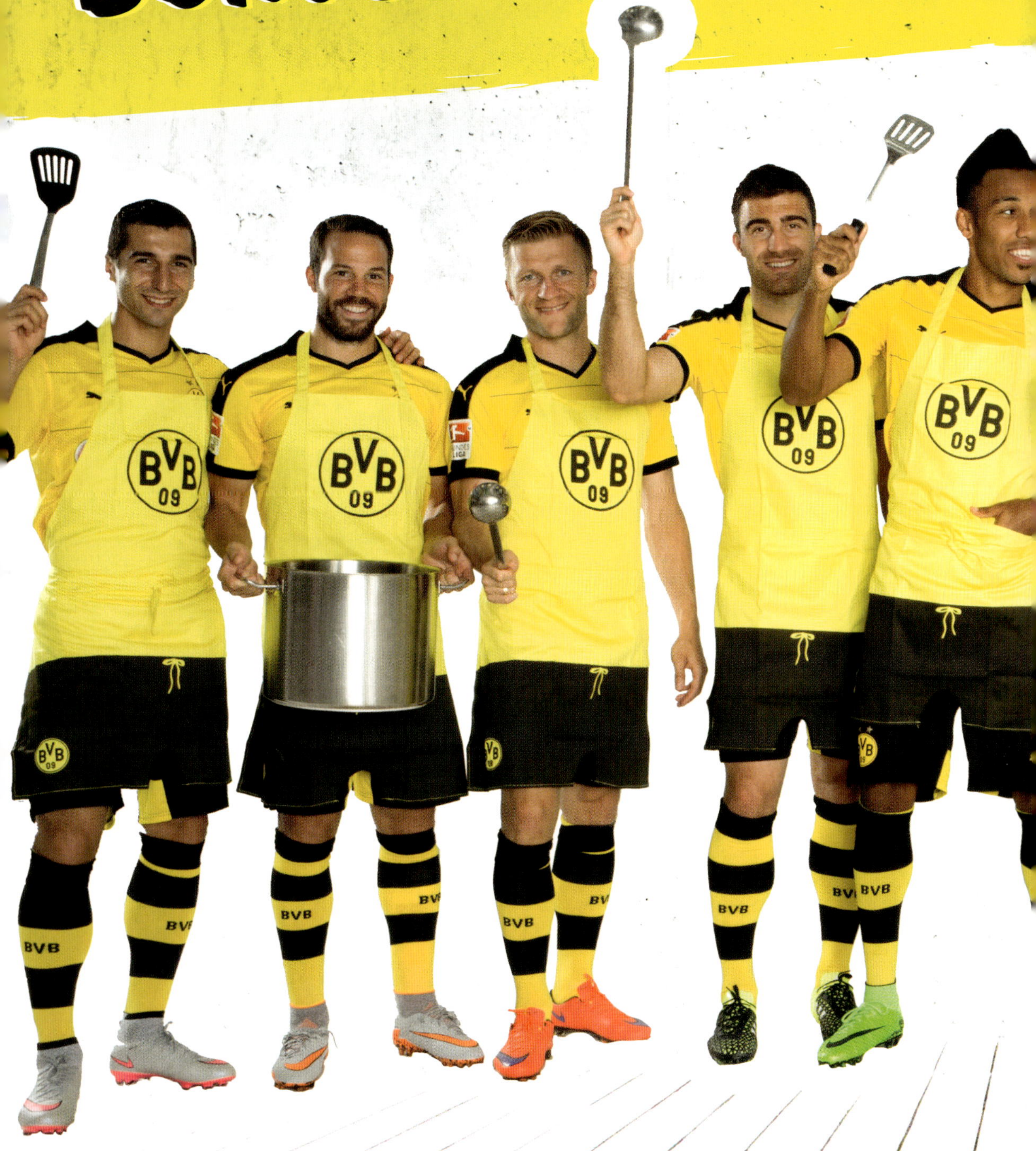

D INTERNATIONAL

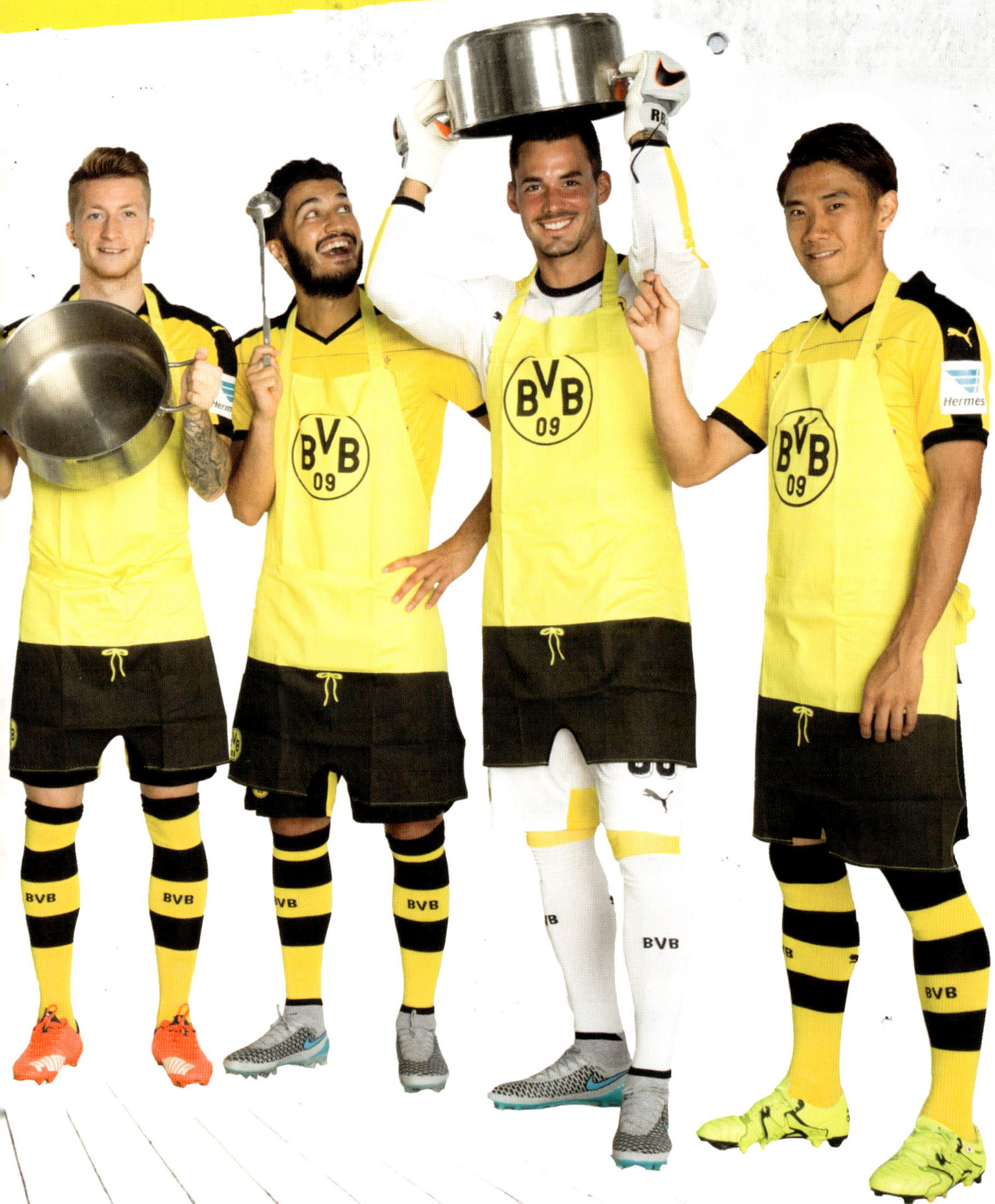

U12

GRIECHISCHER BAUERNSALAT

Trainingsfrei und Regeneration

4 PORTIONEN FÜR U12-SPIELER

1 KLEINER EISBERGSALAT
250 G COCKTAILTOMATEN
1/2 SALATGURKE
1 PAPRIKA
1 ROTE ZWIEBEL
150 G FETAKÄSE
50 G ENTSTEINTE SCHWARZE OLIVEN
5 EL OLIVENÖL
1/2 ZITRONE
SALZ, PFEFFER
KRÄUTER NACH BELIEBEN
(TYPISCH OREGANO, MAJORAN, DILL)

1 Portion (ca. 270 g): 270 kcal,
7 g Kohlenhydrate (10 E%), 8 g Eiweiß (12 E%),
23 g Fett (78 E%)

Eisbergsalat putzen, waschen, trocken schleudern und in Stücke zupfen. Tomaten waschen und vierteln. Salatgurke und die entkernte Paprika ebenfalls waschen und in Stücke schneiden. Zwiebel schälen und in Ringe schneiden. Alles in eine Schüssel geben. Feta würfeln und mit den Oliven auf dem Salat verteilen. Ein Dressing aus Olivenöl, dem Saft einer halben Zitrone, Salz, Pfeffer und Kräutern zubereiten und darüber geben.

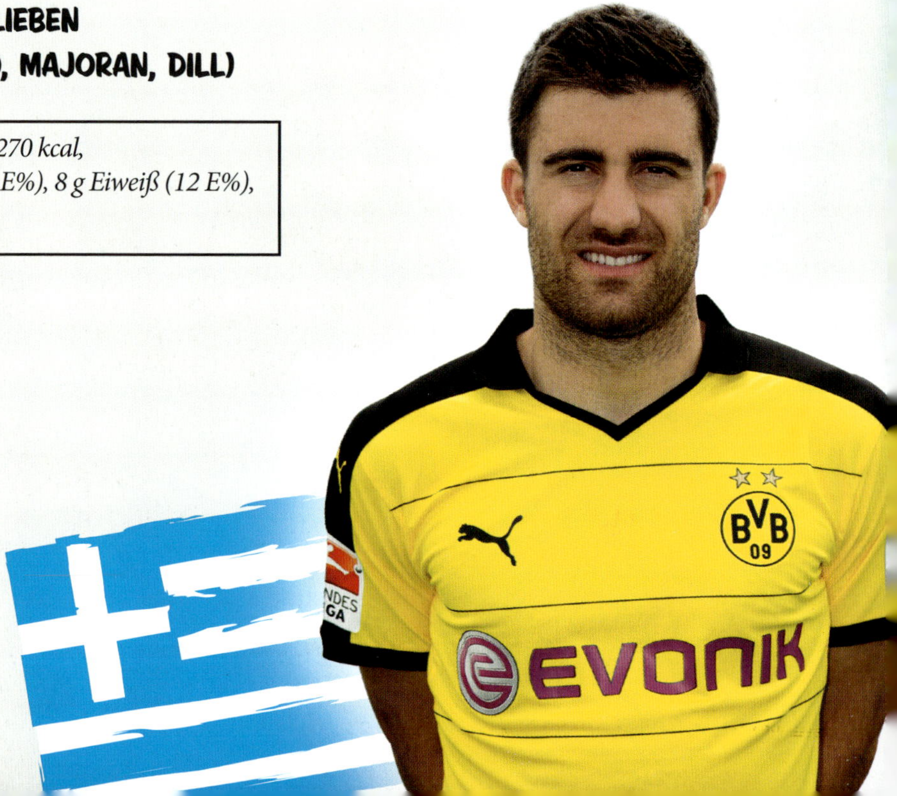

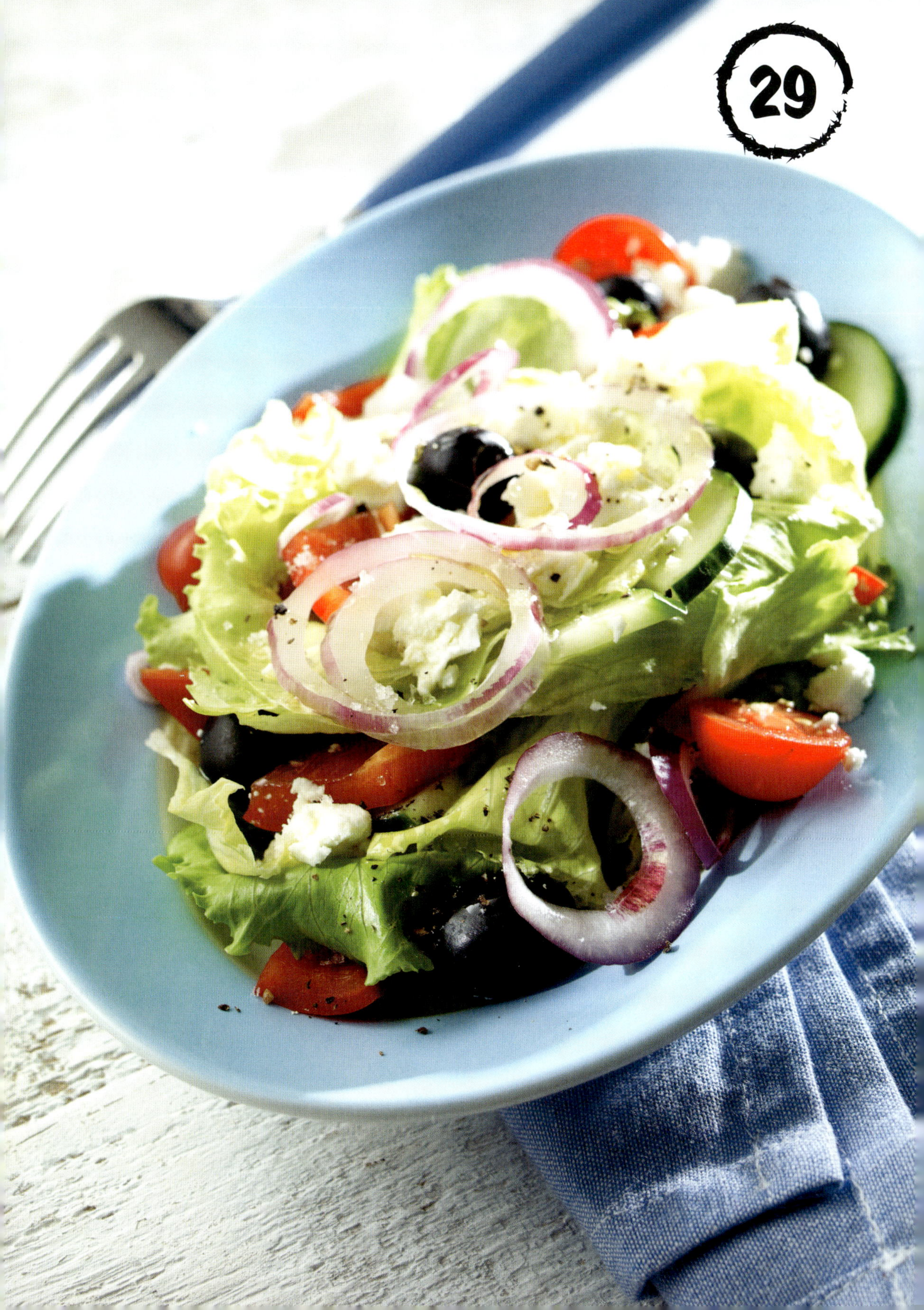
29

U12

HÄHNCHENSPIESSE IN ERDNUSSSAUCE

Trainingsfrei und Regeneration

4 PORTIONEN FÜR U12-SPIELER

FÜR DIE ERDNUSSSAUCE
1 KNOBLAUCHZEHE
1 SCHALOTTE
1 BUND FRISCHER KORIANDER (GEHACKT CA. 2 EL)
2 EL ERDNUSSÖL
100 G GERÖSTETE, GESALZENE ERDNÜSSE
250 ML KOKOSMILCH
1 TL ZITRONENSAFT
SALZ UND PFEFFER ZUM ABSCHMECKEN

4 HÄHNCHENBRUSTFILETS (À CA. 150 G)
2 EL OLIVENÖL
SALZ UND PFEFFER ZUM ABSCHMECKEN
4 HOLZSPIESSE (CA. 30 CM LANG)

1 Portion (ca. 260 g): 510 kcal,
5 g Kohlenhydrate (4 E%), 44 g Eiweiß (34 E%),
35 g Fett (62 E%)

Entwickelt und zubereitet von der U12

Den Grill vorheizen. Den Knoblauch und die Schalotte abziehen und fein hacken. Den Koriander waschen, trocken tupfen, die Blätter abzupfen und hacken. Das Öl in einer Pfanne erhitzen und den Knoblauch und die Schalotte anbraten. Die Erdnüsse dazugeben, die Kokosmilch unterrühren und alles aufkochen lassen. Mit dem Zitronensaft und dem Koriander abschmecken. Alles pürieren und abkühlen lassen. Nach Geschmack mit Salz und Pfeffer würzen. Die Filets längs in gleichmäßige 2 cm breite Streifen schneiden und auf die Spieße stecken. Mit dem Öl einpinseln. Die Hähnchenspieße über direkter mittlerer Hitze etwa 6–8 Minuten grillen. Gelegentlich wenden und nach Geschmack mit Salz und Pfeffer würzen. Die Erdnusssauce über die warmen Hähnchenspieße geben und servieren.

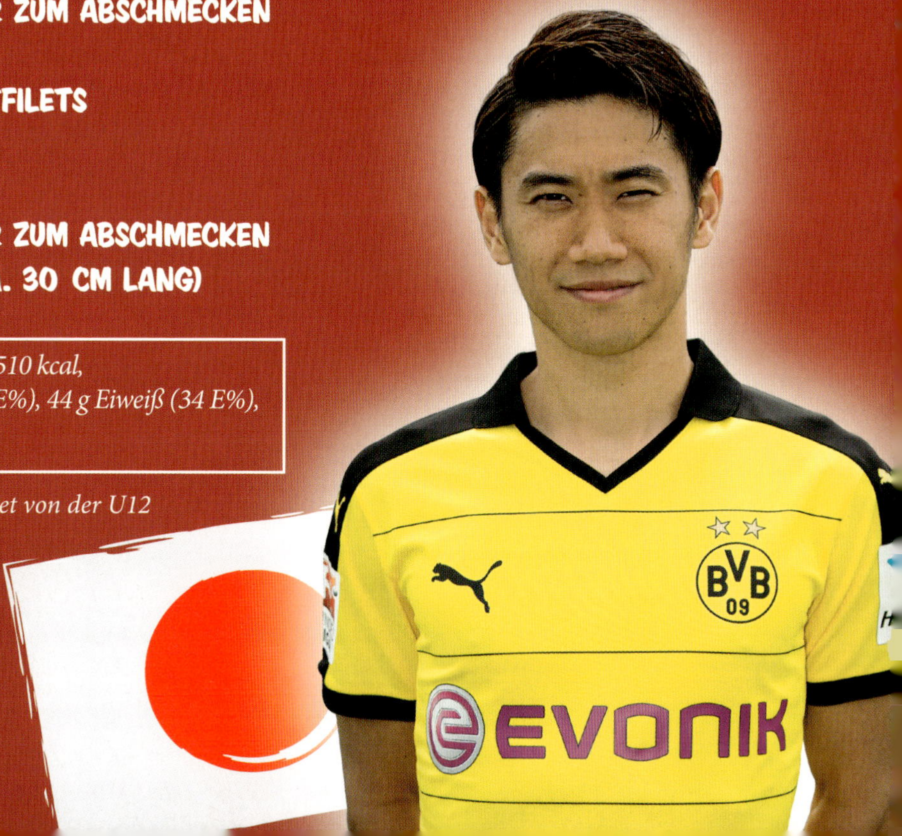

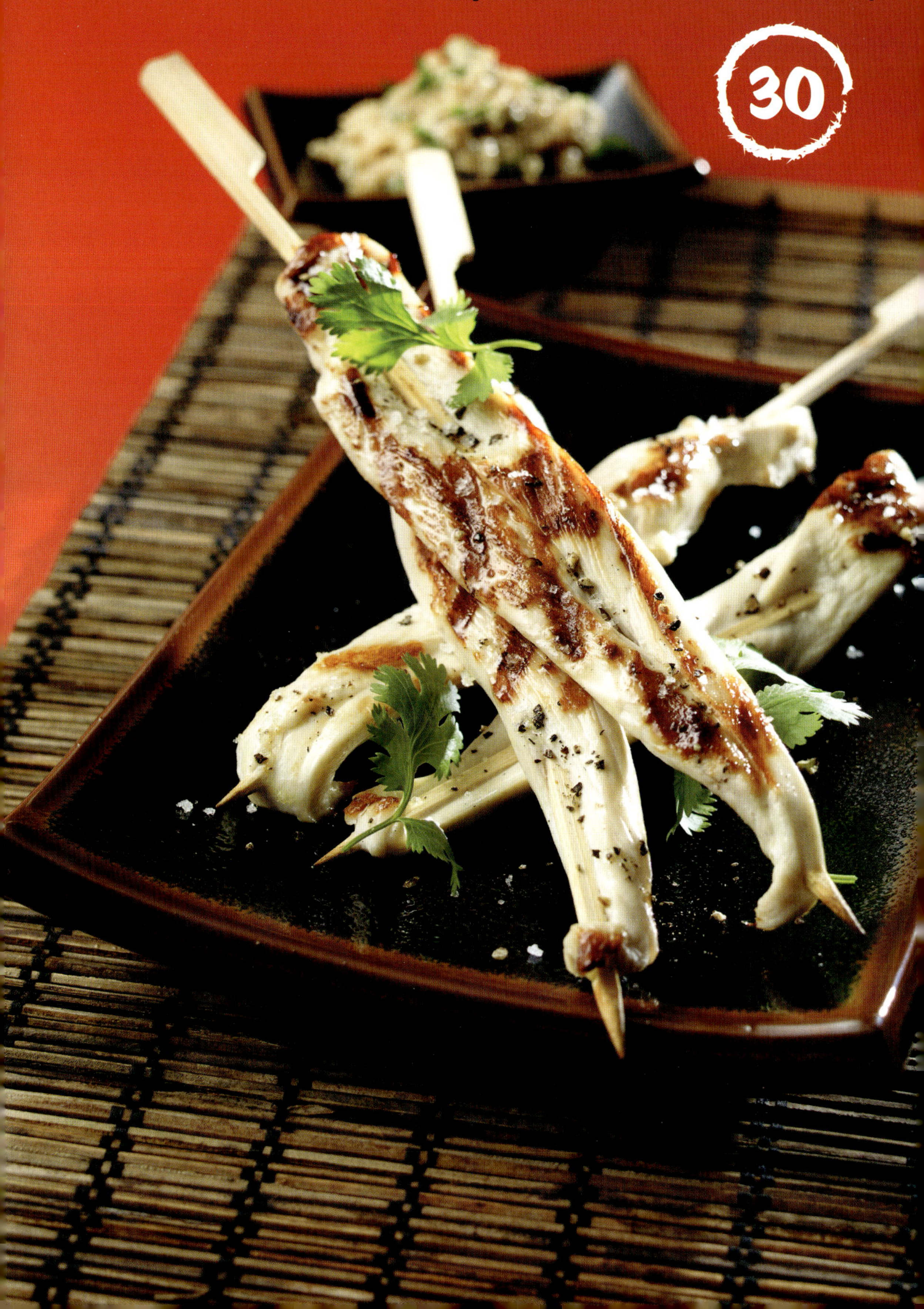
30

U12

MENEMEN

Futter für die Muskeln - trainingsfrei und Regeneration

Menemen ist ein sehr populäres Gericht, in dem Tomaten, Paprika, Eier und Gewürze verrührt und leicht gegart werden.

3 PORTIONEN FÜR U12-SPIELER

4 ZWIEBELN
4 GRÜNE SPITZPAPRIKA
3 EL RAPSÖL
5 STRAUCHTOMATEN
SALZ UND PFEFFER ZUM ABSCHMECKEN
5 EIER

1 Portion (ca. 407 g): 287 kcal,
11 g Kohlenhydrate (15 E%),
15 g Eiweiß (22 E%), 20 g Fett (63 E%)

Entwickelt und zubereitet von der U12

Zwiebeln schälen und klein schneiden. Paprika halbieren, putzen, waschen, in Streifen schneiden und mit den Zwiebeln in einer Pfanne mit Rapsöl goldbraun anbraten. Tomaten waschen, klein schneiden und dazugeben. Bei mittlerer Hitze 10 Minuten köcheln lassen, dabei gelegentlich umrühren. Mit Salz und Pfeffer abschmecken. Eier in einer Schüssel aufschlagen und verrühren. Nun die Eier in die Pfanne geben, mit den anderen Zutaten vermengen und wie ein Rührei stocken lassen.

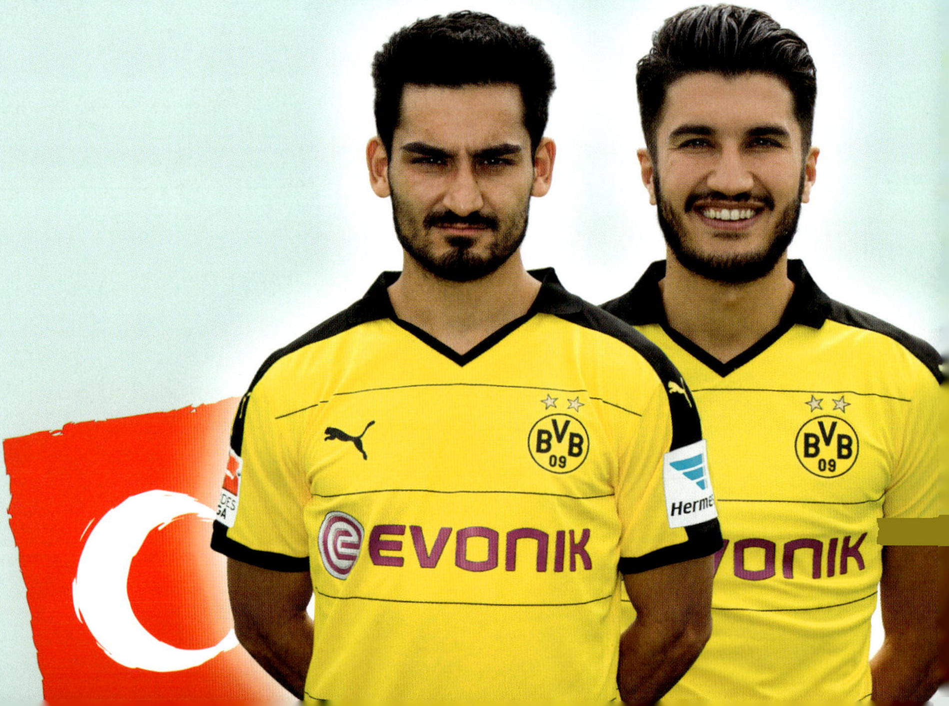

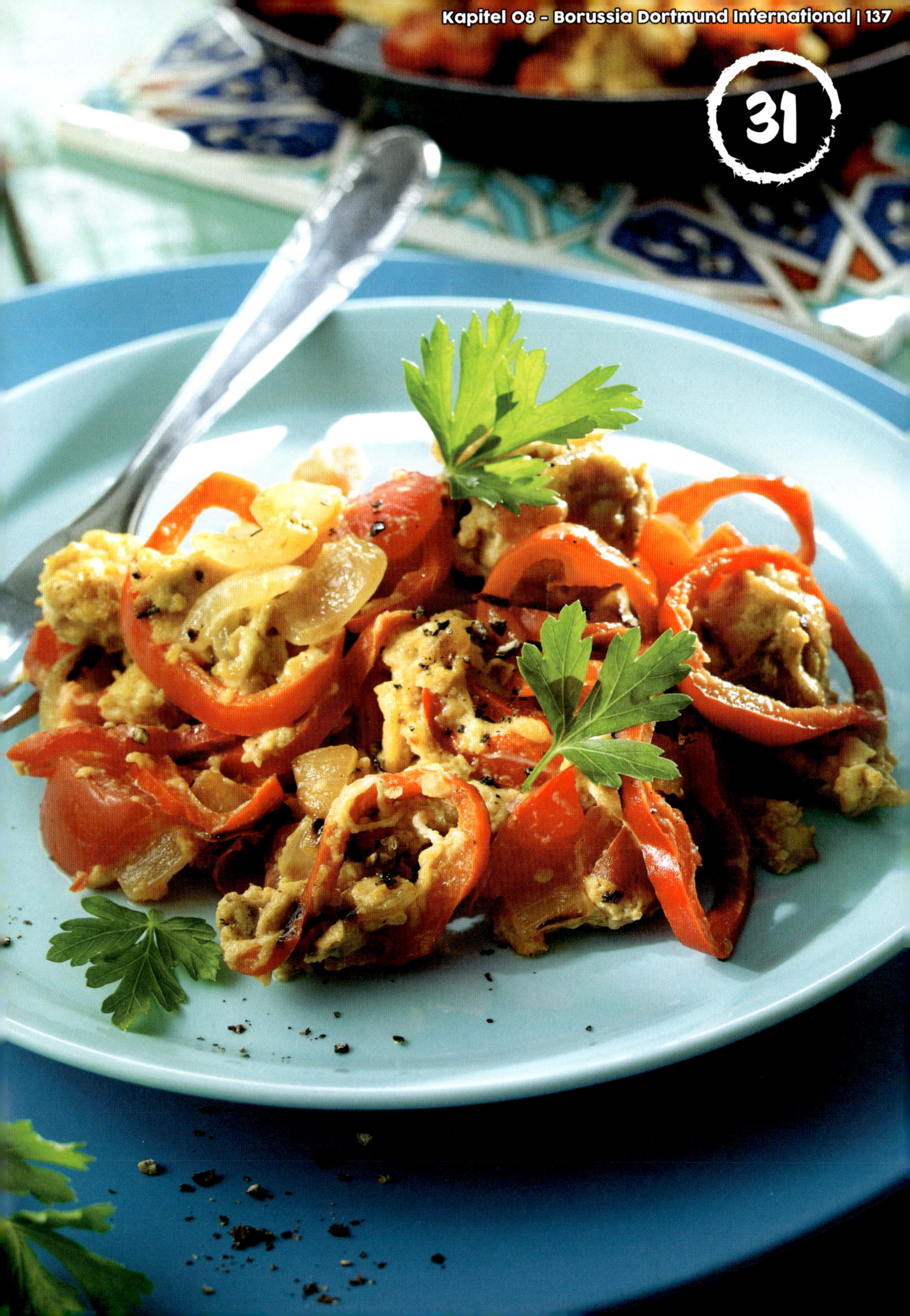
31

U12 BIS U17

BIGOS, EIN POLNISCHES NATIONALGERICHT

Trainingsfrei und Regeneration

Bigos ist ein Schmoreintopf aus Sauerkraut und Weißkohl mit mehrerlei Fleisch (Rind, Wild, Schwein) und verschiedenen Wurstsorten, mit Waldpilzen und Karotten, Pfeffer, Piment, Lorbeer, Tomatenmark. Das Gericht ist jahrhundertealt, wird wegen seiner Haltbarkeit geschätzt und besonders gern im Winter gekocht und gegessen. Es ist ein tolles kohlenhydratarmes Gericht – für einen trainingsfreien und Regenerationstag genau das Richtige.

6 PORTIONEN FÜR U12- BIS U17-SPIELER

- 400 G SAUERKRAUT
- 12 KUGELN PIMENT
- 2 LORBEERBLÄTTER
- 400 G WEISSKOHL
- 50 G GETROCKNETE PILZE
- 1 EL PAPRIKAPULVER
- 1 EL SALZ
- 2 GROSSE ZWIEBELN
- 3 EL KOKOSÖL
- 500 G MAGERES RINDFLEISCH
- 50 G SPECK, GEWÜRFELT
- 250 G WURST (POLNISCHE KRAKAUER), GEWÜRFELT
- 250 G PASSIERTE TOMATEN (OHNE WEITERE ZUSÄTZE)
- 50 G TOMATENMARK
- SALZ UND PFEFFER ZUM ABSCHMECKEN
- ETWAS MAJORAN

1 Portion (ca. 400 g): 380 kcal,
7 g Kohlenhydrate (7 E%), 35 g Eiweiß (38 E%),
23 g Fett (55 E%)

Sauerkraut in einem Topf 30 Minuten mit 6 Kugeln Piment und 1 Lorbeerblatt garen. Den Weißkohl waschen, hobeln, in einem weiteren Topf mit etwas kochendem Wasser übergießen und zusammen mit den fein geschnittenen Pilzen, dem restlichen Piment und dem verbleibenden Lorbeerblatt 30 Minuten auf mittlerer Hitze köcheln. Paprikapulver und Salz hinzugeben. Danach Sauerkraut und Weißkohl abtropfen lassen und zusammen in einen größeren Topf geben. Lorbeerblätter und Piment entfernen.
Zwiebeln schälen, in Würfel schneiden und im Öl glasig braten. Fleisch in Würfel scheiden und mit den Speckwürfeln und der Wurst anbraten. Wenn das Fleisch durchgebraten ist, alles ebenfalls in den großen Topf geben. Passierte Tomaten und Tomatenmark hinzugeben und nach Belieben mit Salz, Pfeffer und Majoran abschmecken. Alles circa 10 Minuten zusammen kochen lassen.

Je mehr verschiedene Fleischsorten verwendet werden, desto besser schmeckt das Bigos. Bigos wird üblicherweise mit Brot serviert, worauf an einem Regenerations- oder einem trainingsfreien Tag verzichtet werden sollte. Nach 1–2 Tagen im Topf entfaltet das Bigos seinen vollen Geschmack und kann ein paar Tage lang immer wieder aufgewärmt werden.

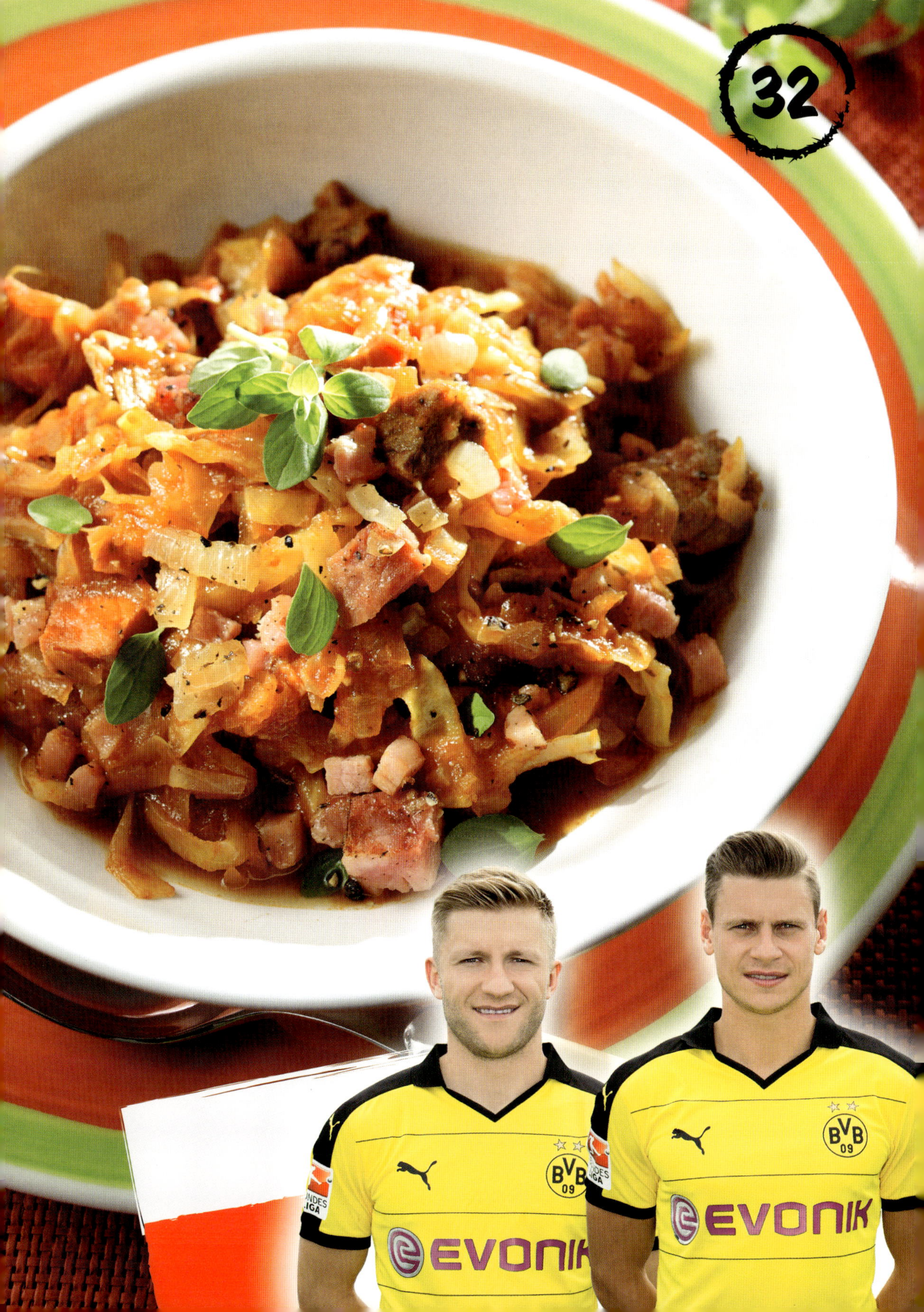
32
EVONIK
EVONIK

U12 BIS U17

PFEFFERPOTTHAST

Ein tolles kohlenhydratarmes Gericht - trainingsfrei und Regeneration

4 PORTIONEN FÜR U12- BIS U17-SPIELER

200 G ZWIEBELN
400 G MAGERES RINDFLEISCH
4 GEWÜRZGURKEN
BUTTERSCHMALZ FÜR DIE PFANNE
SALZ UND PFEFFER
500 ML WASSER
2 EL GEMÜSEBRÜHE (REZEPT 17)
3 NELKEN
2 LORBEERBLÄTTER
5 PFEFFERKÖRNER
2 KAROTTEN, FEIN GERIEBEN
2 EL ZITRONENSAFT
PETERSILIE

Die Zwiebeln schälen und fein würfeln. Das Fleisch (am besten vom Bio-Metzger) waschen, trocken tupfen und in gleichmäßige Würfel schneiden. 2 Gewürzgurken in Scheiben schneiden und zum Garnieren beiseitelegen. Die restlichen Gurken fein würfeln. Butterschmalz in der Pfanne zerlassen und die Zwiebeln und die Fleischwürfel darin andünsten. Alles mit Salz und Pfeffer würzen. Wasser, Gemüsebrühe, Nelken, Lorbeerblätter und Pfefferkörner hinzufügen. Etwa 1½ Stunden bei mittlerer Hitze garen lassen. Die gewürfelten Gewürzgurken hinzugeben. Die Flüssigkeit mit den fein geriebenen Karotten binden. Nochmals mit Salz, Pfeffer und dem Zitronensaft abschmecken. Mit den Gewürzgurkenscheiben und der Petersilie anrichten.

1 Portion (ca. 460 g): 252 kcal,
10 g Kohlenhydrate (16 E%),
31 g Eiweiß (51 E%), 9 g Fett (33 E%)

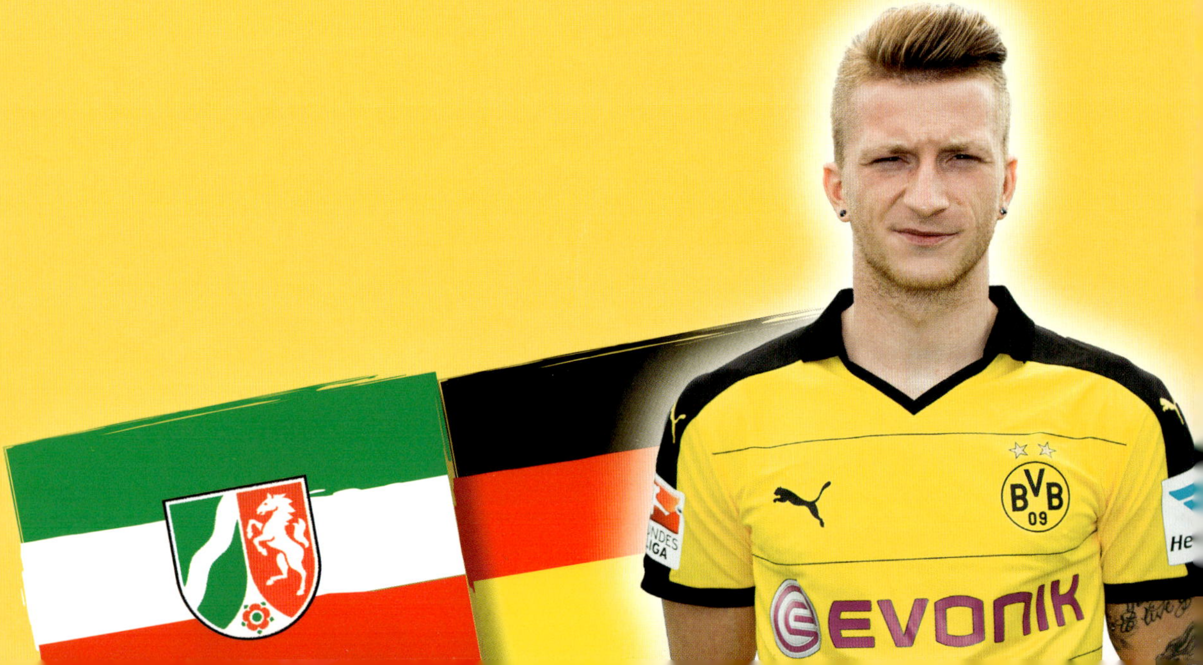

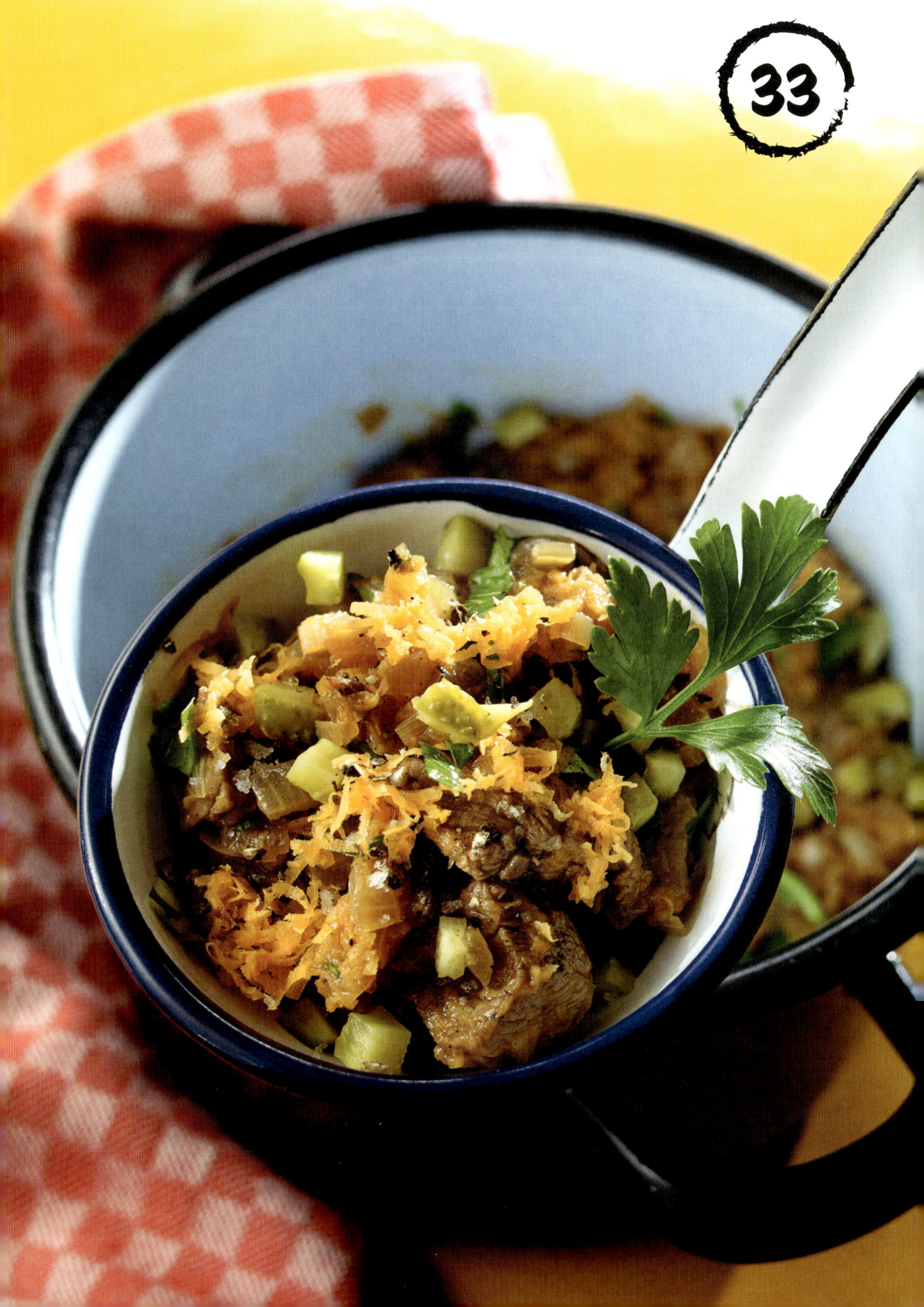
33

U11

ĆEVAPČIĆI

Mit einem Beilagensalat servieren - trainingsfrei und Regeneration

Die gegrillten Fleischröllchen sind nicht nur lecker sondern auch gesund und mit einem Beilagensalat eine tolle Mahlzeit an trainingsfreien und Regenerationstagen.

6 PORTIONEN FÜR U11-SPIELER

3 KNOBLAUCHZEHEN
600 G RINDERHACKFLEISCH
1 EL
1/2 TL SALZ
1 TL PFEFFER
2 TL PAPRIKAPULVER, SCHARF

1 Portion (ca. 120 g): 230 kcal, 2 g Kohlenhydrate (3 E%), 22 g Eiweiß (39 E%), 15 g Fett (58 E%)

Die Knoblauchzehen schälen, klein hacken und mit dem Hackfleisch und dem Ei vermischen. Anschließend Salz, Pfeffer und Paprikapulver dazugeben und alles gut durchkneten. Das Fleisch in tischtennisballgroße Kugeln portionieren und dann zu Rollen formen. Die Ćevapčići vor dem Grillen mindestens zwei Stunden ziehen lassen. Sie können aber auch in der Pfanne, am besten in Kokosöl ausgebraten werden.

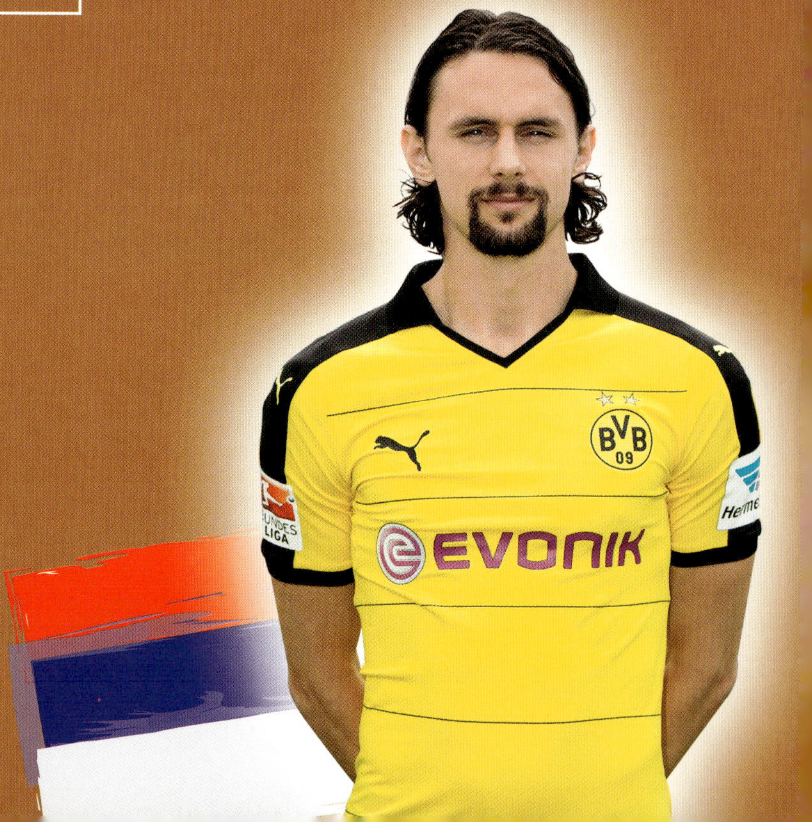

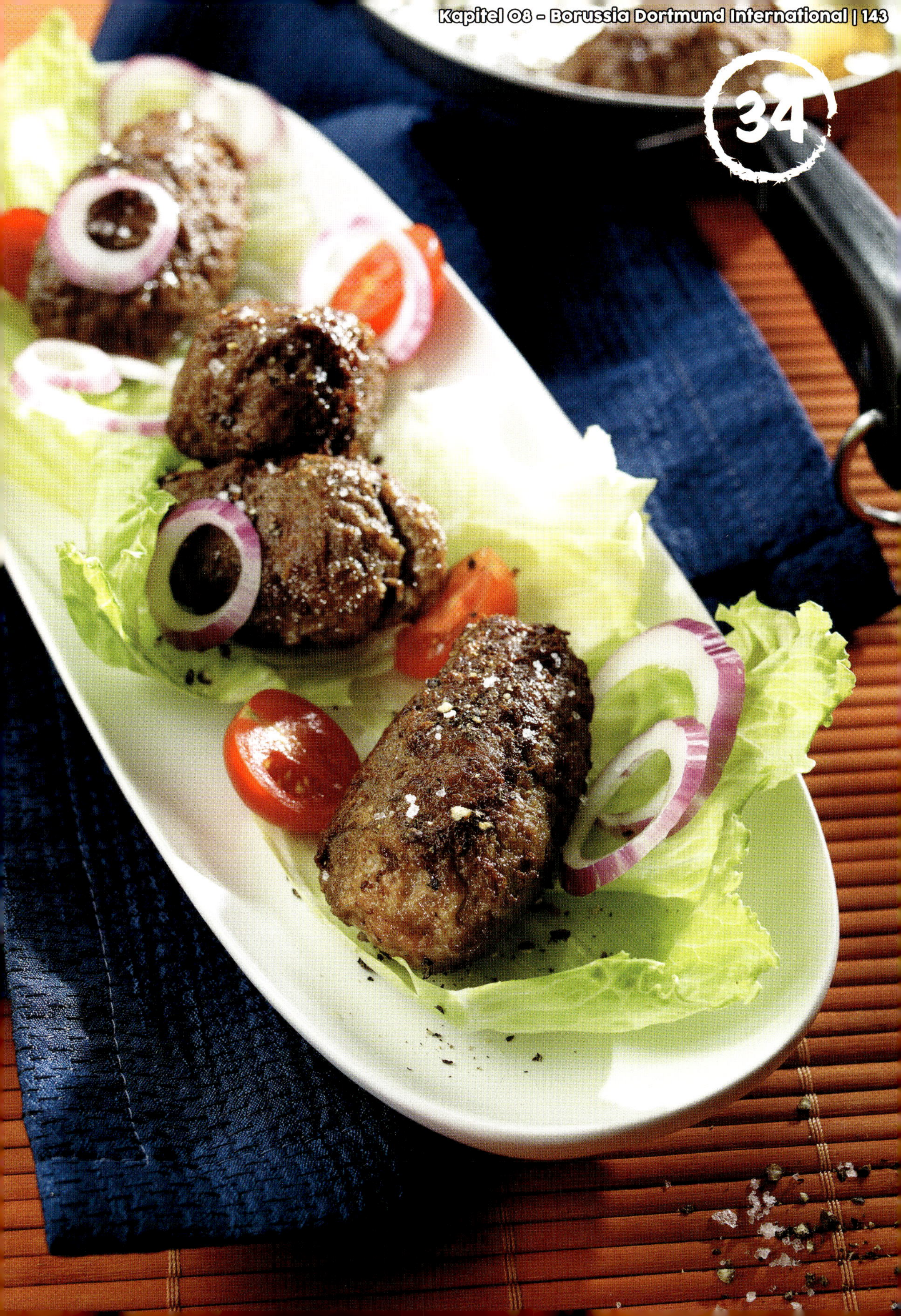
34

U12

KTSCHUTSCH
EIN FISCHGULASCHTOPF MIT ARMENISCHEM BLUMENKOHLSALAT

Trainingsfrei und Regeneration

6 PORTIONEN U12-SPIELER

- 100 G BUTTER
- 4 ZWIEBELN
- 4 TOMATEN
- 4 PAPRIKA
- 12 PFEFFERKÖRNER
- 6 PIMENTKÖRNER
- 1 TL PAPRIKAPULVER, MITTELSCHARF
- 1 EL SALZ
- 800 G FORELLENFILETS
- FRISCHER ESTRAGON

Butter in einem großen Topf zerlassen. Zwiebeln würfeln, in den Topf geben und glasig braten. Die gewaschenen und geputzten Tomaten und Paprika klein schneiden und hinzugeben. Pfeffer- und Pimentkörnern sowie Paprikapulver zufügen und alles umrühren. Mit Salz abschmecken. Anschließend den Fisch in grobe Stücke schneiden, darauf verteilen, nochmals vorsichtig umrühren. Frischen Estragon darüber geben und den Topf mit einem Deckel verschließen. Bei mittlerer bis hoher Hitze circa 40 Minuten garen.

1 Portion (ca. 480 g): 450 kcal,
12 g Kohlenhydrate (10 E%),
34 g Eiweiß (30 E%), 30 g Fett (60 E%)

FÜR DEN SALAT

- 1 BLUMENKOHL
- 1 BIO-ZITRONE
- 4 EL OLIVENÖL
- 4 EL GEHACKTE PETERSILIE
- 2 EL GEHACKTER DILL
- 1 TL SALZ
- 50 G GRÜNE OLIVEN

Blumenkohl putzen, waschen und in kochendes Wasser geben, sodass er vollständig bedeckt ist. Zitronenschale abreiben und zum Blumenkohl geben. 5 Minuten bei mittlerer Hitze garen. Den Blumenkohl abgießen und abkühlen lassen. Zwischenzeitlich die Zitrone auspressen und den Saft beiseitestellen. Den Blumenkohl in Röschen zerteilen und in eine Salatschüssel geben. Mit dem Zitronensaft und dem Öl begießen. Die fein gehackten Kräuter darüber geben und alles mit Salz abschmecken. Zum Schluss mit den Oliven garnieren.

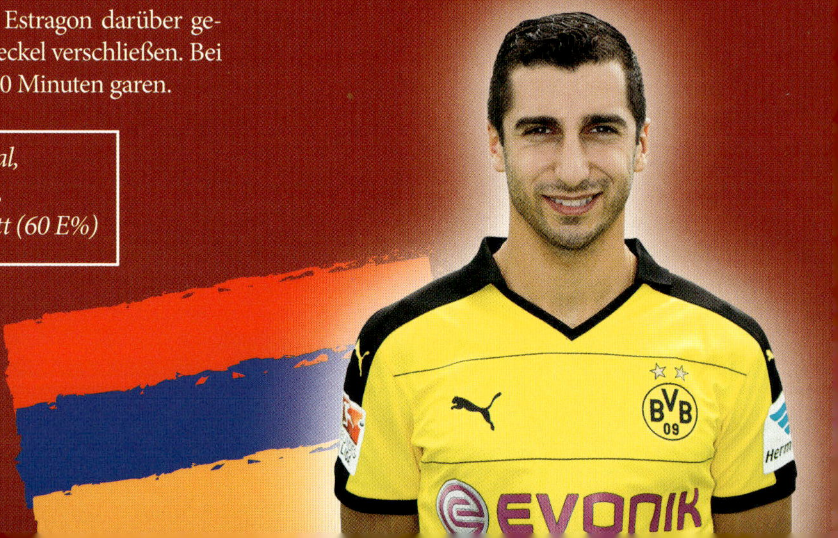

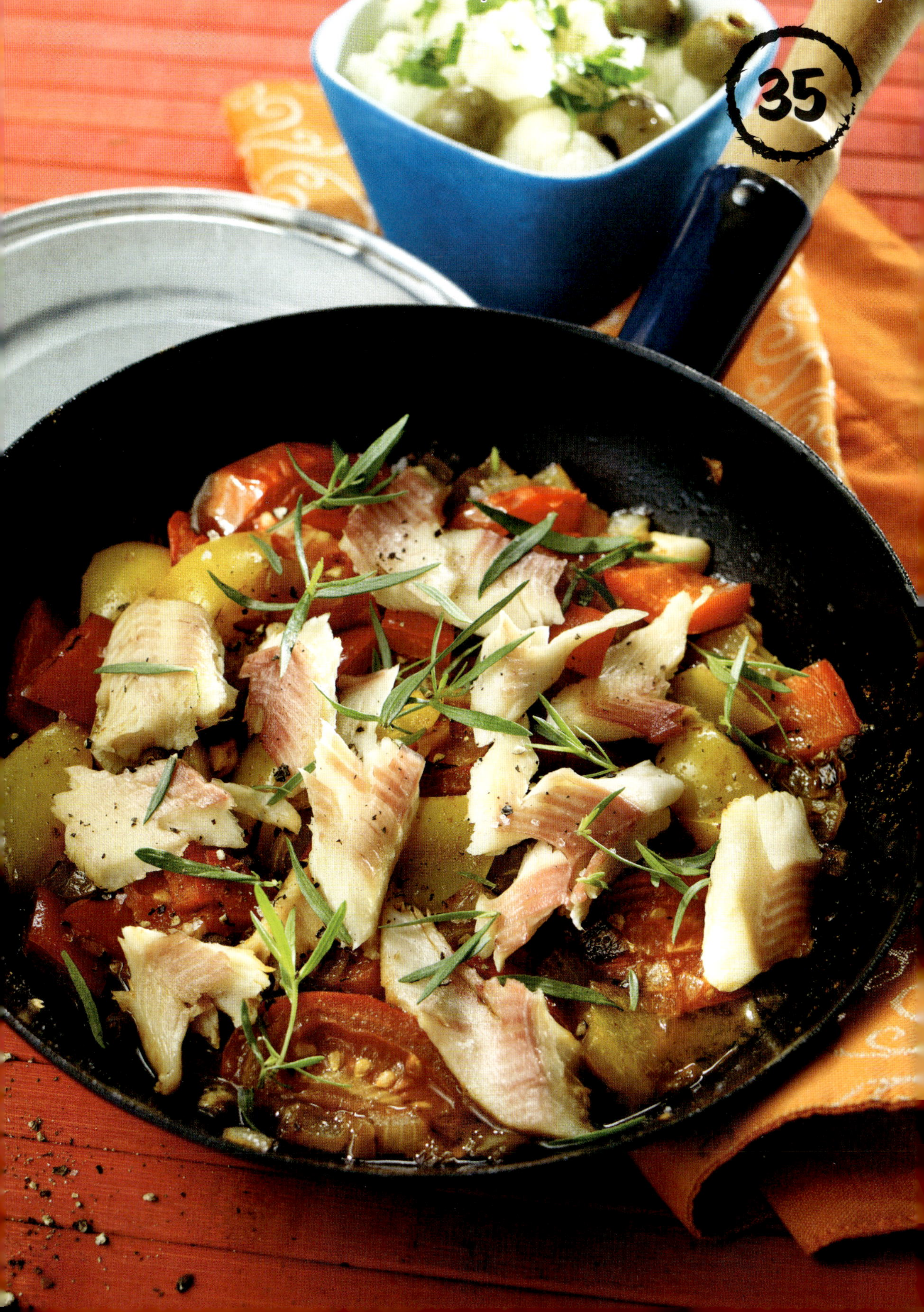
35

U10

36

DONGO DONGO
FISCHEINTOPF
Trainingsfrei und Regeneration

Dongo Dongo ist reich an Omega-3-Fettsäuren, um Regenerationsprozesse zu beschleunigen und um einem Übertraining (Erschöpfungszustand bei erhöhtem Trainingspensum) entgegen zu wirken.

5 PORTIONEN FÜR U10-SPIELER

- 1 GROSSE ZWIEBEL
- 3 KNOBLAUCHZEHEN
- 2 EL KOKOSÖL
- 1 KLEINE CHILISCHOTE
- 80 G OKRASCHOTEN
- SALZ ZUM ABSCHMECKEN
- WASSER
- 500 G LACHSFILET

1 Portion (ca. 230 g): 250 kcal,
6 g Kohlenhydrate (10 E%),
22 g Eiweiß (35 E%), 15 g Fett (55 E%)

Die Zwiebel und den Knoblauch schälen, fein hacken und in Öl anschwitzen. Die Chili- und Okraschoten fein hacken und mitdünsten. Mit Salz würzen und alles bissfest garen.
Anschließend mit Wasser ablöschen, bis das Gemüse bedeckt ist. Etwa 20–30 Minuten leicht köcheln lassen. Lachs in Würfel schneiden, dazugeben und 8 Minuten köcheln lassen, bis der Fisch gar ist.

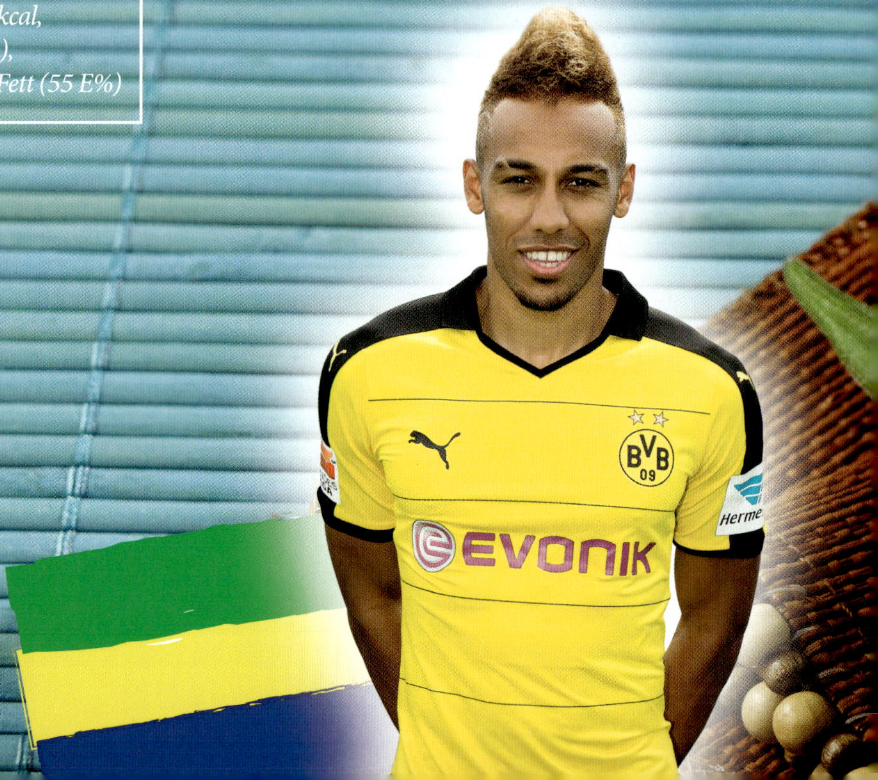

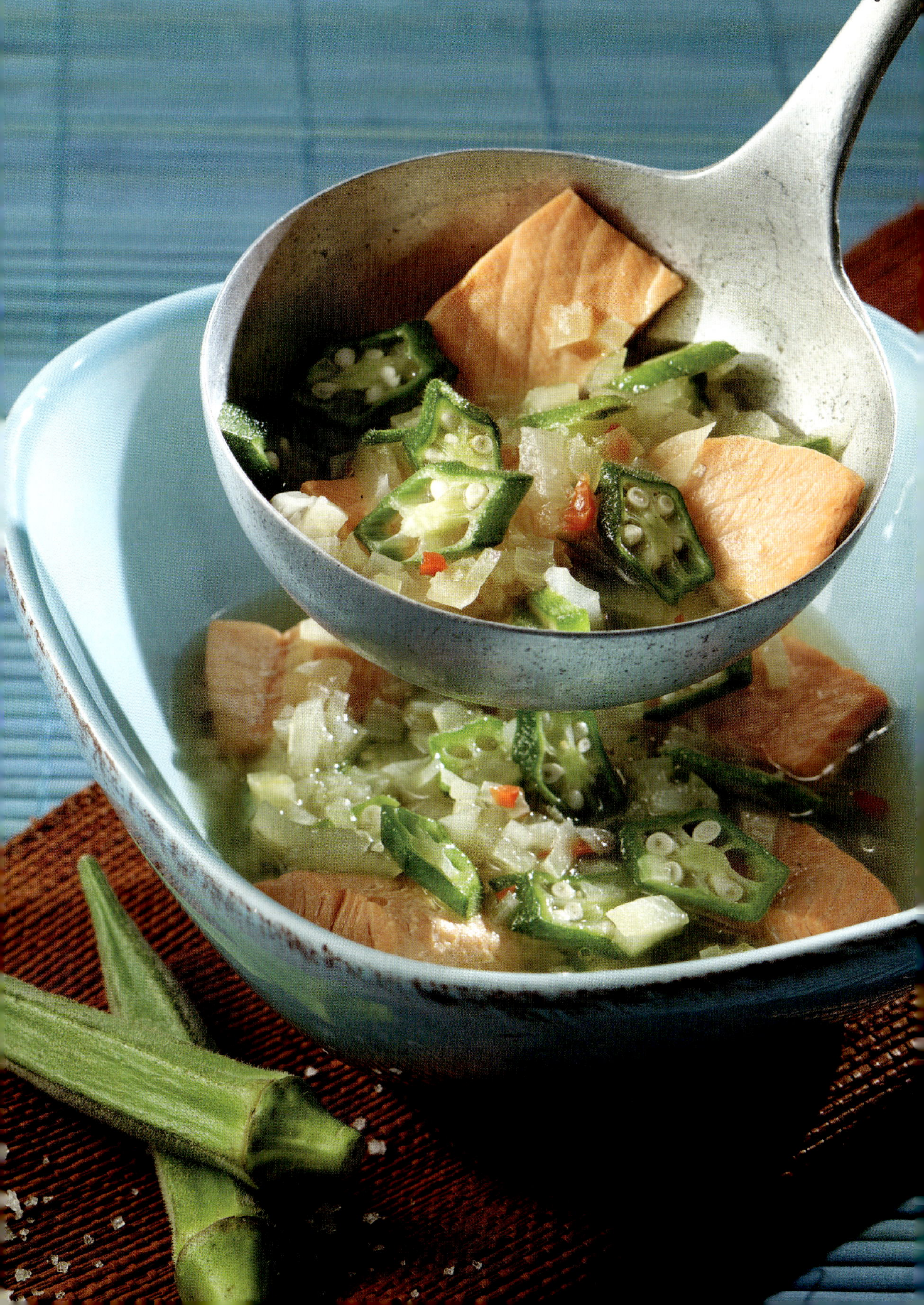

U10

RÖSTI

Leichtes Mittagessen vor dem Training

Rösti ist eigentlich ein vor Fett triefendes Kartoffelgericht. Kein besonders guter Fitmacher. Hier kommt stattdessen ein wahrer BVB-Topfit-Rösti.

4 PORTIONEN FÜR U10-SPIELER

300 G MÖHREN
300 G ZUCCHINI
PETERSILIE
4 EIER
40 G DINKELVOLLKORNMEHL
SALZ UND PFEFFER ZUM ABSCHMECKEN
4 EL KOKOSÖL

1 Portion (ca. 230 g): 235 kcal,
10 g Kohlenhydrate (17 E%),
10 g Eiweiß (17 E%), 17 g Fett (66 E%)

Gemüse waschen, putzen und raspeln. Die Petersilie klein hacken. Mit den weiteren Zutaten mischen, mit Salz und Pfeffer abschmecken und als kleine Puffer in dem erhitzten Öl ausbacken. Gerne als Beilage zu Fisch oder als Hauptmahlzeit mit 2–3 Scheiben Räucherlachs und 1 EL Crème fraîche servieren und den Regenerationseffekt nutzen.

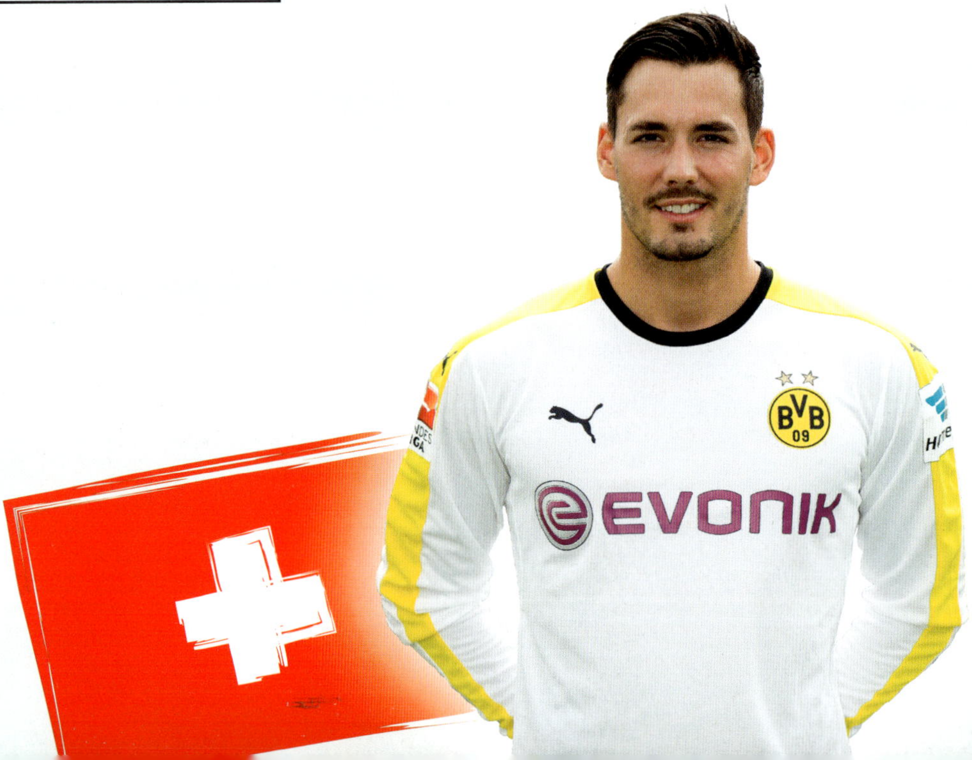

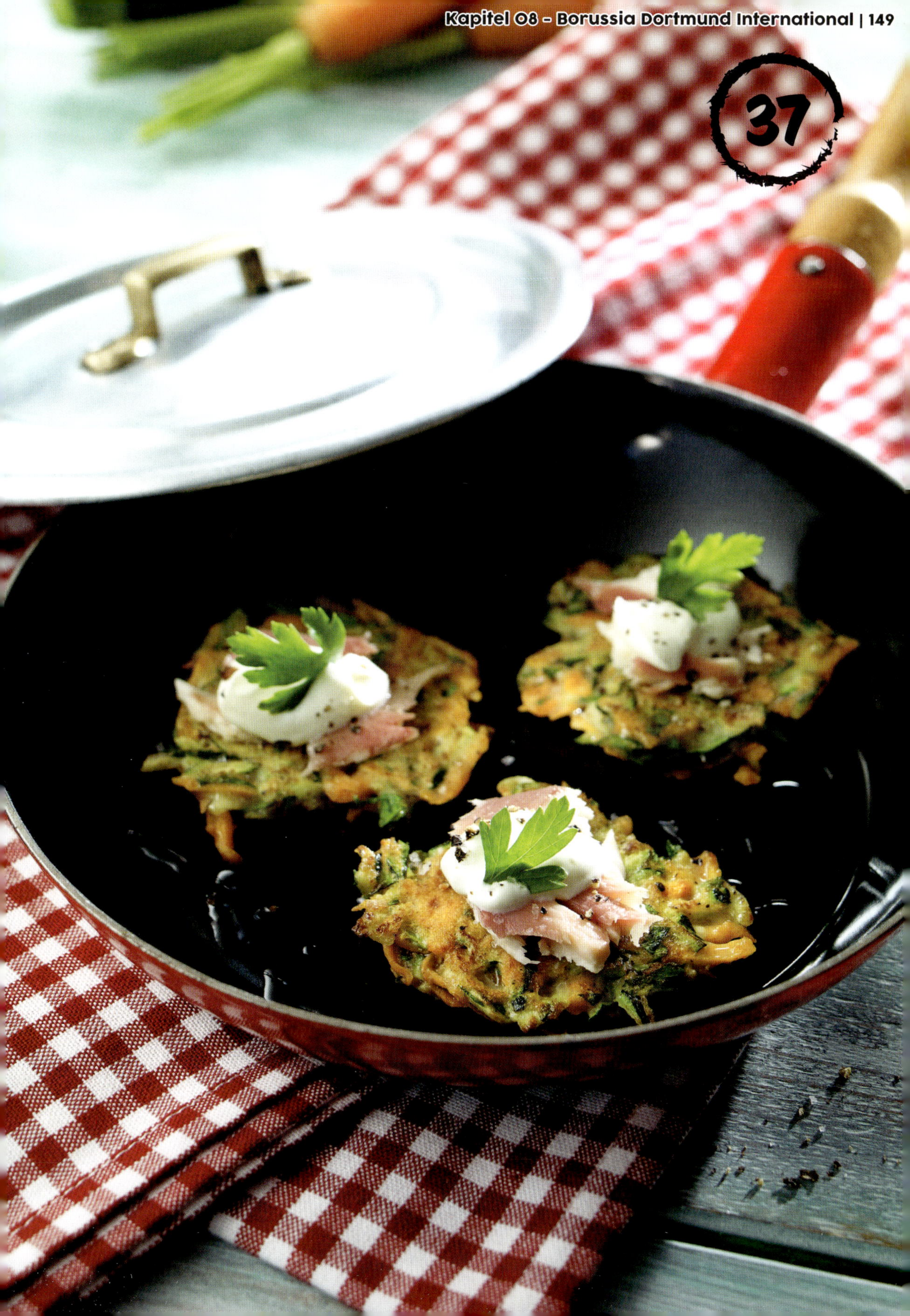
37

U12

BRATHENDL MIT KRÄUTERN UND BAYERISCHEM KRAUTSALAT

Trainingsfrei, Trainingspause oder Urlaub

10 PORTIONEN FÜR U12-SPIELER

1/2 BUND PETERSILIE
1/2 BUND DILL
20 BLÄTTER BASILIKUM
4 BLÄTTER SALBEI
1 GANZES HÄHNCHEN (CA. 1,5 KG)
1 KLEINE ZWIEBEL
1 FENCHELKNOLLE
1 BUND PETERSILIE
1 TL SCHWARZE PFEFFERKÖRNER
1 TL KORIANDERKÖRNER
2 TL BUTTER
1 EL GEMÜSEBRÜHE (REZEPT 17)
300 ML WASSER
80 G ZERLASSENE BUTTER

FÜR DIE SAUCE

1 TL KORIANDERKÖRNER
3 SCHEIBEN KNOBLAUCH
1 SCHEIBE INGWER
1 MESSERSPITZE ABGERIEBENE BIO-ZITRONE
1 MESSERSPITZE ORANGENSCHALE
1 EL KALTE BUTTER

1 Portion (ca. 350 g): 511 kcal, 10 g Kohlenhydrate (8 E%), 36 g Eiweiß (29 E%), 35 g Fett (63 E%)

Den Backofen auf 160 °C (Ober- und Unterhitze) vorheizen. Ein Ofengitter auf die untere Schiene und darunter ein Abtropfblech schieben. Die Kräuterblätter waschen und trocken tupfen. Das Hähnchen waschen und trocken tupfen. Die Hähnchenhaut mithilfe eines Löffelstiels an einigen Stellen lösen und etwas anheben. Die Kräuter unter die gelöste Haut schieben. Die Zwiebel schälen, den Fenchel putzen und waschen. Beides in 1 cm dicke Stücke schneiden. Die Petersilie waschen, trocken schütteln und grob schneiden. Zwiebel, Fenchel und Petersilie mischen. Die Pfeffer- und Korianderkörner mischen und mit einer Gewürzmühle mahlen. Die Zwiebel-Fenchel-Mischung damit würzen. Die Bauchhöhle des Hähnchens mit der Gemüsemischung füllen und mit Rouladennadeln verschließen. Die Hähnchenkeulen mit einem Faden zusammenbinden. Auf jede Brust jeweils 1 TL Butter geben. Die Brühe erhitzen, in einen Bräter oder eine Auflaufform geben und das Hähnchen hineinsetzen. Das Hähnchen im Ofen 1¼ Stunde garen. Nach dieser Zeit die Backofentemperatur auf 200 °C (Ober- und Unterhitze) erhöhen. Das Hähnchen aus dem Bräter nehmen (die Brühe beiseitestellen), auf das Ofengitter setzen und weitere 20-25 Minuten knusprig braun braten. Dabei etwa alle 5 Minuten mit der zerlassenen Butter bestreichen.

Für die Sauce die Hähnchenbrühe aus dem Bräter in einen Topf geben. Je 1 Prise Korianderkörner, den Knoblauch und den Ingwer dazugeben und 1-2 Minuten köcheln lassen. Dann Zitronen- und Orangenschale und die kalte Butter unterrühren. Das Kräuterbrathähnchen anrichten und mit der Fenchel-Gewürz-Füllung und der Sauce servieren.

38

BAYERISCHER KRAUTSALAT

800 G WEISSKOHL
1 ZWIEBEL
SALZ
1 TL BUTTERSCHMALZ
200 ML WASSER
1 EL GEMÜSEBRÜHE (REZEPT 17)
6 EL WEISSER BALSAMICOESSIG
6 EL OLIVENÖL
PFEFFER ZUM ABSCHMECKEN

Weißkohl putzen und anschließend in feine Streifen hobeln. Zwiebel schälen und klein hacken. Alles zusammen in eine Schüssel geben und gut mit dem Salz durchmischen. Das Butterschmalz in einer Pfanne erhitzen, sofort mit heißer Gemüsebrühe übergießen und vom Herd nehmen. Das Kraut soll nicht angebraten, sondern ganz kurz im Butterschmalz geschwenkt werden. Den Essig, das Öl und den Pfeffer miteinander vermischen, über das Kraut geben und alles gut miteinander vermischen.
Das fertige Kraut mindestens eine Stunde stehen lassen, damit es gut durchziehen kann.

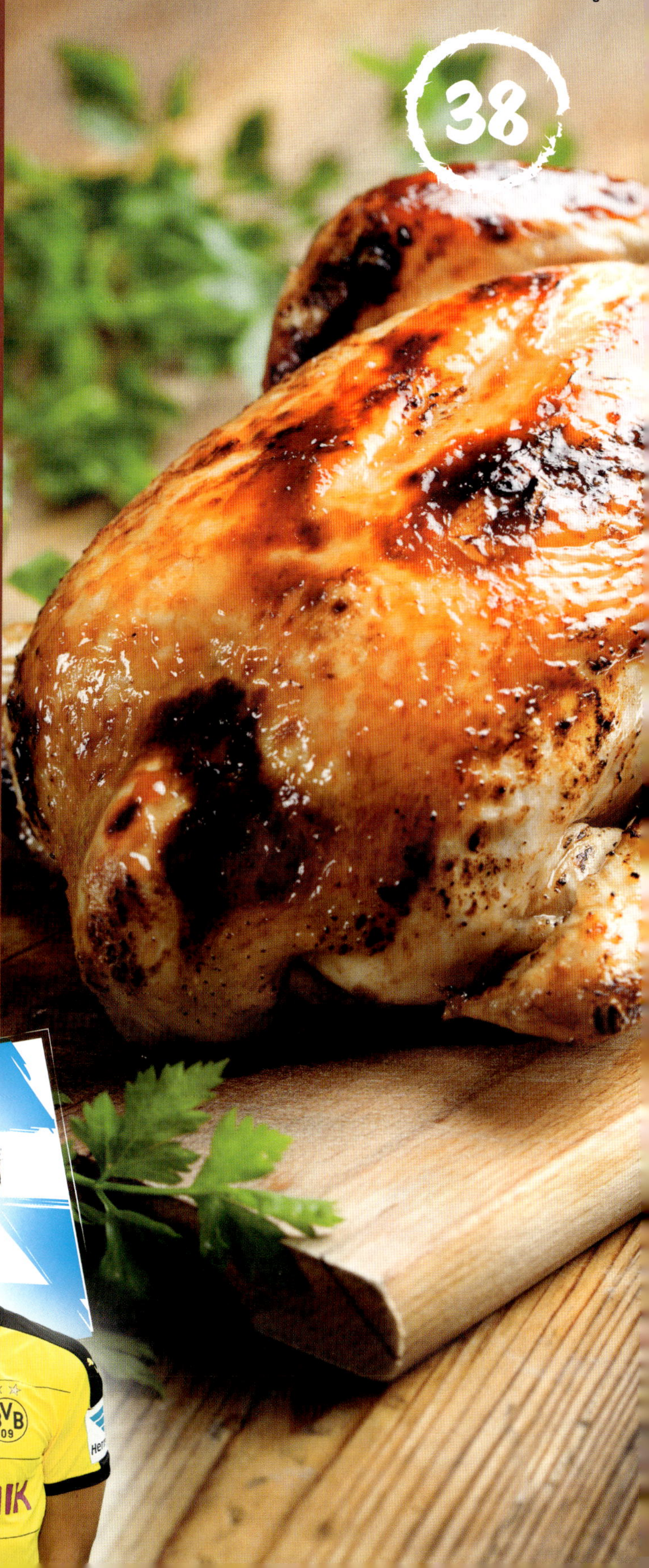

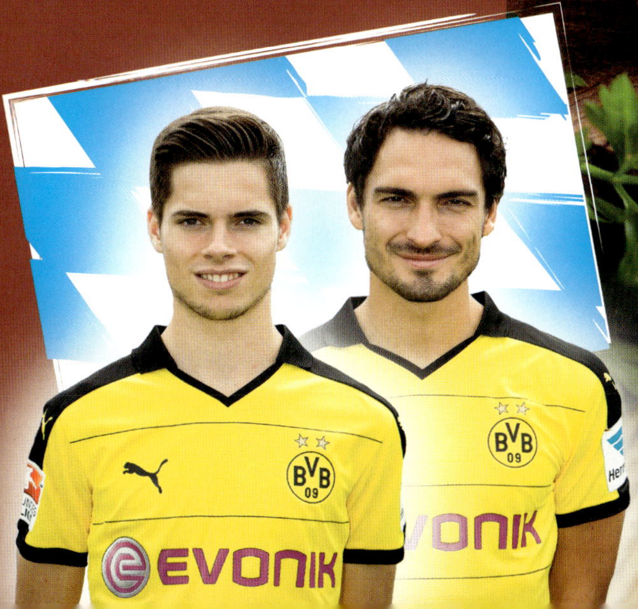

U17

AJIACO
KOLUMBIANISCHE HÜHNERSUPPE

Leichte Mahlzeit vor einem Spiel oder Training

8 PORTIONEN FÜR U17-SPIELER

- 2 LAUCHZWIEBELN
- 2 MÖHREN
- 800 ML WASSER
- 2 LORBEERBLÄTTER
- SALZ UND PFEFFER
- 2 MAISKOLBEN, GESTÜCKELT
- 4 STÜCKE HÜHNERBRUSTFILET (À CA. 150 G)
- 1 BUND PETERSILIE
- 1 BUND KORIANDER
- 500 G FESTKOCHENDE KARTOFFELN, IN WÜRFEL GESCHNITTEN
- 500 G MEHLIGE KARTOFFELN, IN WÜRFEL GESCHNITTEN
- 1 PRISE KÜMMEL
- 50 G KAPERN
- 100 ML SAHNE ODER CRÈME FRAÎCHE
- 2 AVOCADOS

1 Portion (ca. 481 g): 520 kcal, 59 g Kohlenhydrate (47 E%), 25 g Eiweiß (20 E%), 19 g Fett (33 E%)

Die Lauchzwiebeln und die Möhren küchenfertig vorbereiten, und klein schneiden bzw. würfeln und diese dann im Wasser zusammen mit den Lorbeerblättern aufkochen lassen. Salz und Pfeffer zufügen. Sobald das Ganze kocht, Mais und Hühnerstücke dazu geben. Nach 15 Minuten Kochzeit die gehackte Petersilie und den ganzen Koriander mitkochen. Anschließend die festkochenden Kartoffeln zufügen und nach weiteren 15 Minuten die mehligen Kartoffeln. Die Suppe immer wieder gut umrühren und weitere 15 Minuten köcheln lassen, bis sie schön zähflüssig ist. Dann mit Kümmel abschmecken. Vor dem Servieren der Suppe die Hühnerstücke zerkleinern.

Die Suppe kann sich anschließend jeder selbst je nach Geschmack mit Kapern, Sahne oder Crème fraîche und Avocados garnieren.

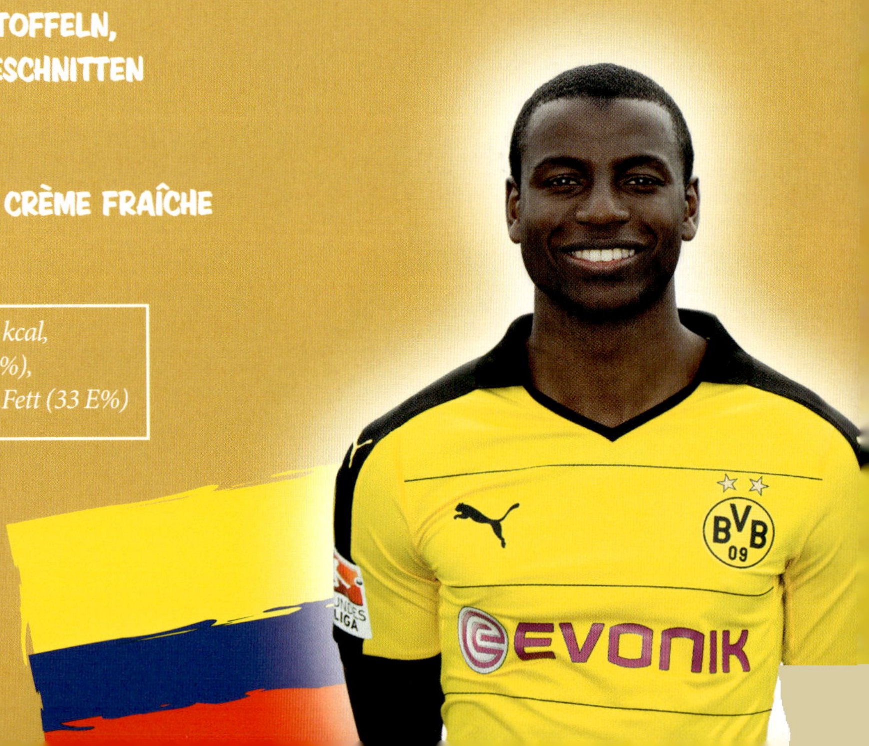

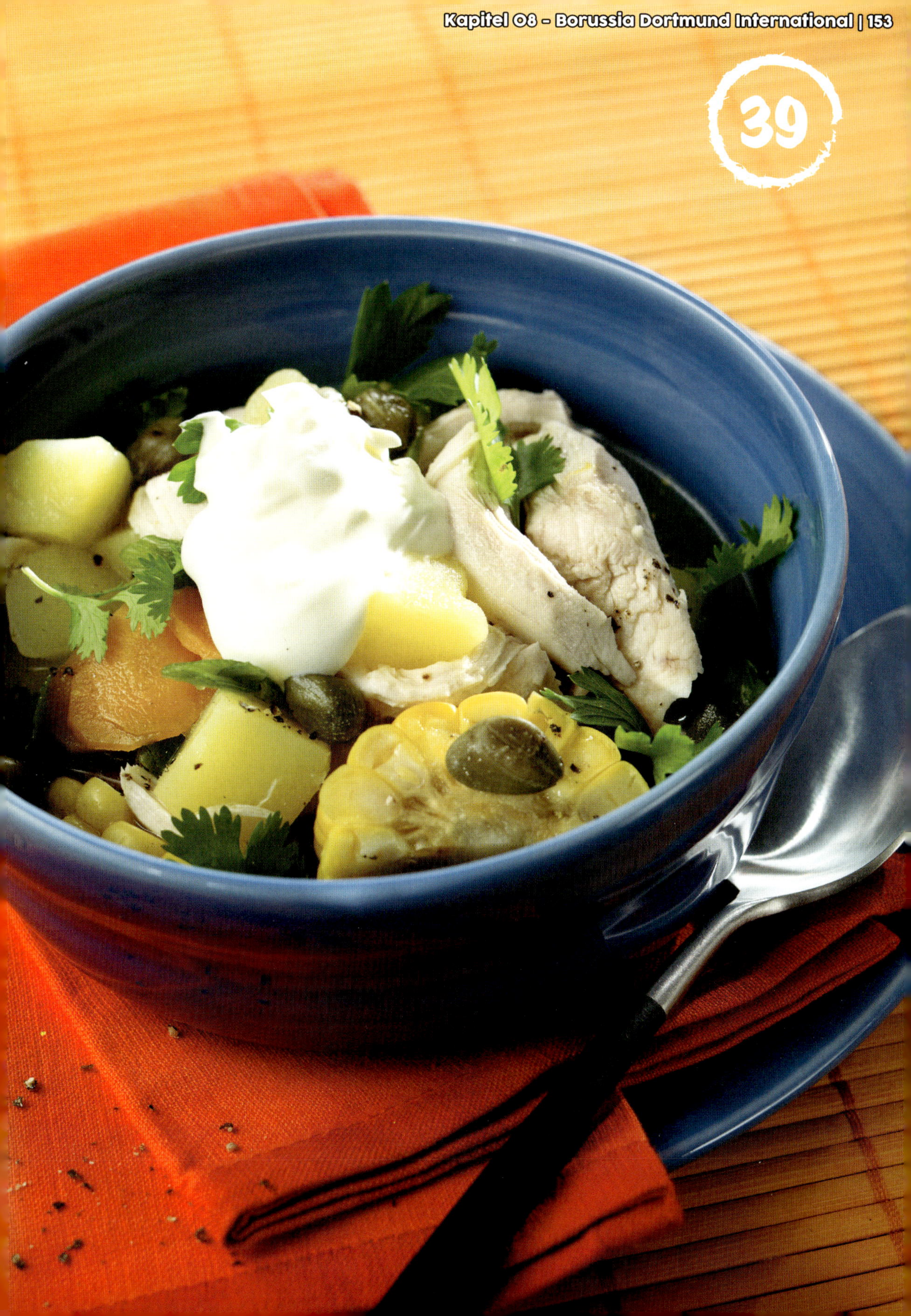
39

U17

40

WATERZOOI

BUNTER EINTOPF

Vor einem intensiven Training

4 PORTIONEN FÜR U17-SPIELER

400 G KARTOFFELN
300 G MÖHREN
2 LAUCHSTANGEN
4 LORBEERBLÄTTER
2 ZWEIGE THYMIAN
1 ZWEIG ROSMARIN
1/2 BUND PETERSILIE
500 ML WASSER
2 EL GEMÜSEBRÜHE (REZEPT 17)
2 EL BUTTER
2 EL OLIVENÖL
SALZ UND PFEFFER ZUM ABSCHMECKEN
600 G HÄHNCHENBRUSTFILET
200 ML SAHNE
1 EIGELB

1 Portion (ca. 610 g): 500 kcal,
21 g Kohlenhydrate (17 E%),
41 g Eiweiß (33 E%), 26 g Fett (45 E%)

Die Kartoffeln schälen und in ca. ½ cm dicke Scheiben schneiden. In einem Topf mit Wasser bei mittlerer Hitze 12 Minuten kochen. Anschließend abschütten und beiseitestellen. Möhren schälen und in Stifte schneiden. Den Lauch putzen, waschen und ca. ½ cm dicke Scheiben schneiden. Lorbeerblätter, Thymian, Rosmarin und die Hälfte der Petersilie zusammenbinden und mit Wasser und Gemüsebrühe in einem Topf erhitzen. Butter und Olivenöl in einen Topf geben und ebenfalls erhitzen. Kartoffeln und Möhren darin 5 Minuten auf mittlerer Hitze andünsten. Mit Salz und Pfeffer abschmecken. Den weißen Teil des Lauchs zugeben und 2 Minuten bei mittlerer Hitze mitdünsten. Die Brühe mit den Kräutern hinzugeben und alles aufkochen lassen. Die Hähnchenbrustfilets waschen, trocken tupfen und längs in Scheiben schneiden. Mit Salz und Pfeffer würzen und in den Topf geben. 15 Minuten bei mittlerer Hitze garen. Die restliche Petersilie fein hacken. Sahne und Eigelb in einer Schale verquirlen. Ca. 300 ml vom heißen Sud unterrühren. Die Eiersahne unter Rühren zum Eintopf geben, ebenso den grünen Teil des Lauchs. Anschließend alles 2–3 Minuten bei mittlerer Hitze ziehen lassen. Die Kartoffel-Möhren-Mischung zugeben und das Gericht mit der frischen Petersilie auf Tellern anrichten.

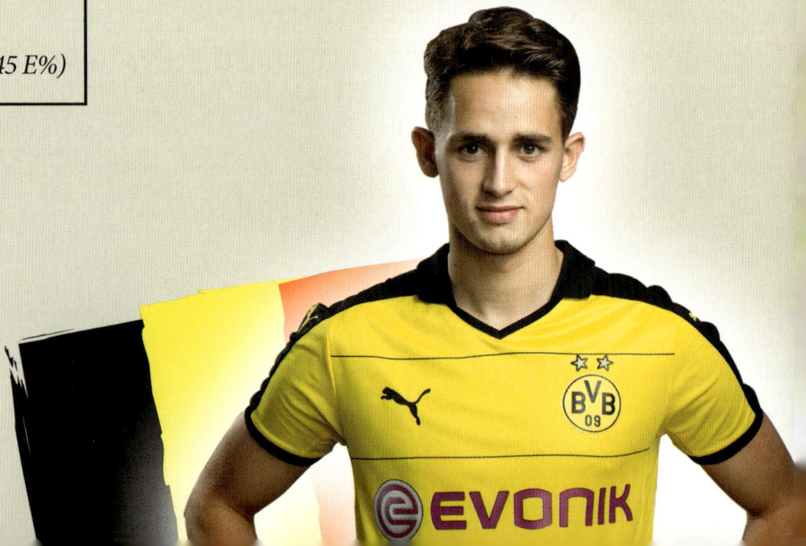

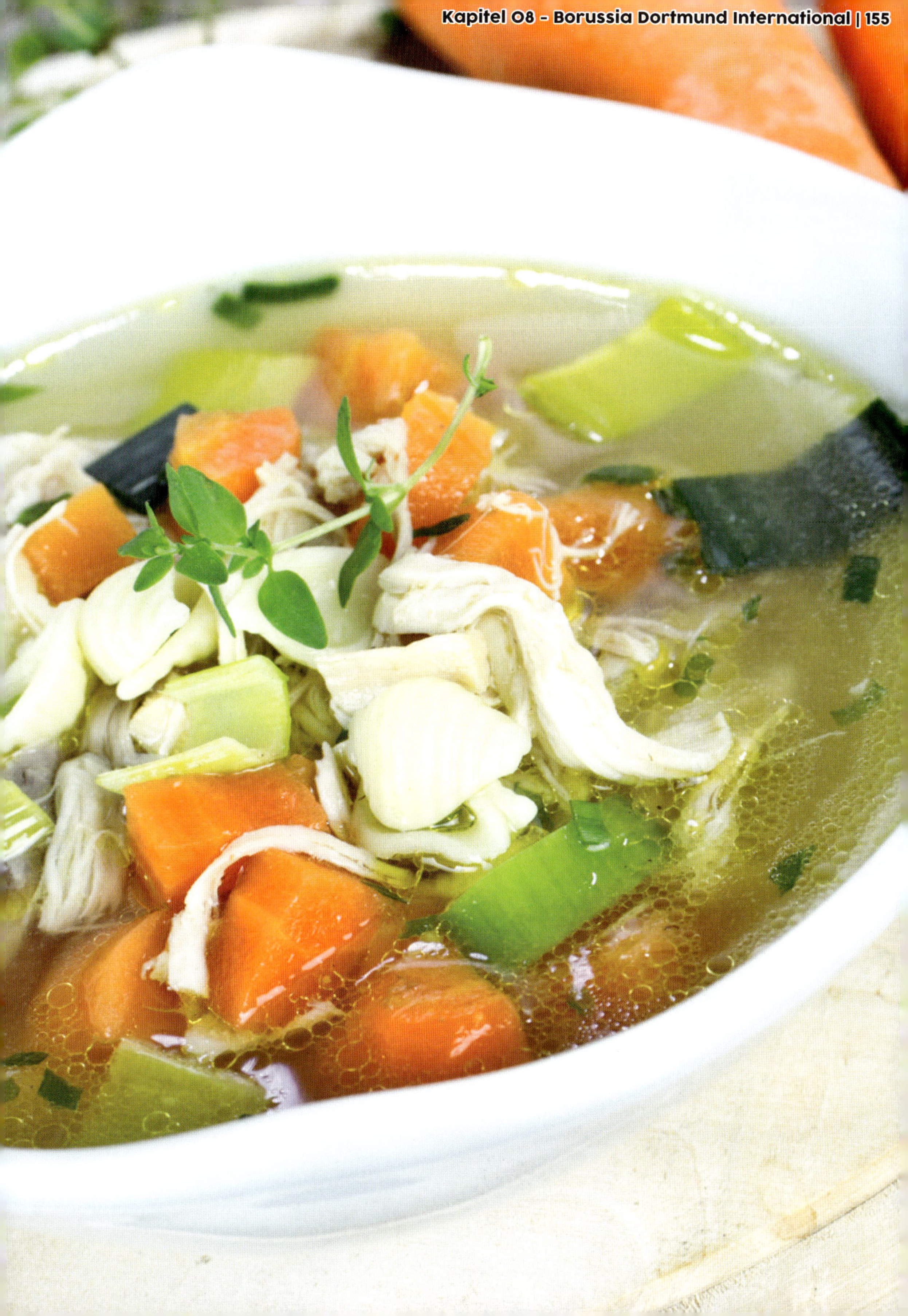

U12

SPANISCHER GEMÜSEAUFLAUF

Eine leichte Mahlzeit für einen trainingsfreien Tag

4 PORTIONEN FÜR U12-SPIELER

2 ZUCCHINI
1 AUBERGINE
2 EL OLIVENÖL
2 PAPRIKASCHOTEN

FÜR DIE SAUCE
1 GROSSE ZWIEBEL
1 KNOBLAUCHZEHE
5 GETROCKNETE TOMATEN
2 EL OLIVENÖL
1 TL TOMATENMARK
250 G PASSIERTE TOMATEN
1 TL PAPRIKAPULVER
1 TL OREGANO
1/2 TL THYMIAN
10 BASILIKUMBLÄTTER, GEHACKT
SALZ UND PFEFFER ZUM ABSCHMECKEN

150 G PARMESAN
20 BASILIKUMBLÄTTER

1 Portion (ca. 453 g): 288 kcal,
16 g Kohlenhydrate (23 E%),
19 g Eiweiß (27 E%), 15 g Fett (50 E%)

Backofen auf 180 °C vorheizen.
Zucchini und Aubergine küchenfertig vorbereiten und in Scheiben schneiden (circa 1 cm). Die Gemüsescheiben mit einem Küchenpinsel beidseitig dünn mit Öl bestreichen, auf ein mit Backpapier ausgelegtes Backblech legen und im Backofen backen, bis sie nach ca. 8 Minuten leicht gebräunt sind. Dann die Scheiben wenden und bis zum Erreichen einer schönen Bräunung circa weitere 8 Minuten backen. Zwischenzeitlich Paprika halbieren, entkernen, waschen und in Würfel schneiden.

Währenddessen mit der Vorbereitung der Tomatensauce beginnen. Zwiebel schälen und in kleine Würfel schneiden. Knoblauch pellen und hacken. Die getrockneten Tomaten in kleine Stücke schneiden. Etwas Öl in einem Topf erhitzen und Zwiebeln, Knoblauch und getrocknete Tomatenstückchen anbraten. Das Tomatenmark mit anschwitzen. Passierte Tomaten dazugeben und mit Paprika, Oregano, Thymian, Basilikum, Salz und Pfeffer würzen. Mit geschlossenem Deckel einige Minuten köcheln lassen.

Eine Auflaufform leicht mit Öl ausstreichen. Die Zucchinischeiben in die Form füllen. Die Hälfte der fertigen Sauce auf die Zucchini geben und mit den Auberginenscheiben bedecken. Anschließend die restliche Sauce darauf verteilen, mit den Paprikawürfeln bestreuen. Parmesan reiben, über den Auflauf geben und diesen in den Backofen stellen. Nach 20 Minuten ist der Auflauf fertig, die Paprika ist leicht gebräunt und der Parmesan verlaufen.

Zum Servieren mit einigen frischen Basilikumblättern bestreuen.

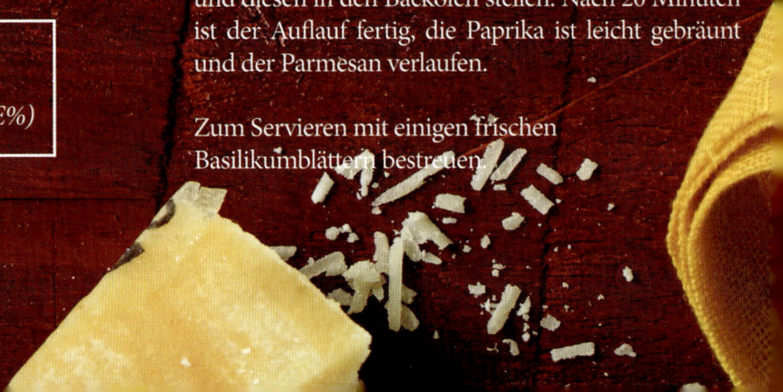

41

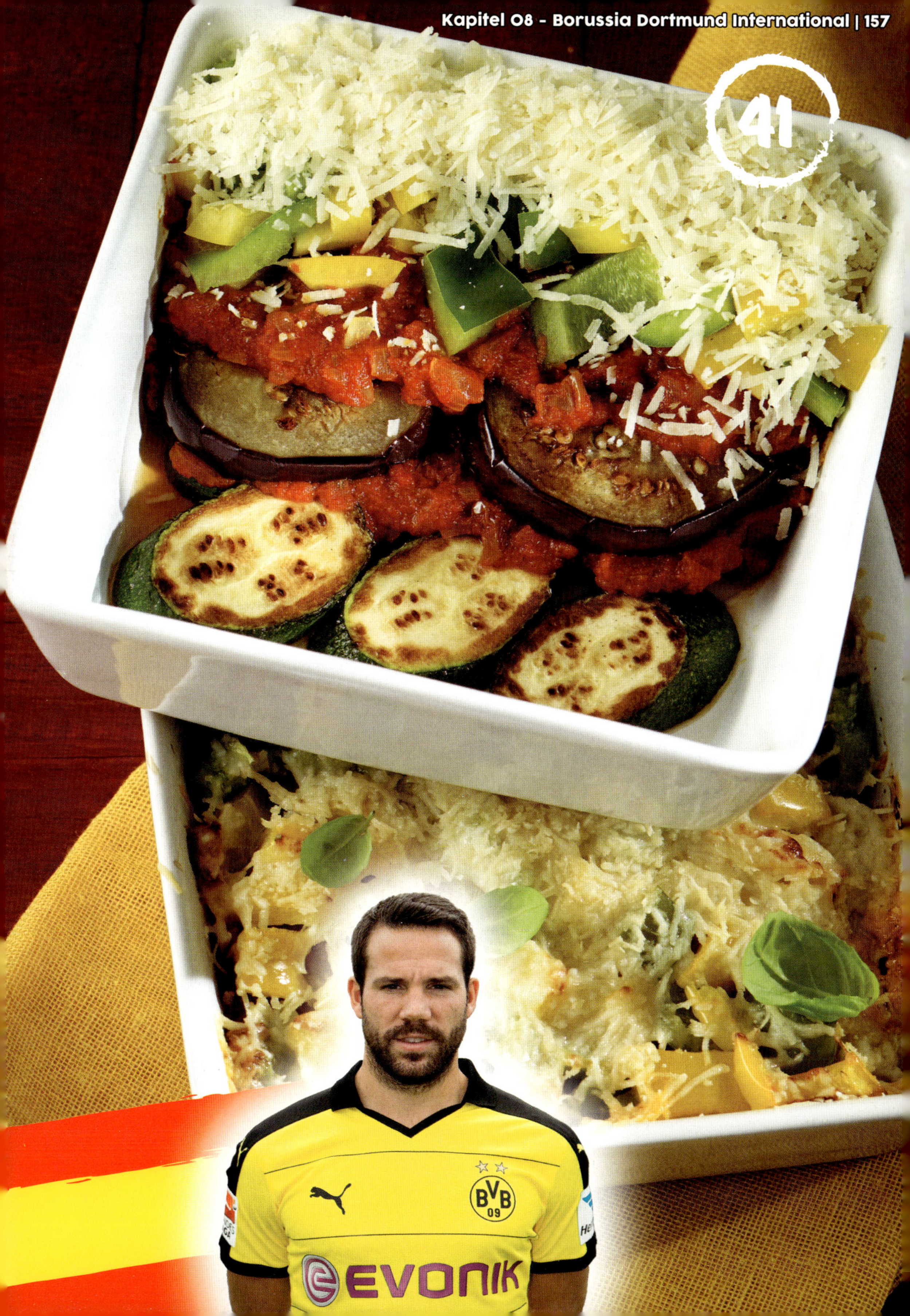

09 Allerbeste (wertvolle) Eiweißquellen

Angaben beziehen sich auf 100 Gramm

01 Fleisch (Filet vom: Rind 23 g, Hähnchen 23 g, Pute 24 g, Lamm 29 g, Schwein 21 g)

02 Fisch (z.B. Lachs 20 g)

03 Eier (7 g pro Stück)

04 Quark 0,2 % Fett (13,5 g)

05 Nüsse & Kerne (z.B. Walnüsse 14,4 g; Sonnenblumenkerne 22,6 g)

06 Frischkäse 0,1 % Fett (13,4 g)

07 Hülsenfrüchte (z.B. Kidneybohnen 37 g; Kichererbsen 21 g)

08 Pilze (1,5 g)

09 Kombinationen aus tierischen und pflanzlichen Lebensmitteln – z. B. Spiegelei mit Kartoffeln und Spinat oder Lachs mit Brokkoli und Kartoffeln.

09 Superfoods
für ein gesundes Immunsystem

01 Chia-Samen

02 Goji-Beeren

03 Leinöl

04 Walnüsse

05 Kürbiskerne

06 Beeren

07 Kiwis

08 Mandeln

09 Paranüsse

DIESE „SUPERFOODS" ENTHALTEN HOCH KONZENTRIERT SOGENANNTE ANTIOXIDANZIEN UND OMEGA-3-FETTSÄUREN. ANTIOXIDANTIEN SCHÜTZEN DIE ZELLEN ÄHNLICH WIE EIN ROSTSCHUTZMITTEL EISEN SCHÜTZT.

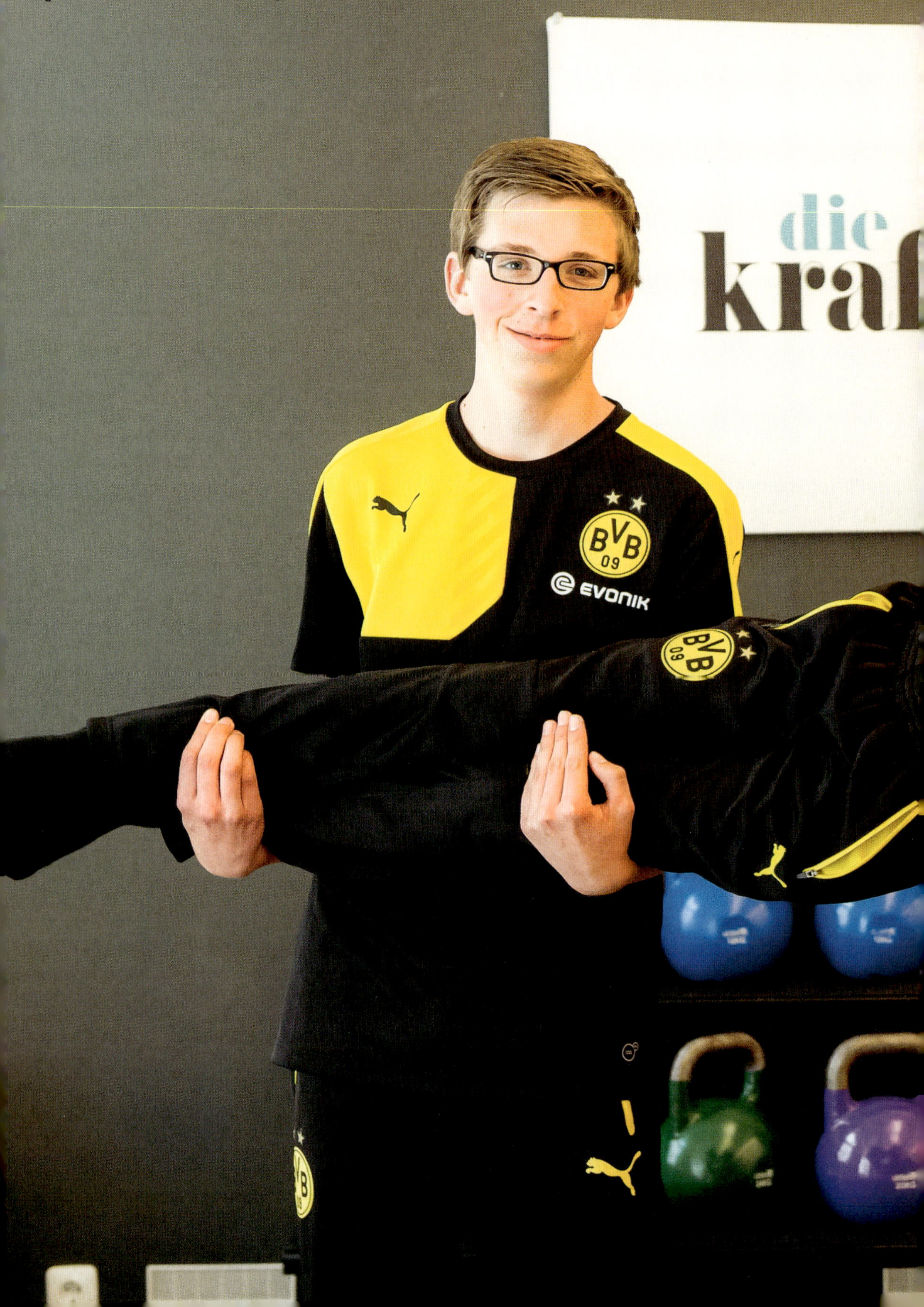
die
kraf
BVB 09
EVONIK

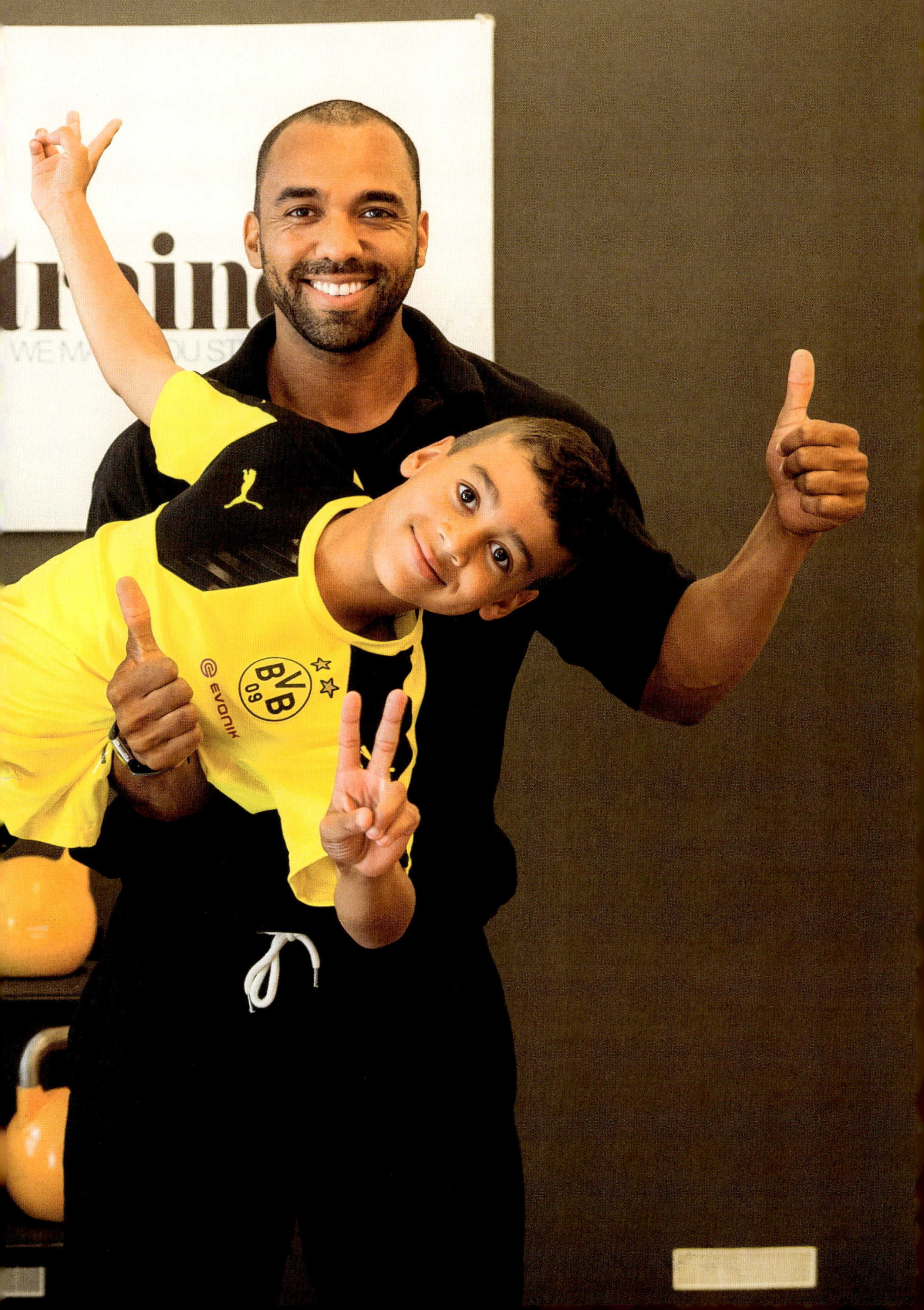
BVB 09
EVONIK

Clifford Opoku-Afari weiß aus eigener **Erfahrung**, dass die **Weichenstellung** zu Fitness und **Leistungsfähigkeit früh erfolgt**. Dass **Kinder** und **Jugendliche** sich dabei an **Eltern** und **Trainern orientieren**, ist **Chance** und **Verantwortung** zugleich. Dabei ist das **Erfolgsrezept** eigentlich **ganz einfach**:

„Essen muss schmecken! Training muss Spaß machen!“

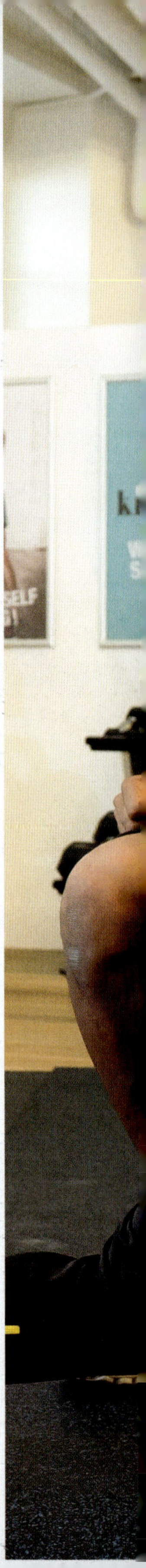

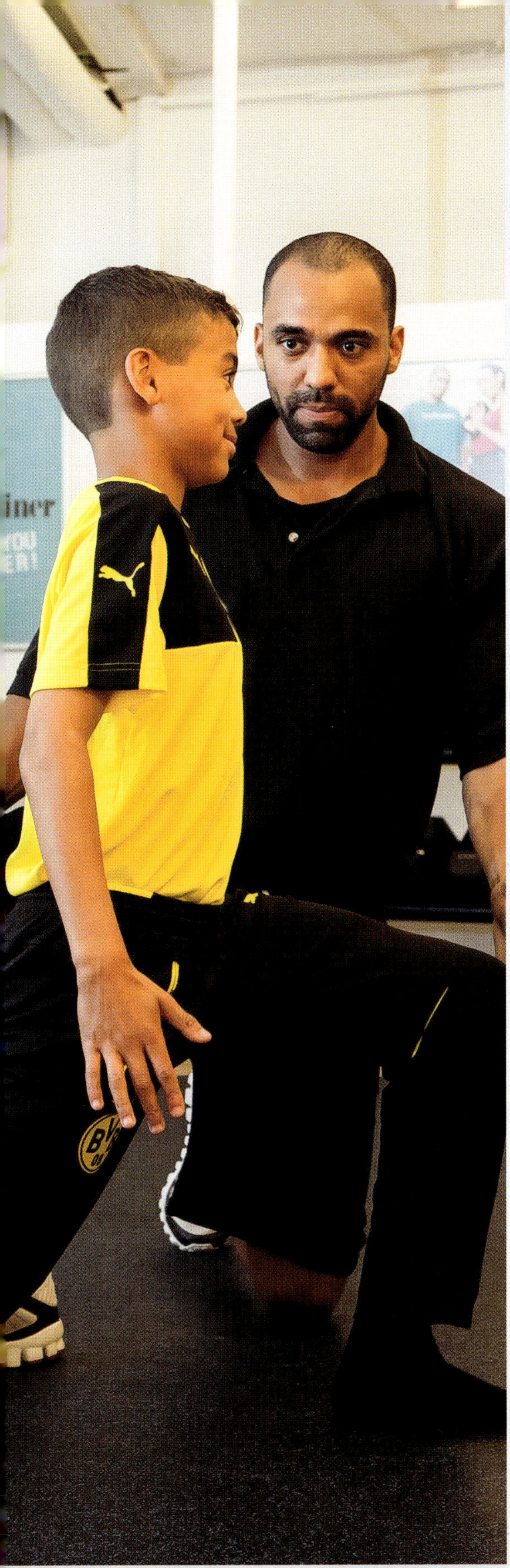

Clifford Opoku-Afari ist ein Überzeugungstäter. Er fängt die Menschen mit seiner verbindlichen Art und fesselt sie mit seiner positiven Ausstrahlung. Als Personal Trainer rüttelt er seine Klienten wach und motiviert sie, auf dem Weg zu größerer Fitness und besserer Gesundheit ihren inneren Schweinehund zu besiegen. Als Keynote-Speaker. Er trägt Inspiration hinein, weckt die Neugier seiner Zuhörer. Er emotionalisiert, setzt Impulse und bereitet so ein Klima, in dem die Lust auf Herausforderung und Veränderung gedeihen kann.

Manchmal aber, wenn Clifford Opoku-Afari an seine eigene Laufbahn als Sportler zurückdenkt, treibt ihn eine Frage um, die unbeantwortet bleiben wird: „Ich wüsste gerne", sagt er, „was ich hätte erreichen können, wenn ich damals schon die umfangreichen Kenntnisse über Ernährung und über die Zusammenhänge zwischen Ernährung und Leistungsfähigkeit gehabt hätte, die ich heute habe."

Rückblick 1 – wir schreiben das Jahr 1993:

Der 15-jährige Clifford Opoku-Afari wird mit 7,19 Metern zum dritten Mal Nordrheinmeister im Weitsprung. Er katapultiert sich mit dieser Leistung auf Platz 1 der Jahrgangsbestenliste des Deutschen Leichtathletik-Verbandes. Siebenmeterundneunzehnzentimeter – das ist ordentlich weit für einen Teenager. Und weil er, wie so viele Weitspringer, auch pfeilschnell ist, also ein 100- und 200-Meter-Sprinter mit enormem Potenzial, schimmert seine Zukunft in den Farben Gold, Silber und Bronze.

Rückblick 2 – wir schreiben das Jahr 2002:

Der 24-jährige Clifford Opoku-Afari beendet seine aktive Laufbahn. 6,91 Sekunden über 60 Meter, 10,71 Sekunden über 100 Meter und 21,59 Sekunden über 200 Meter stehen als persönliche Bestleistungen in seiner Vita. Im Weitsprung sind es 7,41 Meter. Zu den 7,19 Metern aus dem Jahr 1993 sind 22 Zentimeter dazugekommen. „Nur noch" 22 Zentimeter – denn Cliff war in den Jahren dazwischen häufig verletzt. Schon als Jugendlicher ein Bandscheibenvorfall. Er kämpft sich zurück. Er liest viel über Ernährung. Heute weiß er: viel Falsches! Lange Zeit aß er vor allem Kohlenhydrate. Und Kohlenhydrate. Und Kohlenhydrate! Er wurde selten satt, baute kaum Muskeln auf. Seine Magenprobleme ignorierte er. Vor allem aber: Cliff blieb verletzungsanfällig. Es gelang ihm einfach nicht, das Leistungspotenzial, das unzweifelhaft in ihm steckte, komplett abzurufen. Weil er immer wieder um Wochen oder Monate zurückgeworfen wird. Eine Folge aus falscher Ernährung und Fehlern im Trainingsaufbau.

Zurück in die Zukunft – wir schreiben das Jahr 2015:

„Zu meiner aktiven Zeit hatten wir keine Unterstützung in Ernährungsfragen. Von Vereinsseite gab es da nichts. Wir haben nie so etwas wie ‚Die zehn goldenen Regeln' an die Hand bekommen", erzählt Clifford Opoku-Afari beim Gespräch in seinem Studio „die krafttrainer" in Kölns „Belgischem Viertel". Er beklagt das nicht. Er stellt es lediglich fest. Er trauert seinen verpassten Chancen nicht hinterher. Sein Antrieb ist: Dafür zu sorgen, dass Sportler heute nicht dieselben Fehler machen. Und die Gefahr, dass Sportler heute dieselben Fehler machen: Sie ist groß!

Denn erstens:

„Viele Sportler investieren zu wenig Zeit in die Umsetzung einer Ernährung, die auf ihre individuellen Bedürfnisse ausgerichtet ist. Manche aus Nachlässigkeit, manche aus Bequemlichkeit. Denn natürlich ist es aufwendiger, sich bewusst und bedarfsgerecht zu ernähren. Manche aber auch aufgrund einer immer noch verbreiteten Unwissenheit darüber, wie groß das Potenzial, seine Leistung zu steigern und die Verletzungsanfälligkeit zu minimieren, eigentlich ist." Zu den Klienten von Clifford Opoku-Afari zählen gelegentlich auch Fußballprofis. „Wenn ich mit diesen Sportlern einkaufen gehe, bin ich immer wieder erschrocken, wie wenig sie über Lebensmittel wissen."

... zweitens:

„Selbst Mediziner haben, wenn sie von der Universität kommen, kaum etwas von gesunder und leistungsfördernder Ernährung gehört. Die meisten Trainer und Vereine haben keine wirkliche Vorstellung davon, wie viel da noch an Potenzial in jedem einzelnen Sportler schlummert", sagt der Sportwissenschaftler Clifford Opoku-Afari.

... und drittens:

„Viele Trainer, die einmal mit einem Sportler oder einer Mannschaft Erfolg hatten, nehmen das als Rechtfertigung dafür, an ihren Methoden festzuhalten. Sie spulen jahrein, jahraus dasselbe Programm ab und hinterfragen nichts mehr. Da weißt du als Athlet heute schon, welche Inhalte du in einem halben Jahr am Montag trainierst, welche am Dienstag, am Mittwoch, am Donnerstag und am Freitag." Dabei, sagt Opoku-Afari, gebe es auf der einen Seite „so viele spannende neue Methoden, so viel tolles Trainingsequipment".

Und auf der anderen Seite zum Teil komplett überholte wissenschaftliche Erkenntnisse. Nur sei die Entwicklung an den Übungsleitern häufig vorbeigegangen. Er wünscht sich daher gerade im Hochleistungssport mehr Neugier und mehr Mut. „Ein wenig mehr Aufgeschlossenheit würde dem deutschen Sport insgesamt gut tun. Diese Mentalität der Amerikaner: Es gibt etwas Neues? Okay, dann lass' es uns ausprobieren!"

Der Enthusiasmus, mit dem der Fitnessfachmann über seine Leib-und-Magen-Themen spricht, erreicht die nächst höhere Stufe, wenn es um Kinder und Jugendliche geht. Die bilden zwar nicht seine Kernzielgruppe, doch er weiß: Bei den Jüngsten und den Jungen kann man ganz viel falsch machen. Was im Umkehrschluss bedeutet, dass man auch ganz viel richtig machen kann. So oder so werden in diesem Alter die Weichen dafür gestellt, wie man mit seinem Körper und seiner Gesundheit umgeht.

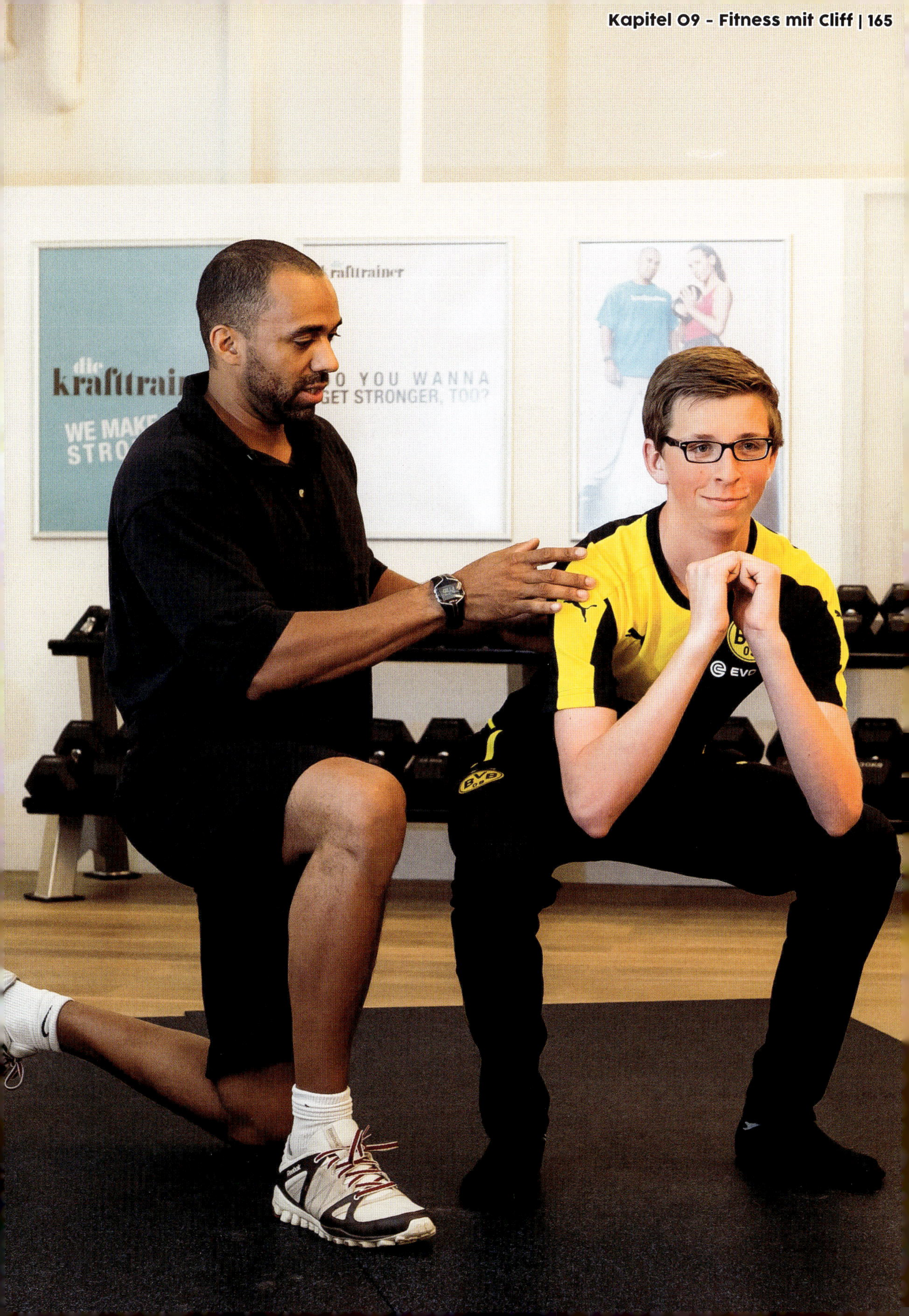
krafttrainer
GET STRONGER, TOO?

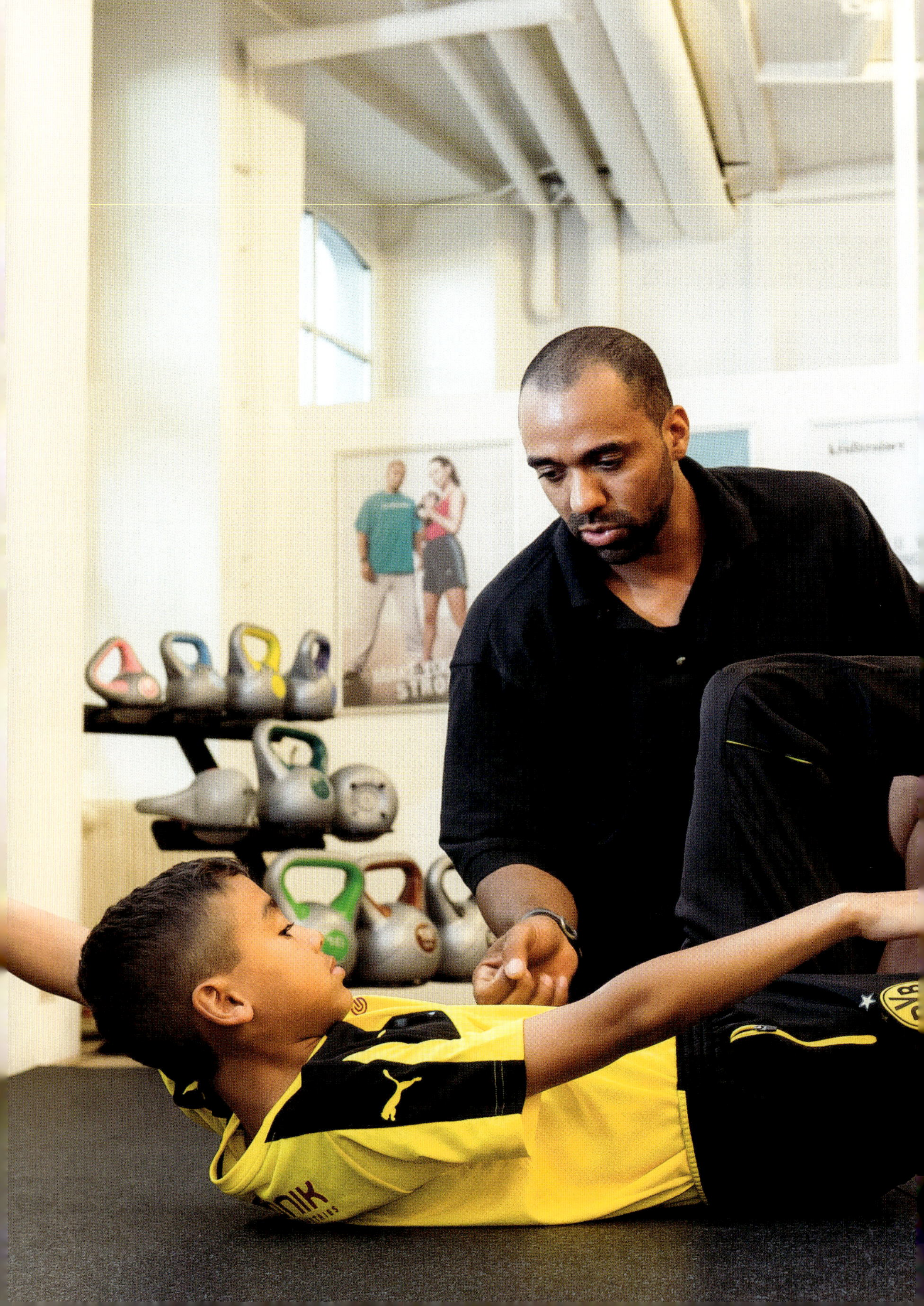

Cliff Opoku-Afari über Kinder, Jugendliche und …

… Ernährung:

„Natürlich muss man den Hebel bei den Eltern ansetzen. Kinder kochen ja nicht für sich selbst. Die Initiative von Borussia Dortmund, Eltern über bedarfsgerechte Ernährung zu informieren und die Kinder mit einzubinden, ist absolut vorbildlich. Die große Chance besteht darin, dass es Kindern letztlich ja egal ist, ob sie Kohlenhydrate, Fett oder Eiweiß essen. Ihnen ist egal, ob es Nudeln mit Sahnesauce oder Fischfilet mit Salat gibt – für sie ist wichtig, dass es schmeckt. Man kann Kindern richtiges Essverhalten antrainieren. Und das macht ja nicht nur bei Kindern Sinn, die aktiv und ambitioniert Sport treiben. Sondern ganz generell mit Blick auf die Gesundheit. "Den Nachweis, dass Sportler weniger verletzungsanfällig wären, wenn sie sich von klein auf ausgewogen ernährt hätten, wird man schwerlich führen können. Aber, so der Sportwissenschaftler: Nach allem, was man heute über die Zusammenhänge zwischen Ernährung auf der einen Seite und festeren Knochen, stärkeren Bändern, belastbareren Muskeln, besserer Regenerationsfähigkeit auf der anderen Seite weiß, sei „die Wahrscheinlichkeit sehr hoch, dass die Zahl der Verletzungen, die nicht durch gegnerische Einwirkung verursacht werden, bei richtiger Ernährung sinkt".

… Fitness:

„Auch dieses Thema läuft maßgeblich über Erwachsene – nämlich die Trainer. Kinder tun, was ihre Trainer sagen. Sie können nicht wissen, ob eine Übung der Entwicklung ihres Knochen- und Muskelapparates dient oder schadet. Sie hinterfragen das auch nicht. So, wie Kinder vom Essen erwarten, dass es schmeckt, erwarten sie vom Training, dass es Spaß macht. Kraftübungen spielen dabei eine untergeordnete Rolle. Auf Gewichte sollte man ganz verzichten und stattdessen das eigene Körpergewicht nutzen. Das schult auch die Körperkontrolle. Viel wichtiger ist es, die Koordinationsfähigkeit zu schulen und die soziale Interaktion zu fördern. Spielerische Übungsformen sind dazu ideal geeignet. Wenn ich einen Erwachsenen Fußball spielen oder einen Basketball prellen sehe, kann ich nach wenigen Sekunden sagen, ob sich in jungen Jahren jemand um seine Fuß-Augen- oder Hand-Augen-Koordination gekümmert hat. In diesem Bereich gibt es leider große Defizite – und somit auch große Chancen."

… ihre besonderen Talente:

„Kinder wachsen völlig selbstverständlich bi- oder trilingual auf. Sie wechseln von einem Satz zum nächsten von Deutsch auf Englisch oder Türkisch. Für Erwachsene hingegen ist es mühselig, eine Fremdsprache zu lernen. Genau so verhält es sich mit vielen Aspekten des Sports. Nehmen wir als Beispiel den BVB und seinen ‚Footbonauten' – diesen Trainingsroboter, der Ballannahme, -verarbeitung und Passspiel sowie die Reaktionsgeschwindigkeit verbessern hilft. Natürlich funktioniert das auch, wenn ein Spieler dort mit 25 Jahren erstmals hineingeht. Es würde auch bei einem 80-Jährigen funktionieren, weil man sich in jedem Alter noch verbessern kann. Man wird aber niemals dasselbe Niveau erreichen wie jemand, der ganz früh damit begonnen hat. Deshalb nutzt man solche Methoden idealerweise schon im Kindes- oder Jugendalter."

Clifford Opoku-Afari,

geboren am 6. August 1977,

ist Sportwissenschaftler, Autor, Referent, Trainer und Personal Coach.

Er ist unter anderem bekannt durch Fernsehauftritte im WDR, bei RTL und auf Pro7.

Nach dem Ende seiner Laufbahn widmete sich Cliff Opoku-Afari dem Studium der Sportwissenschaften und bildete sich zusätzlich in den Bereichen Fitness, Ernährung, Medizin und Psychologie fort. Als Dozent bei der Deutschen Trainer-Akademie hat der Diplomtrainer für medizinische Fitness mittlerweile ca. 2.000 Trainerinnen und Trainer ausgebildet. Sportlich wechselte er von der Leicht- zur Schwerathletik und entdeckte die Leidenschaft für Kraftsport. Seine Bestleistungen im Bankdrücken liegen bei 165 Kilogramm (Wettkampf) und 172,5 Kilogramm (Training).

Als aktiver Sportler hat Clifford Opoku-Afari im Weitsprung und im Sprint Erfolge gefeiert – u.a. war er viermal Nordrheinmeister.

Seine Bestleistungen:

- 6,91 Sek. über 60 m (Halle)
- 10,71 Sek. über 100 m
- 21,59 Sek. über 200 m
- 7,41 m im Weitsprung

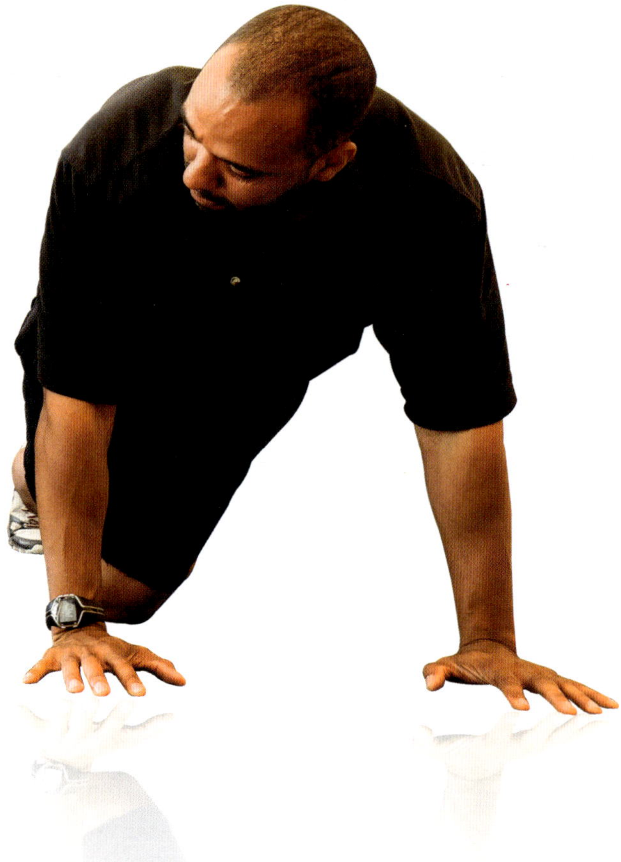

Cliff Opoku-Afari wird regelmäßig als Referent für Gesundheits- und Fitnessthemen bei Firmenveranstaltungen und Kongressen gebucht. Zusätzlich betreibt er in Köln ein Studio für Personal Training und schreibt Bücher.

Übung 1:	Frontstütz
Übung 2a/2b:	einbeinige Brücke mit angewinkeltem Bein
Übung 2c:	einbeinige Brücke mit gestrecktem Bein

1

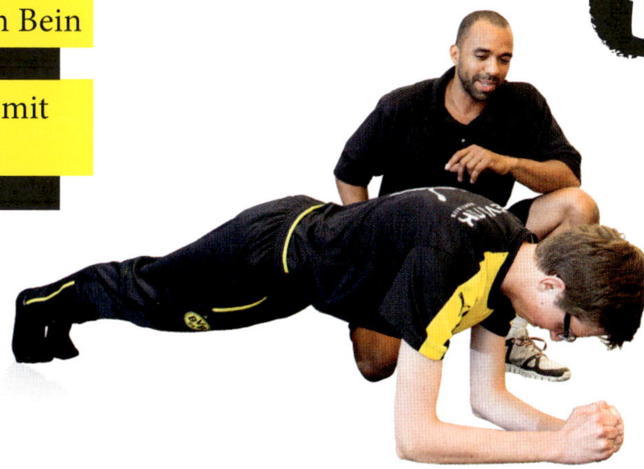

2a

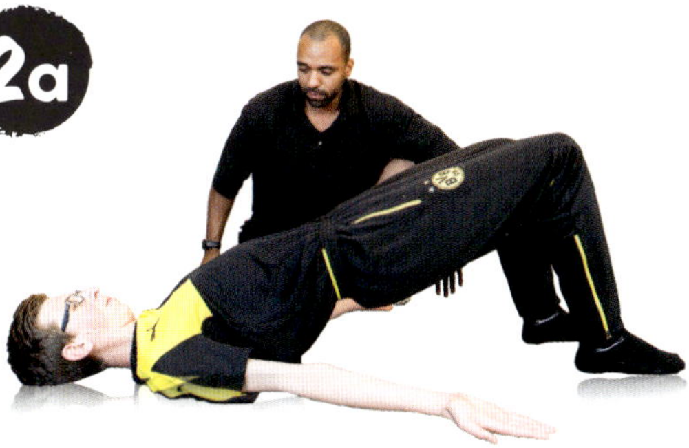

2b

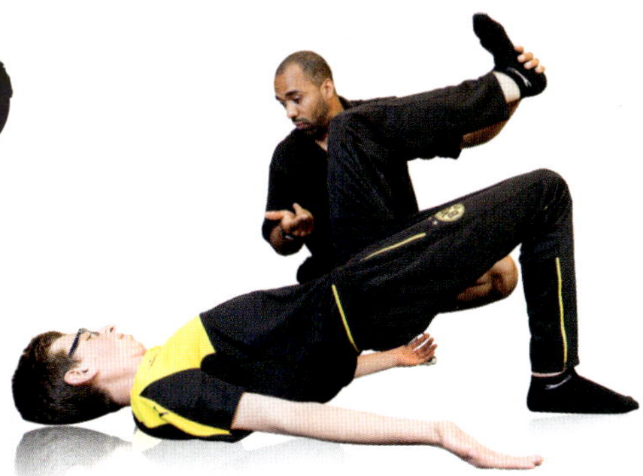

2c

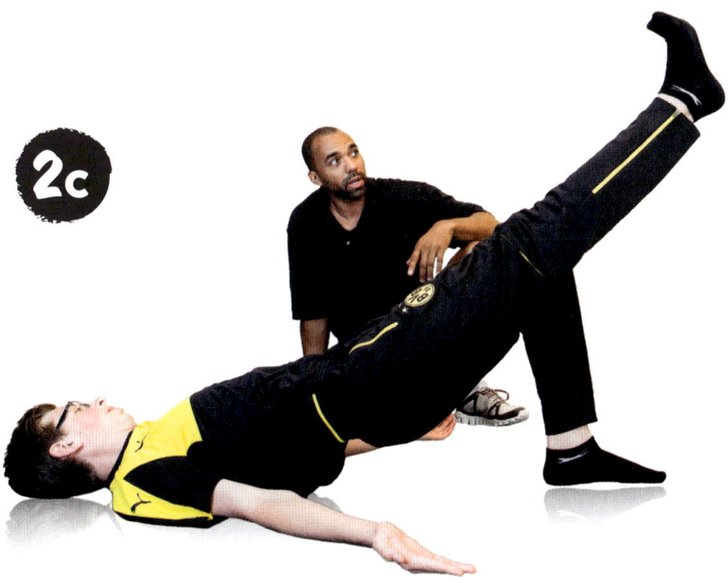

Übung 3a/3b:	Liegestütz
Übung 4:	diagonales Arm-/Beinstrecken im Vierfüßlerstand
Übung 5:	Seitstütz auf einer Hürde

3a

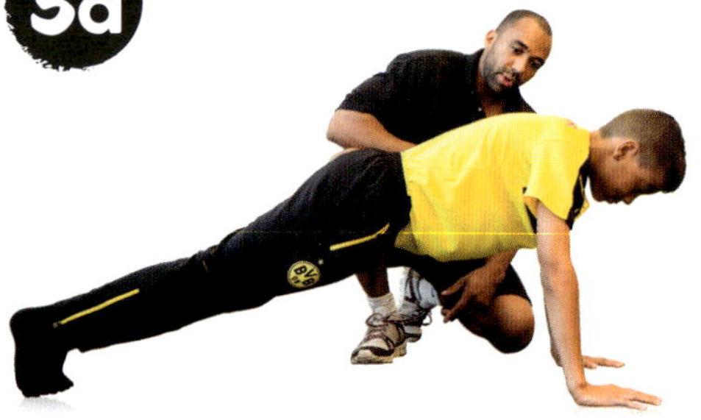

3b

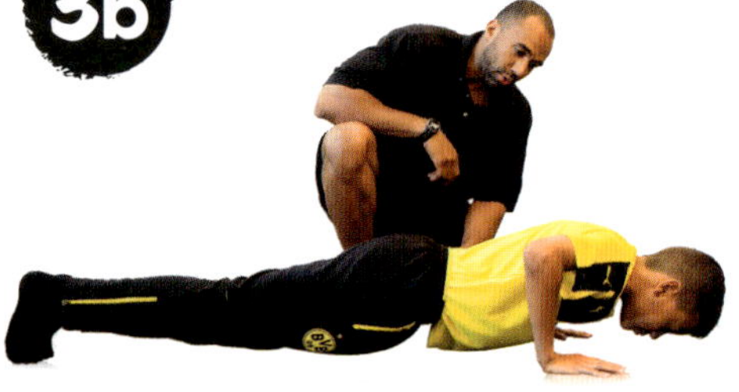

4

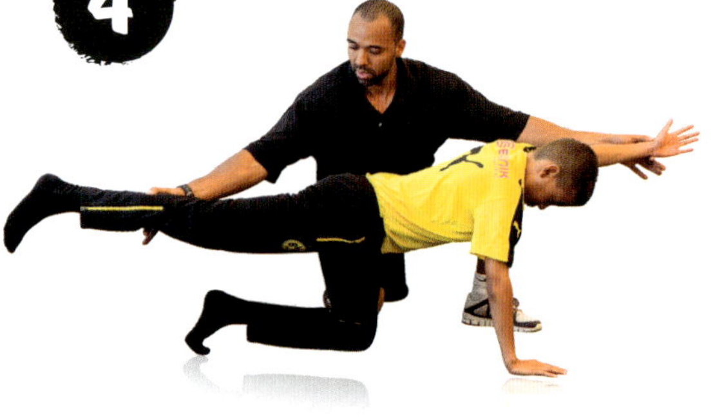

5

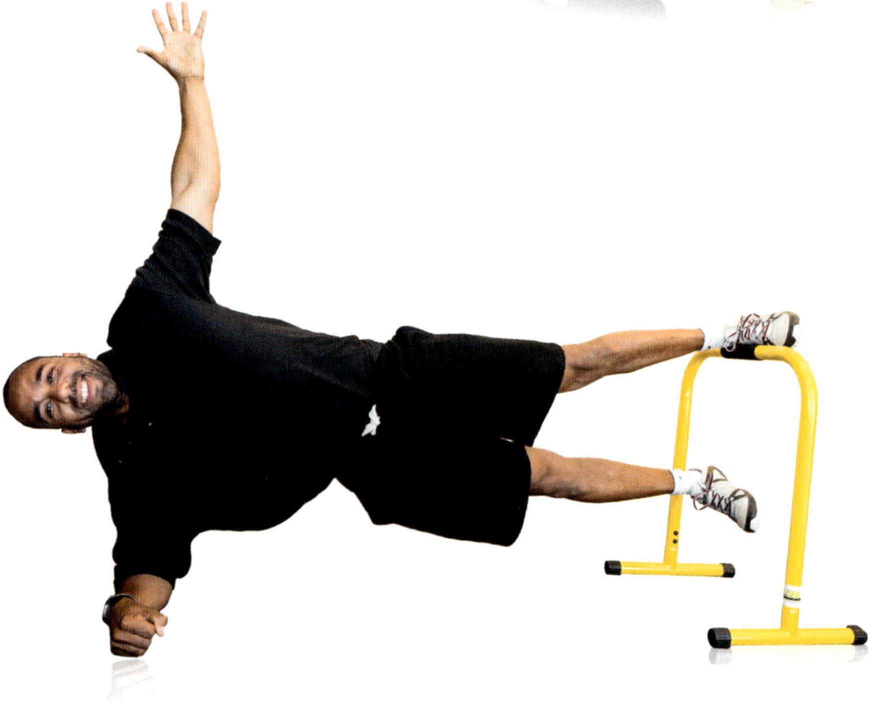

Übung 6: Käfer

Übung 7a/b/c: Kniebeuge

6

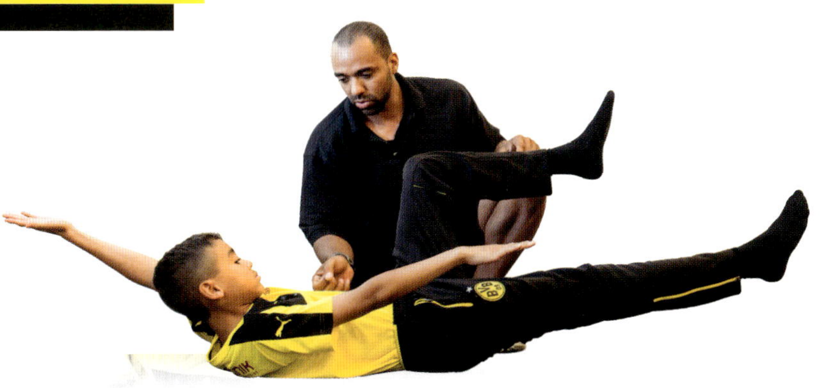

7a

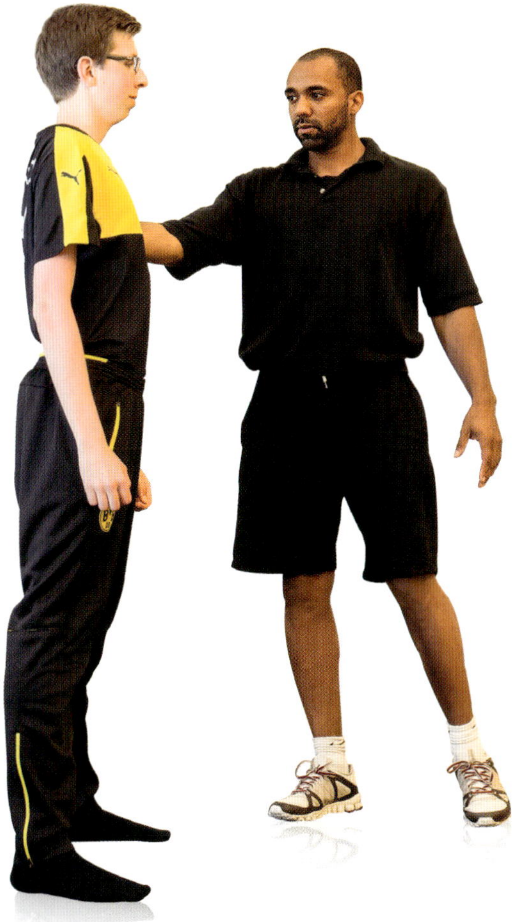

7b

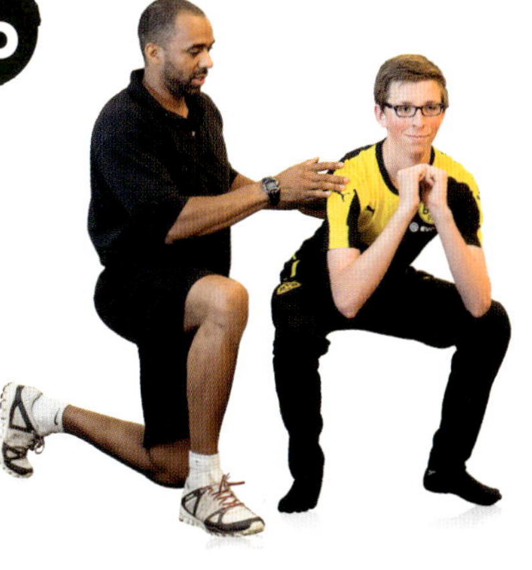

7c

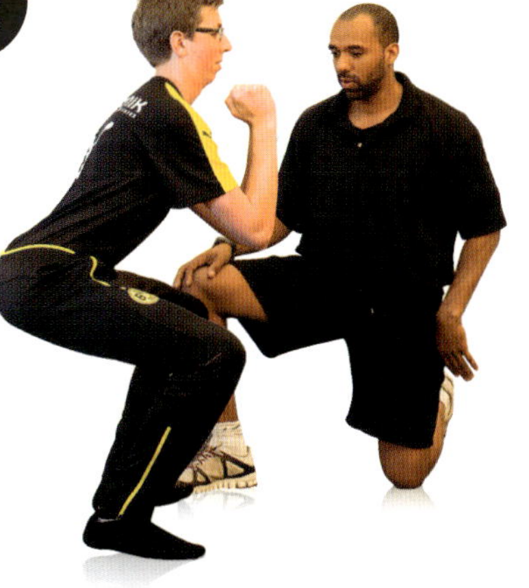

Übung 8a/b: Seitstütz

Übung 9a/b: Ausfallschritt-Kniebeuge

8a

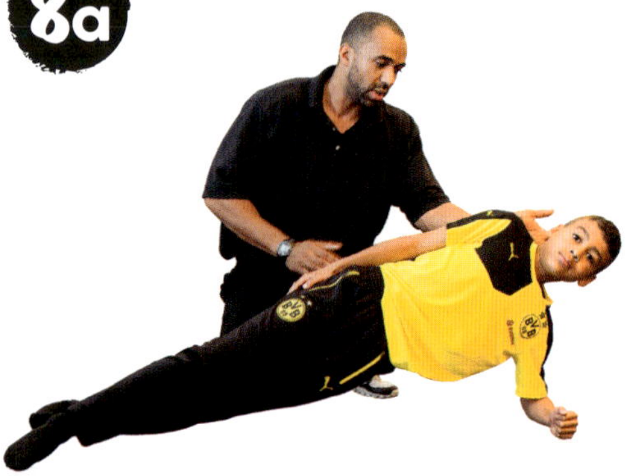

8b

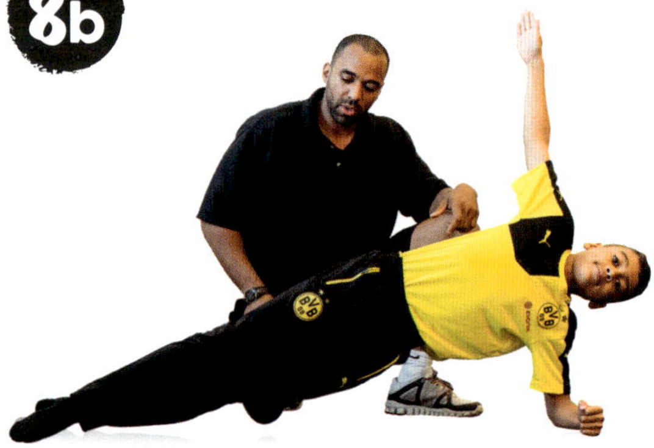

9a

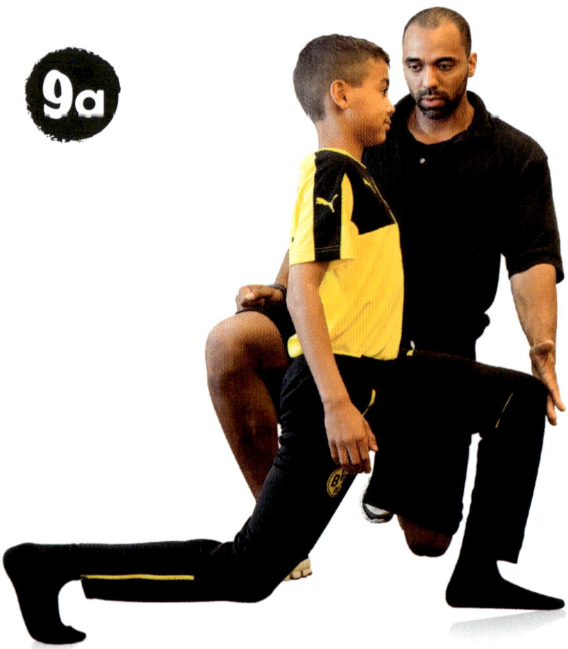

9b

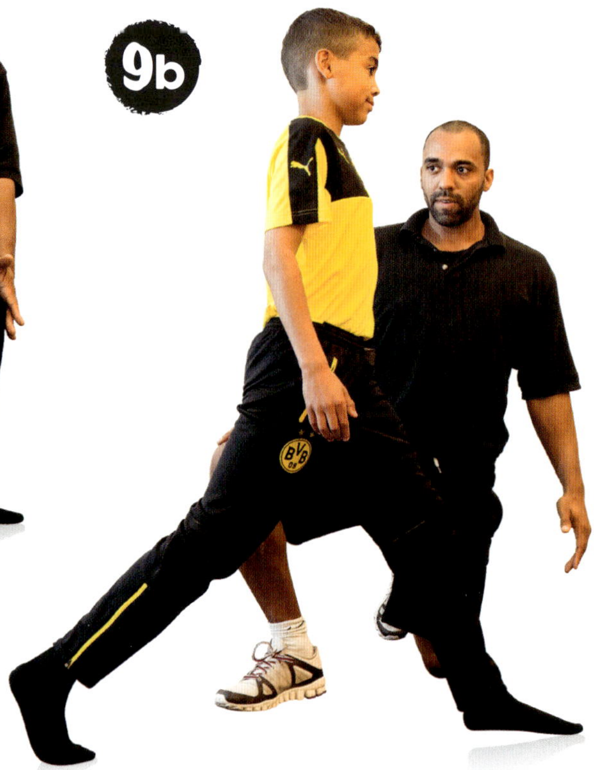

09 + 09 Obstsorten

ZUCKERARME / ZUCKERREICHE

(DIE GEWICHTSANGABEN BEZIEHEN SICH AUF EINE MENGE VON 100 GRAMM DER GENANNTEN OBSTSORTE)

Zuckerarme

01 Brombeeren (3 g)
02 Erdbeeren (3 g)
03 Himbeeren (5 g)
04 Honigmelone (5 g)
05 Wassermelone (5 g)
06 Blaubeeren (7 g)
07 Papaya (7 g)
08 Ananas (8 g)
09 Nektarine (8 g)

Zuckerreiche

01 Frische Pflaumen (10 g)
02 Äpfel (11 g)
03 Birnen (12 g)
04 Frische Feigen (13 g)
05 Weintrauben (15 g)
06 Kaki (16 g)
07 Bananen (20 g)
08 Getrocknete Pflaumen (55 g)
09 Getrocknete Feigen (58 g)

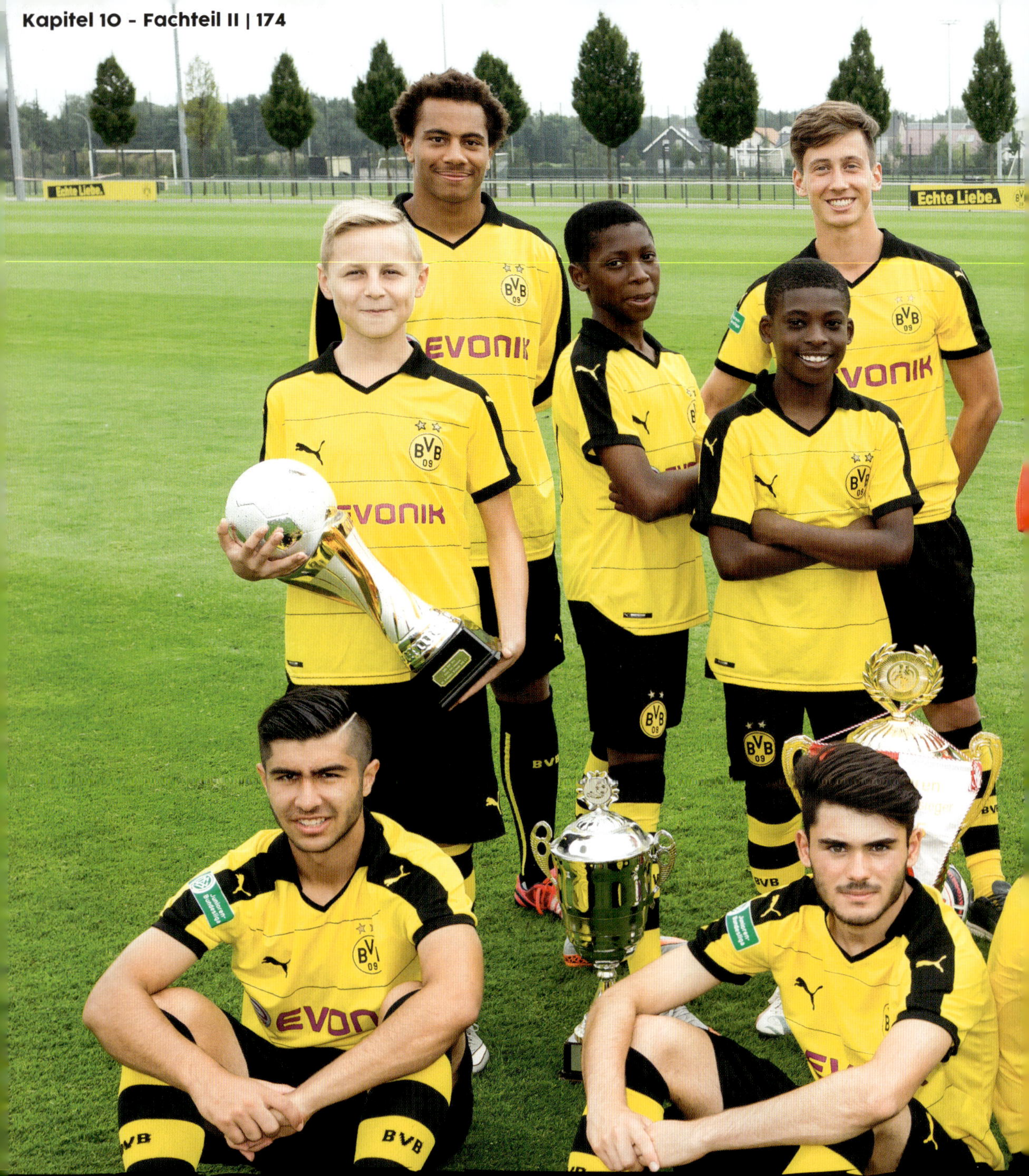

Nach dem Spiel ist vor dem Essen.
Nach dem Essen ist vor dem Training.
Nach dem Training ist vor dem Spiel.
Nach dem Spiel … - Ihr wisst schon!

Fußball ist eben immer. Auch dann, wenn gerade mal kein Fußball ist. Ein Kicker kann sein Leistungspotenzial nicht ein- und ausschalten wie das Licht im Spielertunnel. Und schon gar nicht kann er seine Form beliebig herauf und herunter regulieren. Wer im Hochleistungssport Erfolg haben will, muss sein Leben danach ausrichten. Dazu gehört auch die richtige Ernährung. Der persönliche Speiseplan ist nicht weniger wichtig als der Matchplan des Trai-

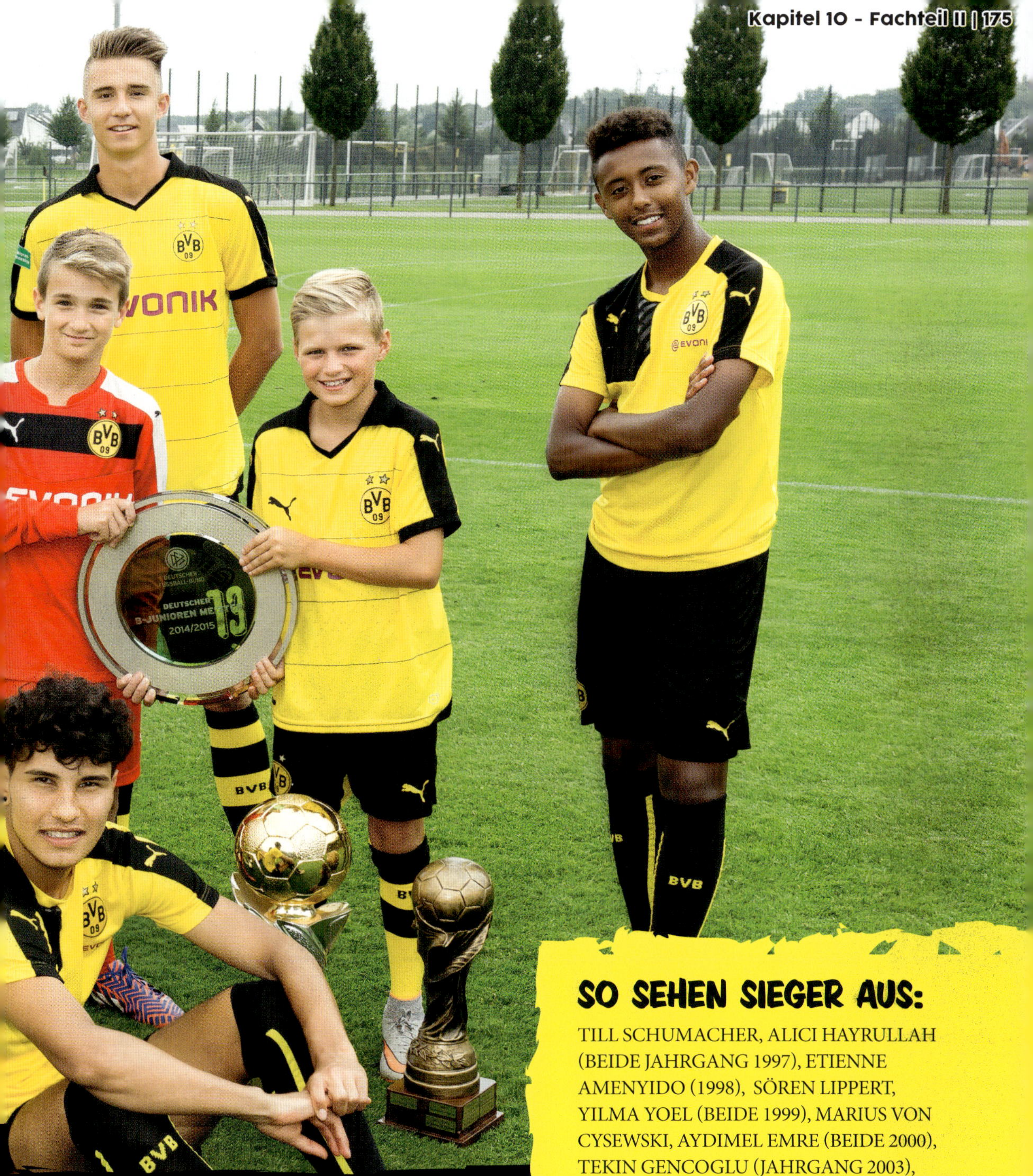

ners. Deshalb gibt es in diesem Kapitel noch einmal wichtige Tipps und Ratschläge, ganz konkrete Ernährungspläne für unterschiedliche Belastungsphasen. Und natürlich: Rezepte, Rezepte, Rezepte! Wir servieren Pausen-Power-Tee, Zaubertrank, BVB-Abwehrriegel und viele weitere Fitmacher – denn Erfolg geht durch den Magen!

SO SEHEN SIEGER AUS:

TILL SCHUMACHER, ALICI HAYRULLAH (BEIDE JAHRGANG 1997), ETIENNE AMENYIDO (1998), SÖREN LIPPERT, YILMA YOEL (BEIDE 1999), MARIUS VON CYSEWSKI, AYDIMEL EMRE (BEIDE 2000), TEKIN GENCOGLU (JAHRGANG 2003), ISAAK NWACHUKWU, SAMUEL BAMBA, MARIUS ZENTLER, HENDRIK HÖH (ALLE JAHRGANG. 2004) WURDEN IN DER SAISON 2014/15 MIT IHREN MANNSCHAFTEN WESTFALENPOKALSIEGER (U19 UND U15), DEUTSCHER MEISTER (U17), WESTFALENLIGA-MEISTER (U16), REGIONALLIGA-MEISTER (U14) UND REVIERCUP-MEISTER (U11).

Das BVB-Ernährungskonzept (II)

ERFOLG GEHT DURCH DEN MAGEN!

Das BVB-Ernährungsprinzip für maximale Energie und Leistungsfähigkeit beruht auf neuesten wissenschaftlichen Erkenntnissen. Für junge Kicker, die ein optimal abgestimmtes Verhältnis von Nährstoffen benötigen, um in jedem Training, im Wettkampf, aber eben auch in der Schule den hohen Anforderungen gerecht werden zu können, bildet es eine erstklassige Grundlage.

Gleichwohl sollte man mit Pauschalaussagen vorsichtig sein. Jeder Körper ist anders. Gerade Heranwachsende befinden sich nie exakt zur selben Zeit im selben Entwicklungsstadium. Selbst bei Mannschaften, die ausnahmslos aus Akteuren eines Jahrgangs bestehen, gibt es folglich Unterschiede, die es unverzichtbar machen, die Spieler zu beobachten und sie selbst sowie ihre Eltern regelmäßig nach ihren Befindlichkeiten zu fragen. Leistungstests können zusätzlich dazu beitragen, die Effekte im Zusammenhang mit einer bewussten und gezielten Ernährungsumstellung zu evaluieren.

Was man hinsichtlich der Basisernährung von Nachwuchstalenten guten Gewissens verallgemeinern darf: Sie haben nachweislich einen erhöhten Eiweißbedarf, um Regenerationsprozesse zu beschleunigen und einem drohenden Muskelabbau entgegenzuwirken. Zu viele Kohlenhydrate in Verbindung mit schlechten Fetten können zu Übergewicht führen und sich somit leistungsmindernd auswirken. Daher sollten Fußballer eine kohlenhydratmoderate Ernährung anstreben und dem Körper punktuell – also vor, während und nach der Belastung – sinnvolle Kohlenhydrate zuführen.

Langfristig lernt der Körper bei kohlenhydratarmer Ernährung, seine wertvollen Kohlenhydratspeicher zu schonen und früher auf sein Fett zurückzugreifen. Dabei kann es in der Anfangszeit, der sogenannten Adaptionsphase von vier bis sieben Tagen, durchaus zu Leistungseinbrüchen kommen. Steigt die Leistungsfähigkeit auch danach nicht, ist eine andere Ernährungsstrategie gefragt, und die Kohlenhydratgabe muss möglicherweise wieder erhöht werden.
Für Regenerationstage gilt jedoch nach wie vor: viel wertvolles Eiweiß, mäßig essenzielles Fett und wenig Kohlenhydrate.

Alle Gerichte, die dieses Buch für trainingsfreie Tage empfiehlt, können auch als Mittagessen variiert werden – beispielsweise vor einem intensiven Training, um die Kohlenhydratspeicher des Körpers zu leeren und die Fettverbrennung zu erhöhen. Nach dem Training wird, wie schon beschrieben, sofort wieder mit Kohlenhydraten aufgefüllt. So vergrößern sich die Speicher allmählich; die Fähigkeit zu häufigeren und längeren Sprints steigt. Füllt der Nachwuchssportler seine Kohlenhydratspeicher nach Training oder Wettkampf punktuell auf und fühlt sich dabei fit, kann sogar die Regenerationsmahlzeit kohlenhydratarm bleiben. Lachsfilet mit Gemüse wäre dann z. B. ein optimales Gericht. Dieses Vorgehen kann einige Tage hintereinander fortgesetzt werden – vorausgesetzt, die kurzfristigen Leistungseinbußen halten sich im Rahmen. Spätestens nach einer Woche sollten sich messbare Verbesserungen der Leistungsfähigkeit und ein spürbar besseres persönliches Leistungsempfindens einstellen.

Ganz wichtig ist bei Kindern und Jugendlichen, dass die Mengen altersgerecht angepasst werden. Da junge Menschen Wachstumsphasen durchleben, ist es durchaus nicht ungewöhnlich, wenn die Portionen, die sie essen, die von Erwachsenen übersteigen. Dies gilt insbesondere bei regelmäßiger sportlicher Belastung. Eltern und Trainer sollten daher unbedingt auf eine adäquate Gewichtsentwicklung achten.

Grundsätzlich gilt für junge Kicker ein täglicher Bedarf von 1,2 bis 1,5 Gramm Eiweiß pro Kilogramm Körpergewicht. Nach einer intensiven Belastung sollten die entleerten Kohlenhydratspeicher mit 1,0 bis 1,5 Gramm Kohlenhydrate pro Kilogramm Körpergewicht aufgefüllt werden.

Entscheidend für die Leistungsfähigkeit von Sportlern ist aber nicht allein, dass sie sich richtig ernähren, sondern auch, dass sie die richtigen Nährstoffe zur richtigen Zeit zu sich nehmen. Im Folgenden daher einige wichtige Ratschläge für unterschiedliche Belastungsphasen und Tagesabläufe.

Ein „normaler" Nachwuchsspieltag mit Anstoß um 11 Uhr:

Wichtig ist es, dem Körper vor dem Spiel ausreichend Energie zuzuführen, damit Blutzuckerschwankungen ausbleiben. Ein „Borussia-Müsli" (Rezept 5) hält diesbezüglich allen ernährungswissenschaftlichen Betrachtungen Stand. Es liefert gute Fette für die Langzeitenergie. Die schnellen Kohlenhydrate der Banane gelangen eher stetig in den Körper. Idealer Zeitpunkt für dieses Frühstück ist zwei Stunden vor dem Spiel, also gegen 9 Uhr. Spätaufsteher sollten die Menge reduzieren, damit sie im Spiel kein Völlegefühl hemmt.
Als Snack zum Mitnehmen, eignen sich, um die Speicher zu stabilisieren, Walnüsse und eine reife Banane. Der Effekt ist ähnlich wie beim Borussia-Müsli.
Eine Stunde vor dem Spiel, insbesondere bei warmen Temperaturen, sollte der Sportler 250 Milliliter Wasser oder „Zaubertrank" (Rezept 70) aufnehmen. Etwas kräftiger gebaute Spieler greifen eher auf Wasser, schlaksigere Spieler auf den Zaubertrank zurück. 30 Minuten vor dem Anpfiff sollte man die Prozedur wiederholen. In der Pause, spätestens aber nach 60 Minuten, sollten dann alle mindestens 250 Mililiter Pausen-Power-Tee (Rezept 69) oder Zaubertrank trinken. Um die geleerten Speicher wieder aufzufüllen, sollten Spieler nach dem Abpfiff direkt in der Kabine schnelle Kohlenhydrate und wertvolles Eiweiß zu sich nehmen. Dazu bietet sich ein Mix aus Traubensaft und Buttermilch oder Kefir an. Ein bis zwei Stunden nach dem Spiel sollte die nächste Mahlzeit eingenommen werden. Zu diesem Zeitpunkt herrscht im Körper immer noch eine erhöhte Aufnahmebereitschaft für Nährstoffe. Diesen Effekt sollte man unbedingt nutzen, um die Regeneration zu optimieren. Dabei sollte Eiweiß mit einer hohen biologischen Wertigkeit zugeführt werden, dazu ein wenig Kohlenhydrate und essenzielles Fett. Spiegeleier mit

Spinat und zwei mittlere Kartoffeln (Rezept 48) sind bestens geeignet.
Ein Snack vor dem Abendessen ist erlaubt – ein Stück Obst etwa. Um die Regenerationsprozesse positiv zu steuern, bieten sich am Abend Omega-3-Quellen an. Zu empfehlen wäre etwa ein Salat mit Thunfisch (Rezept 55).

Frühstück:
Borussia-Müsli (Rezept 5)
Snack:
Banane + 1 Handvoll Walnüsse
1 Stunde vor dem Spiel:
250 ml Zaubertrank (Rezept 70)
½ Stunde vor dem Spiel:
250 ml Zaubertrank
In der Halbzeitpause:
Pausen-Power-Tee (Rezept 69), wahlweise Wasser
Direkt nach dem Spiel:
200 ml Traubensaft, gemischt mit Buttermilch
1-2 Stunden nach dem Spiel:
Spiegeleier mit Spinat und 2 mittleren Kartoffeln (Rezept 48)
Snack:
1 Apfel
Abendessen:
Salat mit Thunfisch (Rezept 55)

An einem Spieltag mit Anstoßzeit um 15 Uhr …

… unterscheidet sich der Ernährungsplan von dem beschriebenen dadurch, dass das Mittagessen vor dem Spiel stattfindet, sodass die Kartoffelmenge auf zwei bis drei Kartoffeln erhöht werden kann. Übrigens kann der Körper die Kohlenhydrate aus der Kartoffel schneller aufnehmen, wenn die Kartoffeln so lange gekocht werden, bis sie sehr weich sind. Kocht man sie hingegen mit Schale und eher bissfest, verlangsamt sich die Kohlenhydrataufnahme. Da die Mahlzeit ca. drei Stunden vor dem Spiel eingenommen werden sollte – bei Anstoßzeit 15 Uhr also im Idealfall um 12 Uhr –, bietet es sich an, die Kartoffeln bissfest zu kochen.

An einem Turniertag mit mehreren Spielen …

… sollte das Frühstück mit dem Borussia-Müsli starten, um eine gute Eiweißgrundlage zu schaffen. Bei warmen Temperaturen ganz besonders wichtig: Darauf achten, dass immer wieder kleine Mengen Flüssigkeit getrunken werden. Bei mehr als 60-minütiger Dauerbelastung sollten zwischendurch Pausen-Power-Tee, Zaubertrank oder Apfelschorle gereicht werden. Zwischen den Spielen sind Snacks in Form von Obst (z. B. Banane), Apfel-Bananen-Muffins, Wal- oder Macadamianüsse zu empfehlen. Nicht empfehlenswert sind hingegen Pommes frites und Brat- oder Currywurst. Sie liegen nicht nur schwer im Magen, sondern machen eher müde, als dass sie Spielfreude wecken. Gerade kräftiger gebaute Kinder sollten auf Pommes & Co. verzichten und zu gesunden Snacks greifen. Ein selbst gemachter Müsliriegel, Obst oder ein Vollkornbrot mit Käse sind immer die besseren Alternativen. Nach Ende des Turniers kann wieder Buttermilch mit Traubensaft gereicht werden. Zu Hause gibt es dann die letzte Mahlzeit mit wertvollem Eiweiß und wenig Kohlenhydraten, da am Turniertag genügend gesnackt und getrunken wurde. Die Speicher sollten also gut gefüllt sein. Fehlen nur noch wertvolles Eiweiß, Vitamine und Mineralstoffe. Das alles liefert ein Salat mit Hähnchenbrustfilet.

Frühstück:

Borussia-Müsli (Rezept 5)

Beginn des Turniers:

(mit mehr als 1 Spiel am Tag): Ausreichend Wasser trinken. 1 Stunde vor Beginn des ersten Spiels 250 ml, ½ Stunde vor Beginn weitere 250 ml

Getränke zwischen den Spielen:

Wahlweise Pausen-Power-Tee (Rezept 69), Zaubertrank (Rezept 70), Apfelschorle oder Wasser

Snacks zwischen den Spielen:

Banane + 1 Handvoll Walnüsse + Bananen-Apfel-Muffins (Rezept 61) oder Joghurtküchlein mit Obstsalat (Rezept 64)

Nach 60 Minuten Belastung:

250 ml Zaubertank

30 Minuten vor dem nächsten Spiel:

250 ml Zaubertrank

Direkt nach dem Spiel:

200 ml Traubensaft, gemischt mit Buttermilch

1-2 Stunden nach dem Spiel (Abendessen):

Salat mit Hähnchenbrustfilet

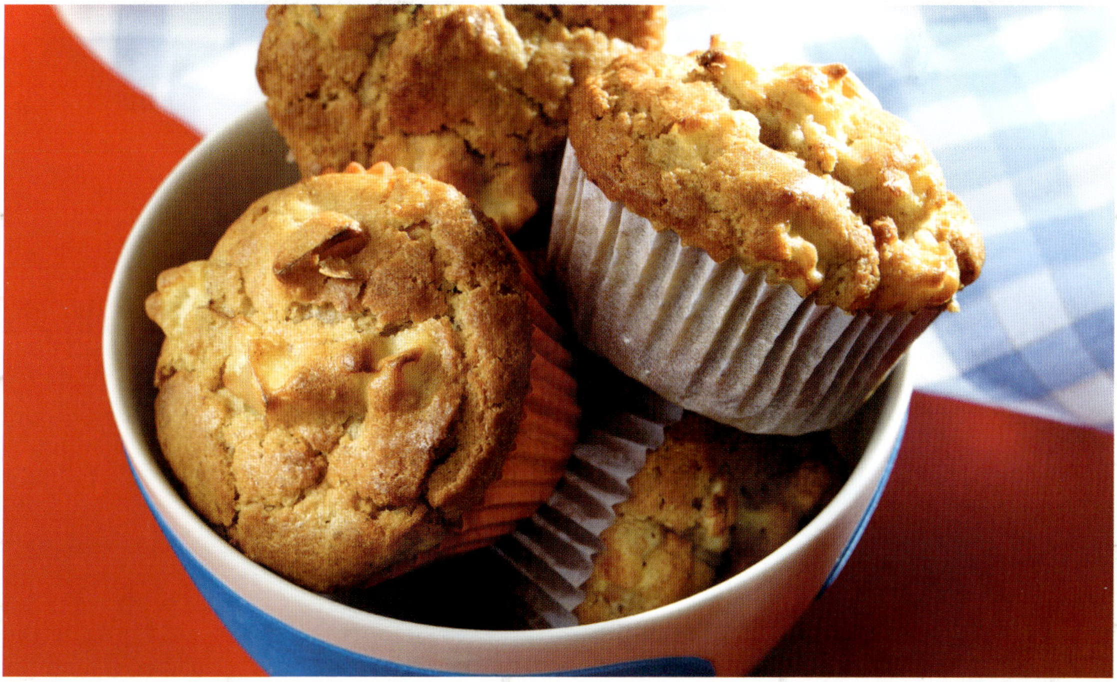

In der Hochtrainingsphase …

… mit intensiven Trainingseinheiten ist es prinzipiell wichtig, mit dem Powermüsli (Rezept 9) – ebenfalls von den BVB-Nachwuchsspielern kreiert – zu beginnen. Damit gelingt der Start in den Schultag perfekt. Zum Snacken in der Pause sollte die Eltern Quark mit Nüssen und Honig mitgeben; wahlweise mit Banane, Apfel oder anderem Obst – eine Idee der U11. Nach der Schule gibt es Mittagessen mit wertvollem Eiweiß, nur mäßig vielen Kohlenhydraten und ein wenig Fett. Falls es bis zum Training länger als vier Stunden dauert, kann man unmittelbar vor der Belastung noch ein Stück Bananenbrot knabbern. Unmittelbar nach dem Training empfiehlt sich ein Müsliriegel und Ayran oder Kefir. Zum Abendessen gibt es dann wertvolles Eiweiß und sehr wenig Kohlenhydrate.

Frühstück:

Powermüsli (Rezept 9)

Snack in der Schule:

Magerquark mit Honig und Walnüssen oder Obst (Rezept 68)

Mittagessen:

Nudelrisotto mit Hähnchen (Rezept 8)

Snack:

Bananenbrot (Rezept 12)

Direkt nach dem Training:

Müsliriegel (Rezept 19), 200 ml Ayran oder Kefir

Abendessen:

Omelett mit Tomatenstückchen und überbackene Champignons

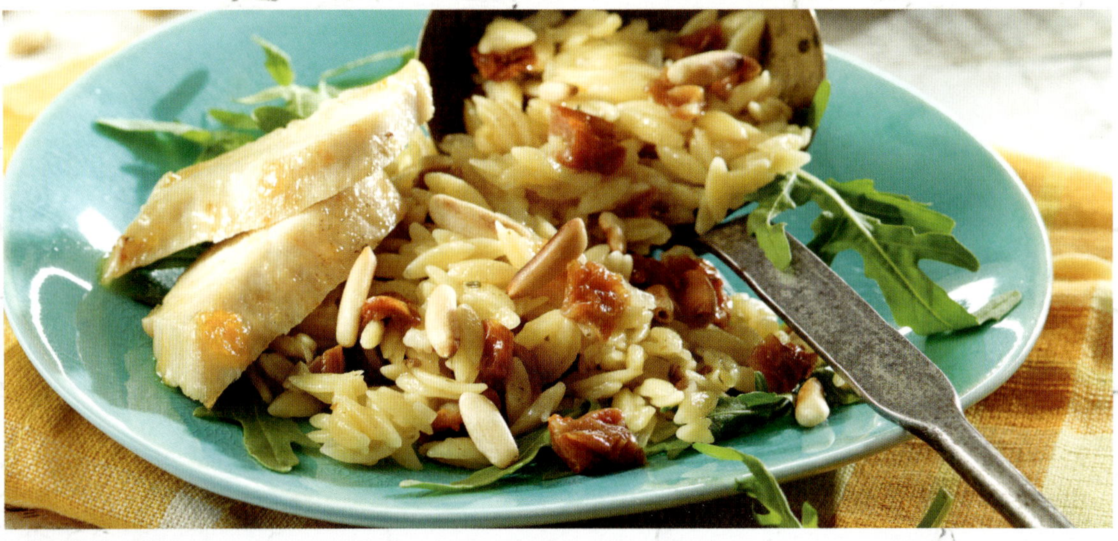

In der Regenerations- oder trainingsfreien Phase, während des Urlaubs oder bei Verletzungspausen ...

... sollten Sportler weitestgehend auf Kohlenhydrate verzichten. Generell gilt: Je weniger Kohlenhydrate in diesen Phasen gegessen werden, desto eher bleibt der Körper leistungs- und widerstandsfähig, da bei kohlenhydratreduzierter Ernährung viel mehr Vitalstoffe aufgenommen werden als bei einer kohlenhydratbetonten Kost. Die einfachste Variante der Umsetzung ist der Verzicht auf die so genannte „Sättigungsbeilage". Alle Gerichte mit der Empfehlung „trainingsfrei" oder „Regeneration" eignen sich hierfür. Der Körper wird kein unnötiges Fett aufbauen – genau das passiert Spielern in Trainingspausen häufig. Diese Pfunde wieder abzutrainieren, erfordert einen erheblichen Sonderaufwand und bremst den eigentlichen Leistungs- und Formaufbau.
In trainingsfreien Phasen deshalb auf folgende Lebensmittel am besten komplett verzichten oder sie zumindest sehr stark einschränken: Weißbrot, süße Snacks, Chips, Reis, Nudeln, Kartoffeln und andere stark verarbeitete Kohlenhydratquellen. Auch sollte die Mahlzeitenfrequenz bedacht werden. Snacks sollten mit Bedacht gewählt werden. Statt Süßes nimmt man Nüsse und die Ration Tagesobst mit in die Schule; wahlweise einen Naturjoghurt oder eine Buttermilch mit Obst. Gewinnt der Süßhunger mal die Oberhand, hilft ein Muffin ohne Zucker und Mehl (Rezepte 62 und 63).

Frühstück:

Omelett mit Kräutern

Snack:

1 Handvoll Macadamianüsse + 1 Apfel + 2 Kiwis

Mittagessen:

Gemüse-Hähnchen-Curry (Rezept 52)

Abendessen:

Überbackener Seelachs (Rezept 51)

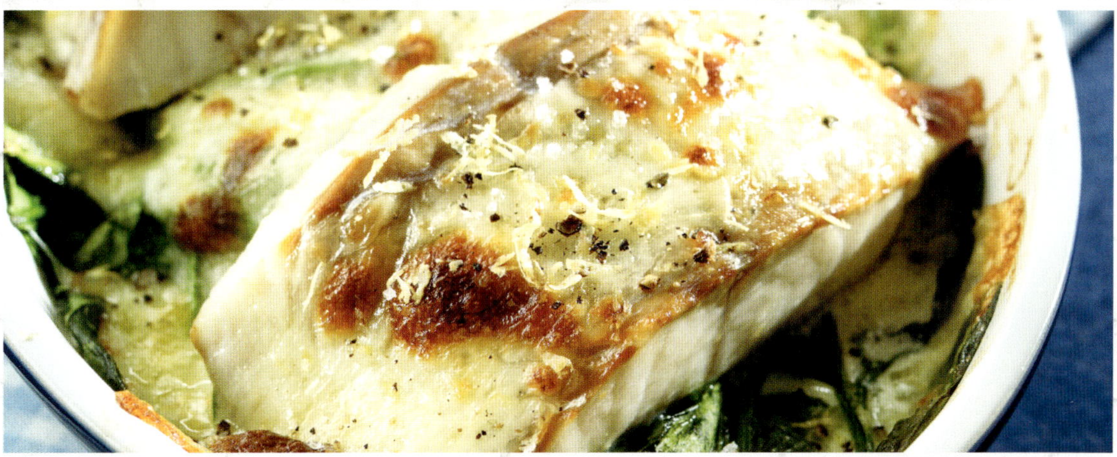

Zum Abschluss skizzieren wir modellhaft einen Ernährungsplan für eine typische Woche eines U9- bis U13-Nachwuchskickers:

Montag
Regenerationstraining

Frühstück:

Omelett mit Kräutern und 1 Vollkornbrötchen

Snack:

1 Handvoll Macadamianüsse + 1 Apfel + Ayran

Mittagessen:

Pangasiusfilet (Rezept 10)

Abendessen:

Eier-Gurken-Salat (Rezept 57)

Dienstag
Sprints und Schnellkraft

Frühstück:

Dinkelmüsli (Rezept 1)

Snack:

1 Nektarine, 1 Apfel, 1 Handvoll Walnüsse, 1 Naturjoghurt

Mittagessen:

Gnocchi mit Tomaten-Kapern-Sauce (Rezept 4)

Vor der Belastung:

Turbo-Auflader-Riegel (Rezept 66)

Nach der Belastung:

250 ml Traubensaft

Abendessen:

Thunfisch-Tomaten-Salat (Rezept 55)

Mittwoch
Intensivtraining/Turnier

Frühstück:

Borussia-Müsli (Rezept 5)

Beginn des Turniers (mehr als 1 Spiel am Tag):

Ausreichend Wasser trinken: 1 Stunde vor Beginn 250 ml, ½ Stunde vor Beginn des ersten Spiels weitere 250 ml.

In den Spielpausen:

Pausen-Power-Tee (Rezept 69), wahlweise Wasser

Snacks zwischen den Spielen:

BVB-Abwehrriegel (Rezept 67) + Banane

Nach einer Stunde Belastung:

250 ml Zaubertank (Rezept 70)

30 Minuten vor dem nächsten Spiel:

250 ml Zaubertrank

Direkt nach dem Spiel:

200 ml Traubensaft

1–2 Stunden nach dem Spiel (Abendessen):

Folienkartoffeln mit Quark (Rezept 45)

Donnerstag
Intensivtraining
(z. B. 11-gegen-11)

Frühstück:

Naturjoghurt mit Früchten (Rezept 59)

Snack:

1 Apfel, 1 Handvoll Macadamianüsse

Mittagessen:

Paniertes Pangasiusfilet (Rezept 44)

Vor dem Training:

Kohlenhydratshake (Rezept 71)

Nach dem Training:

1 Banane, 1 Glas Milch

Abendessen:

Griechischer Bauernsalat (Rezept 29)

Freitag
Lockeres Training
(z. B. Torschuss)

Frühstück:

Superfood (Rezept 60)

Snack:

Bananen-Heidelbeer-Muffins (Rezept 62) + 1 Apfel

Mittagessen:

Pfefferpotthast (Rezept 33)

Nach dem Training:

250 ml Apfelschorle

Abendessen:

Thunfisch-Tomaten-Salat (Rezept 55)

Samstag
Lockeres Training
(z. B. Spielform)

Frühstück:

Powermüsli (Rezept 9)

Direkt nach dem Training:

1 Ayran und 1 Banane

Mittagessen:

Fitnesspfanne (Rezept 47)

Snack:

1 Handvoll Walnüsse

Abendessen:

Menemen (Rezept 31)

Sonntag
Spiel

Frühstück:

Rühręi mit Kräutern, dazu einen Smoothie (Rezept 2)

Vor, während und direkt nach dem Spiel:

Wie unter „Ein ‚normaler' Nachwuchs-Spieltag" beschrieben.

Mittagessen (zu Hause):

Asiatischer Fischdöner (Rezept 20)

Snack:

1 Handvoll Macadamianüsse

½ Portion Bananenquark mit Walnüssen (Rezept 68)

Abendessen:

Brokkolisalat (Rezept 3)

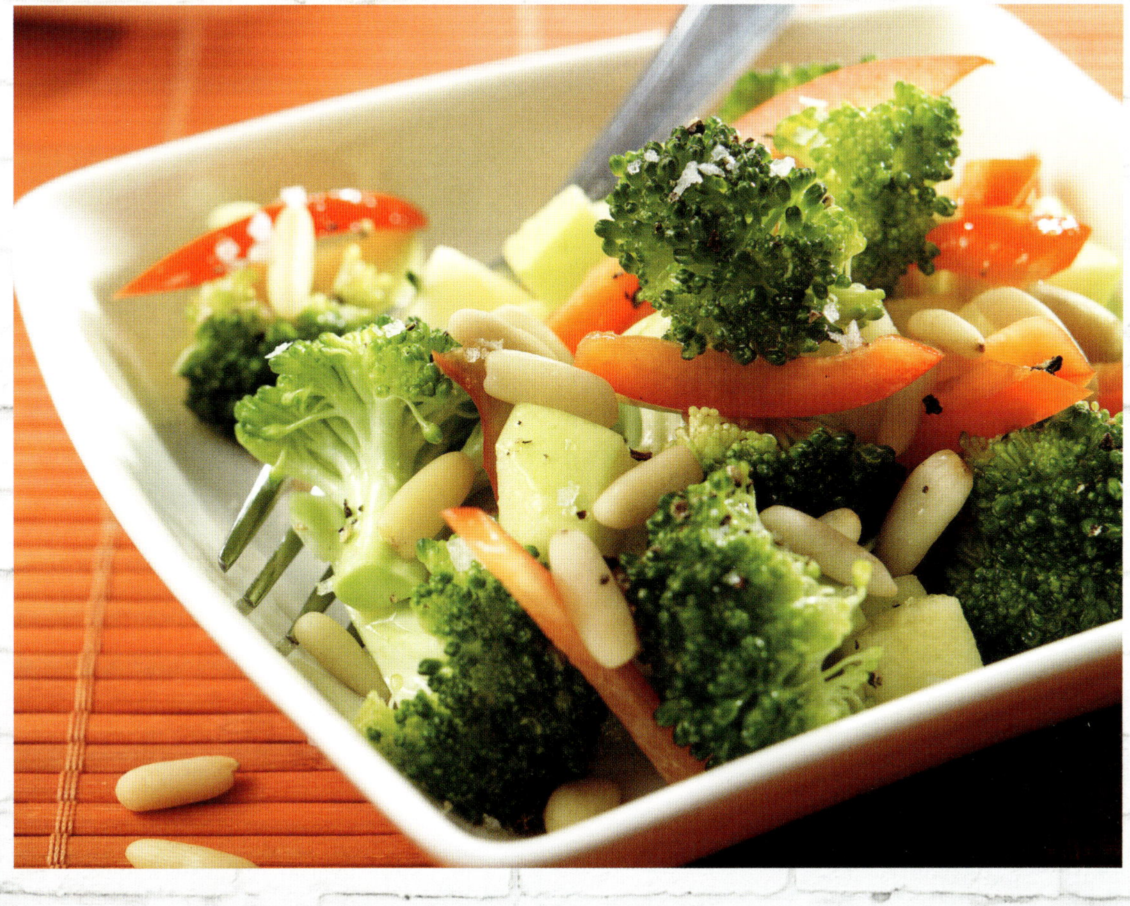

SCHON BEI DEN MINI-MÄUSEN GEHT ES LOS!

WARUM SOGAR EINE DORTMUNDER KITA BEIM BVB-ERNÄHRUNGSKONZEPT MITMACHT.

In der „Mausgruppe“ des Familienzentrums Leopoldstraße herrscht Abschiedsstimmung. Hayrullah Alici sagt „Ciao“. Vorerst jedenfalls. Der U19-Spieler von Borussia Dortmund, frisch gebackener Westfalenpokalsieger, beendet sein sechsmonatiges Praktikum. Zur Feier des Tages haben einige der kleinen „Mäuse“ ein BVB-Trikot angezogen und in der Küche etwas vorbereitet: einen schwarzgelben Obstsalat. Mit Ananas, Banane, Apfel und Sternfrucht für den gelben; mit Brombeeren, dunklen Trauben, Heidel- und Johannisbeeren für den schwarzen Teil. Und nun können die drei- bis sechsjährigen Kinder es natürlich gar nicht abwarten, „Hayro“, wie sie Hayrullah nennen, endlich das Dessertschälchen zu füllen. Schließlich ist Hayro ihr absoluter Liebling – oder, wie man das in diesem Alter sagt: „Der Hayro ist echt cooooool!“

Das städtische Familienzentrum in der Dortmunder Nordstadt ist seit 2014 Kooperationspartner von Borussia Dortmund. Nun sucht der Fußballbundesligist mitnichten schon unter den Drei-, Vier- und Fünfjährigen nach den vielversprechendsten Talenten. Vielmehr sucht er immer wieder mal Praktikumsplätze für seine älteren Nachwuchsspieler. Und die Kita Leopoldstraße, so Leiterin Patricia Federer, bietet solche Plätze gerne an. Die ersten Erfahrungen bestätigen sie. Die BVB-Talente sind ernsthaft bei der Sache, diszipliniert und zielstrebig. Außerdem werden sie vom Klub hervorragend betreut. Dass Hayro am Berufskolleg sein Fachabitur im Bereich Soziales erwerben möchte und in diesem Rahmen noch einmal in die Kita zurückkehren wird, freut nicht nur Patricia Federer, sondern auch die kleinen „Mäuse“, die inzwischen eifrig damit beschäftigt sind, ihren Lieblingskicker zu füttern – der wiederum hat alle Mühe, von sieben Löffeln gleichzeitig zu essen.

Die Kooperation zwischen Klub und Kita passt auch deshalb so perfekt, weil gesundes Essen hier wie dort ein großes Thema ist. Die Familieneinrichtungen der Stadt Dortmund arbeiten mit einem zertifizierten Ernährungskonzept. Als die Kita Leopoldstraße von der Initiative der BVB-Nachwuchsabteilung erfuhr, klinkte sie sich ein. Erzieherinnen, Kinder und Eltern entwickelten das „BVB-Kochbuch“, eine eigene Mappe mit Informationen und Rezepten; die Kinder malten Bilder aus – auch solche von Lebensmitteln, auf die sie im Alltag lieber verzichten sollten: Pommes, Fertigpudding und Toastbrot.

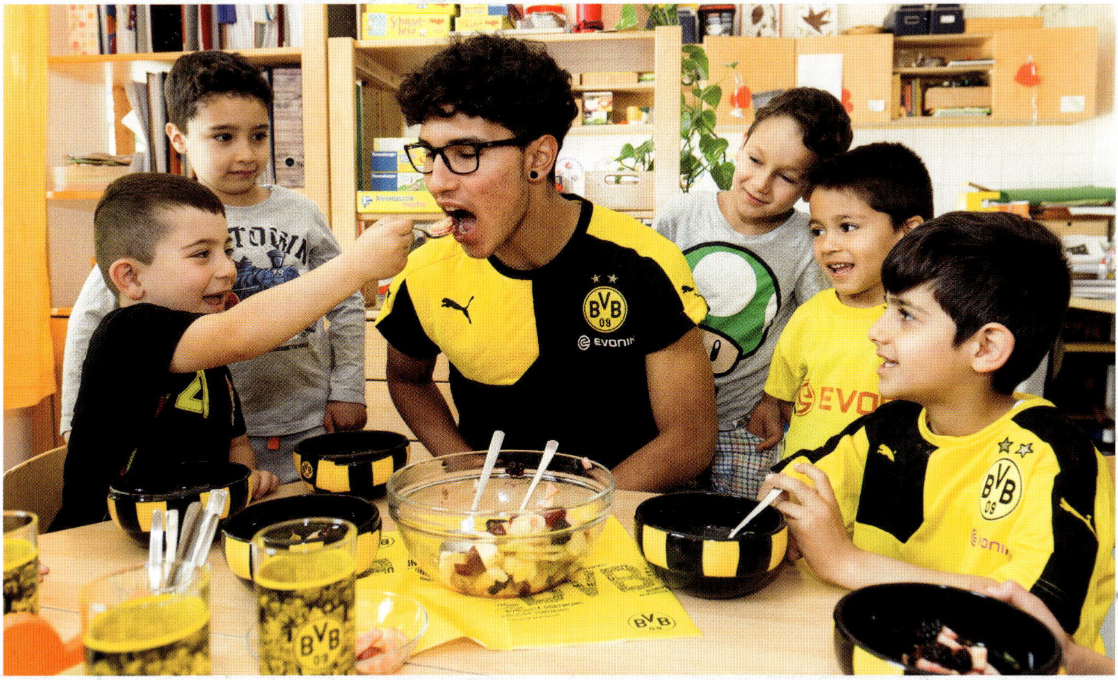

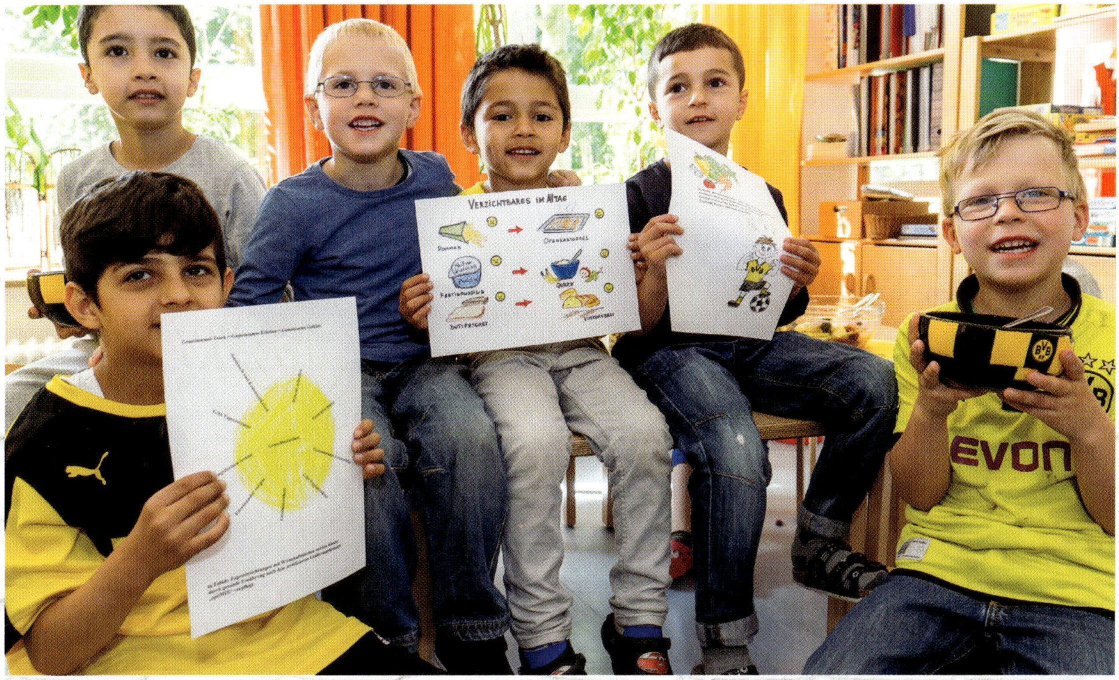

Sie lernten: besser sind Ofenkartoffeln, Quark und Vollkornbrot. „Gesunde, abwechslungsreiche und ausgewogene Ernährung ist ein wertvoller Beitrag zur Förderung von Kindern", heißt es in der Broschüre der Kita, die von Kindern aus mehr als 20 verschiedenen Nationen besucht wird. Auch das passt, denn ein Motto der BVB-Fanabteilung lautet: „Borussia verbindet Generationen, Männer & Frauen, alle Nationen!"

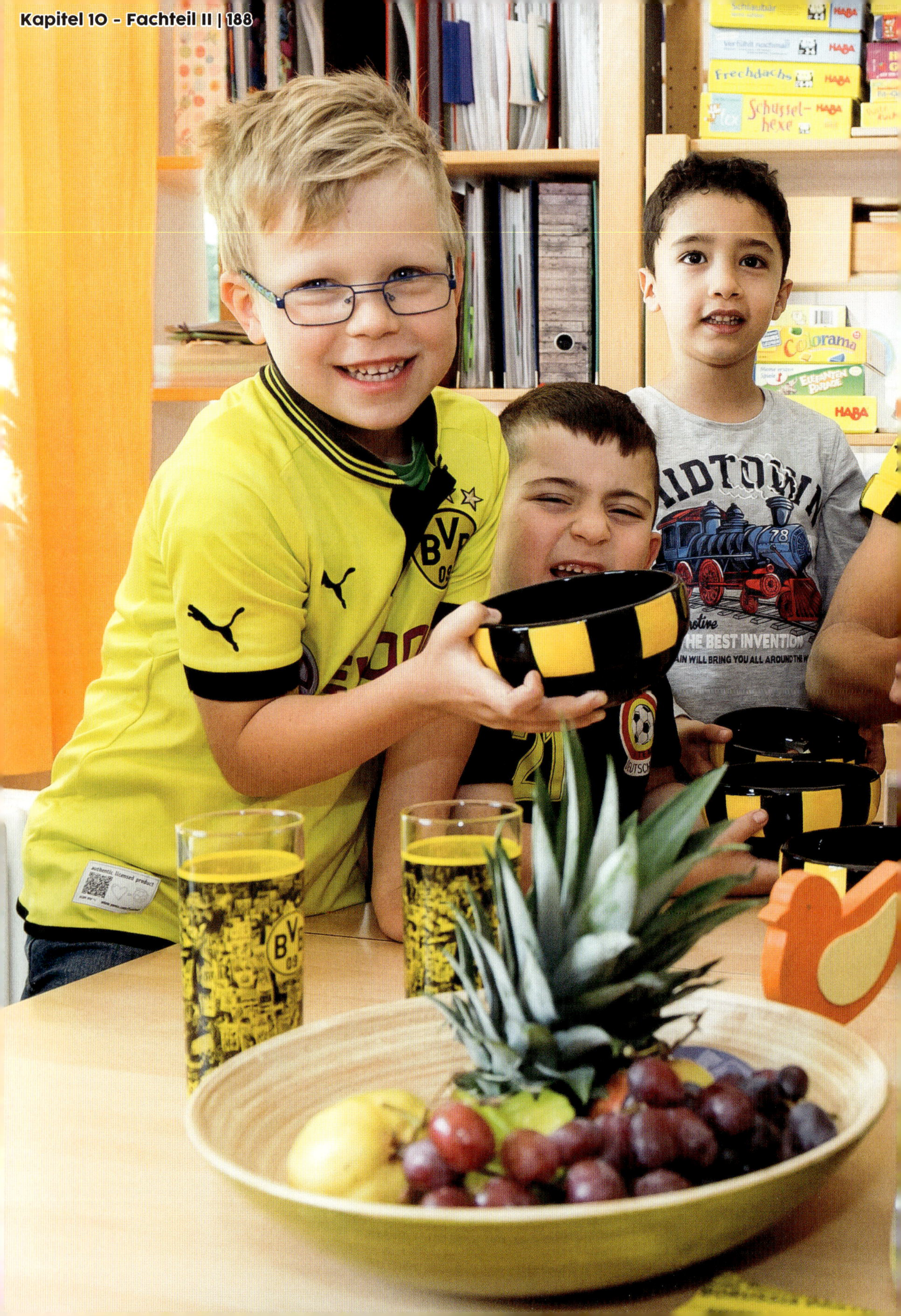

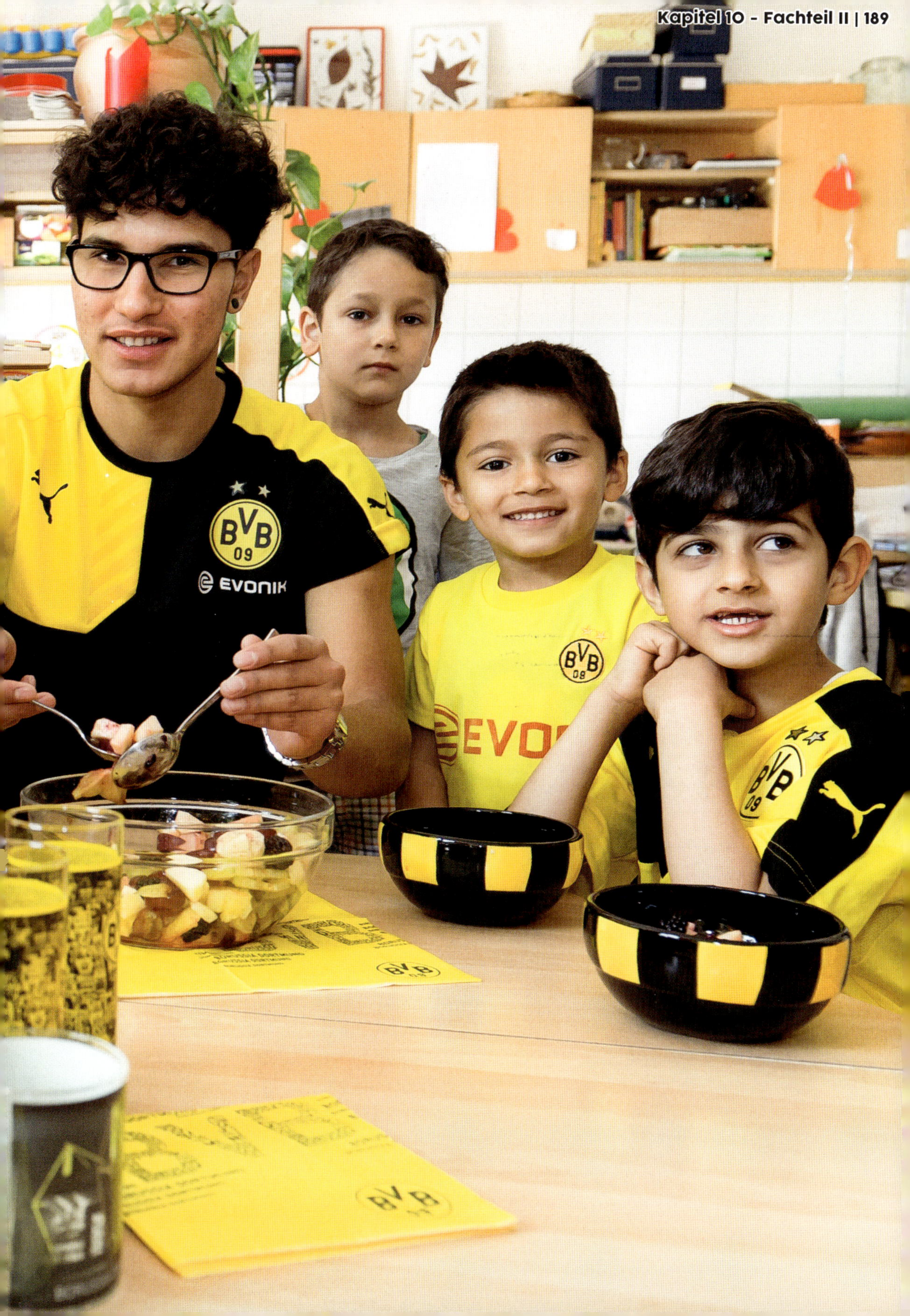
BVB
09
EVONIK

09 Tipps rund ums Trinken

01 Ein Fußballspieler sollte täglich zwischen 1,3 und 1,5 Liter Wasser trinken – oder 30 bis 40 Milliliter pro Kilogramm Körpergewicht.

02 Pro Stunde Sport sollte man einen Liter Wasser zusätzlich trinken.

03 Etwa 60 bis 90 Minuten vor Spielbeginn sollte ein Fußballer 0,5 Liter Wasser trinken; 15 Minuten vor dem Anpfiff noch einmal 0,3 Liter.

04 Unmittelbar vor und beim Sport ist stilles Wasser vorzuziehen; ansonsten gerne auch Sprudelwasser.

05 Sportler sollten darauf achten, dass sie Wasser trinken, das reich an Elektrolyten ist > 150 mg Calcium, > 100 mg Magnesium, > 100 mg Natrium pro Liter.

06 Während des Spiels ist es wichtig, isotone Getränke zu verwenden, weil der Körper sie schnell aufnehmen kann. Idealerweise kleine Mengen (ca. 250 Milliliter) im Abstand von 20 Minuten.

07 Isoton bei Belastung und moderaten Temperaturen - z. B. Apfelschorle im Verhältnis 3 : 1 (Wasser : Saft).

08 Hypoton bei Belastung und Hitze - z. B. Apfelschorle im Verhältnis 6 : 1 (Wasser : Saft). Hypotone Getränke gewährleisten eine noch schnellere Aufnahme durch den Körper.

09 Kräutertees sind eine leckere Möglichkeit, für Abwechslung zu sorgen.

HAUPTGERICHTE

U11

42

CHAMPIGNONS MIT KÄSE ÜBERBACKEN

Für einen trainingsfreien Tag, dazu als Beilage ein Salat

1 PORTION FÜR U11-SPIELER

200 G CHAMPIGNONS
SALZ
50 G GOUDAKÄSE, GERIEBEN

1 Portion (ca. 250 g): 213 kcal,
1 g Kohlenhydrate (2 E%),
16 g Eiweiß (32 E%), 15 g Fett (66 E%)

Den Backofen auf 100 °C vorheizen (Ober- und Unterhitze). Die Stiele von den Champignons trennen. Die Champignonköpfe in eine Auflaufform legen, mit Salz bestreuen. Den geriebenen Gouda darüber verteilen und die Champignons circa 20 Minuten im Backofen überbacken.

Entwickelt und zubereitet von der U11

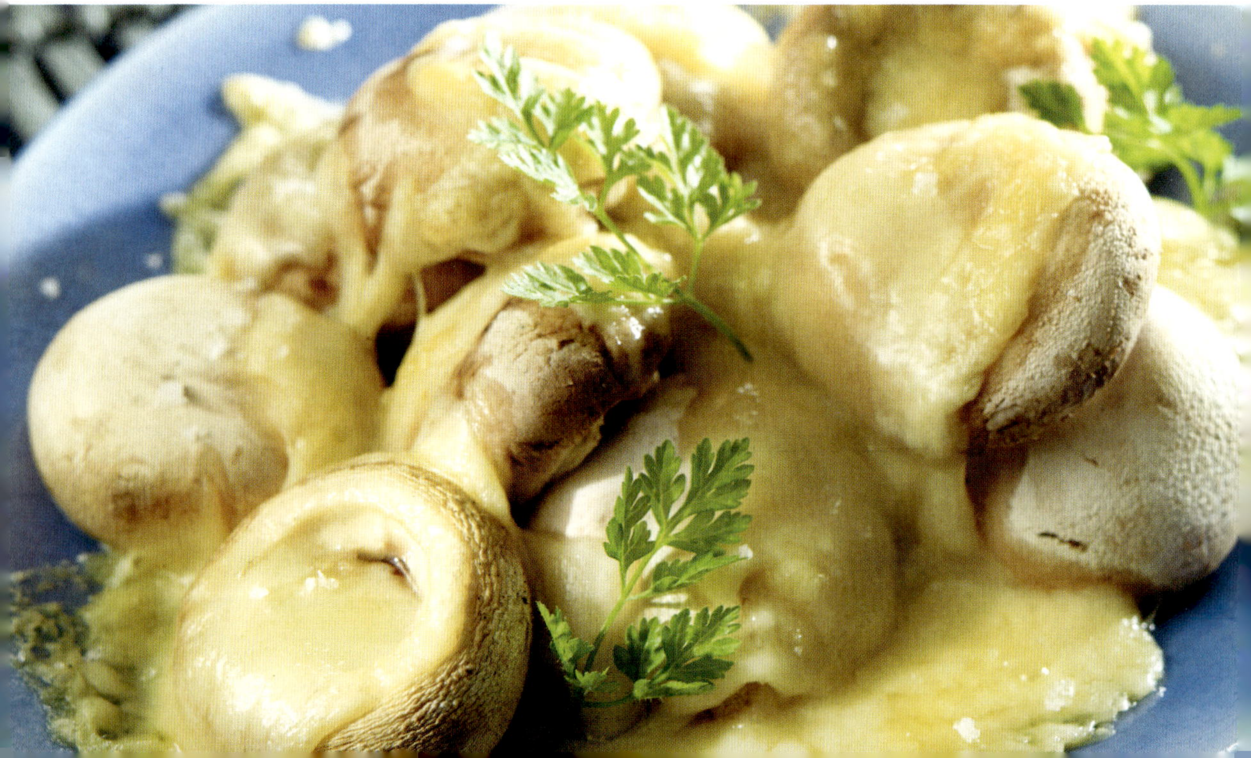

U11

43

FRUCHTIGE TOMATENSUPPE

Immunsystembooster aufgrund des starken Antioxidans Lycopin - trainingsfreier Tag

4 PORTIONEN FÜR U11-SPIELER

1 KNOBLAUCHZEHE
1 ZWIEBEL
30 G BUTTER
5 GETROCKNETE TOMATEN
700 G PASSIERTE TOMATEN
70 G TOMATENMARK
1 TL SALZ
200 ML WASSER
1 EL GEMÜSEBRÜHE (REZEPT 17)
100 ML SAHNE
BASILIKUMBLÄTTER UND PETERSILIE

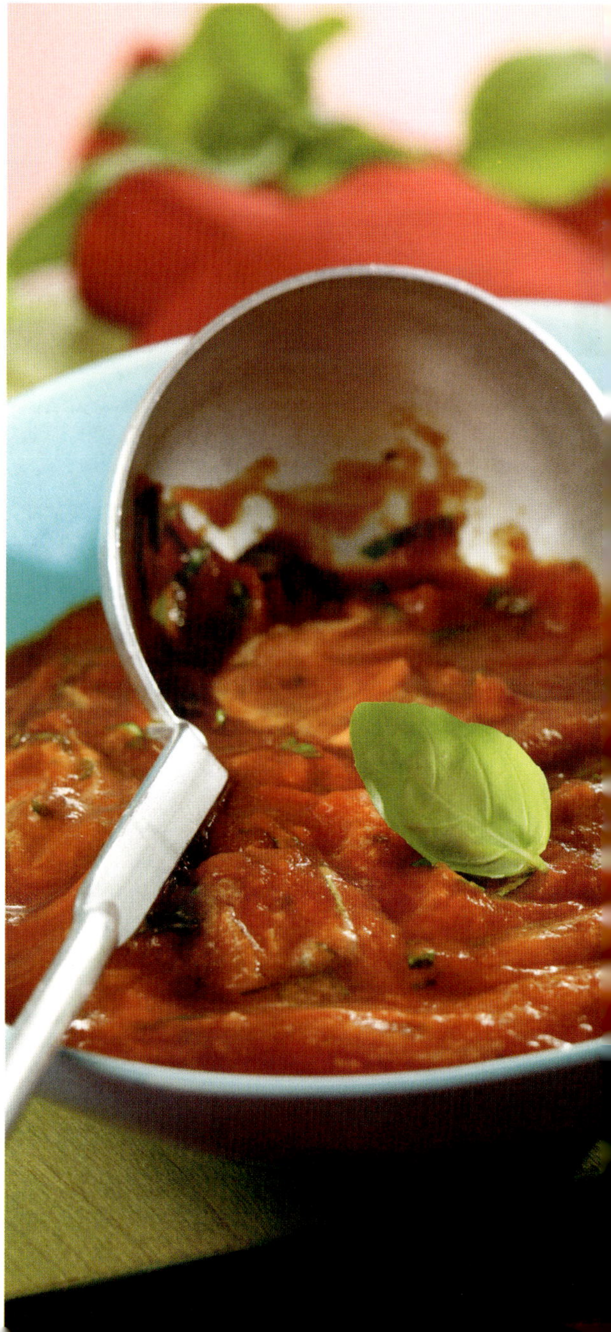

Die Knoblauchzehe und die Zwiebel schälen, in kleine Würfel schneiden und in einem Topf zusammen 3 Minuten lang in der Butter anschwitzen. Die getrockneten Tomaten klein schneiden und mit den passierte Tomaten, dem Tomatenmark, Salz, Wasser und Gemüsebrühe mit in den Topf geben und alles zusammen 15 Minuten bei mittlerer Hitze kochen lassen. Zum Schluss die Sahne dazugeben. Basilikumblätter und Petersilie hacken, ebenfalls hinzugeben und nach 3 Minuten servieren!

1 Portion (ca. 301 g): 278 kcal,
26 g Kohlenhydrate (39 E%),
8 g Eiweiß (12 E%), 15 g Fett (49 E%)

U13

44

PANIERTE PANGASIUSFILETS

Trainingsfrei und Regeneration

4 PORTIONEN FÜR U13-SPIELER

4 PANGASIUSFILETS
1 TL SALZ
40 G DINKELMEHL
4 EL KOKOSÖL
1 ZITRONE

1 Portion (ca. 250 g): 213 kcal,
1 g Kohlenhydrate (2 E%),
16 g Eiweiß (32 E%), 15 g Fett (66 E%)

Die Fischfilets in mundgerechte Portionen schneiden, mit Salz würzen und im Dinkelmehl wenden. Das Öl in einer Pfanne erhitzen. Die Filets bei mittlerer Hitze von beiden Seiten goldgelb braten und anschließend auf Küchenpapier abtropfen lassen. Die Zitrone in Scheiben schneiden. Das Fischfilet mit den Zitronenscheiben servieren. Dazu passt ein Tomatensalat mit Zwiebeln.

Entwickelt und zubereitet von der U13

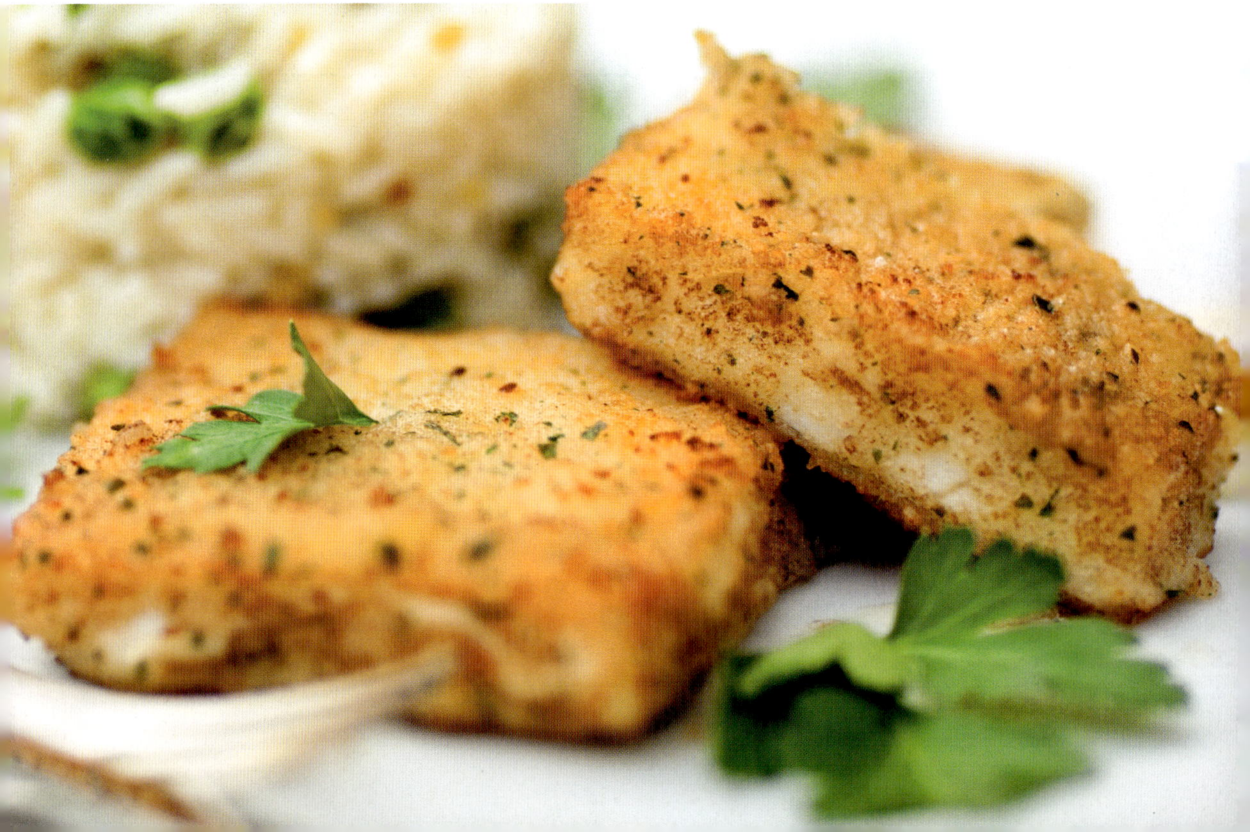

U10

45

FOLIENKARTOFFELN MIT QUARK

Sehr hohe biologische Wertigkeit (> 100)

Pures Futter für die Muskulatur, und die Kohlenhydrate aus der Kartoffel füllen die entleerten Speicher nach einer intensiven Belastung

6 PORTIONEN FÜR U10-SPIELER

- 6 GROSSE KARTOFFELN (À CA. 200 G)
- 6 STÜCKE EXTRASTARKE ALUFOLIE
- 3 FRÜHLINGSZWIEBELN
- 3/4 SALATGURKE
- 3/4 BUND KERBEL
- 1,5 TL GRÜNER PFEFFER
- 750 G MAGERQUARK
- 3 EL MINERALWASSER
- SALZ

Backofen auf 180 °C vorheizen. Kartoffeln waschen. In Alufolie wickeln und im vorgeheizten Backofen circa 1 Stunde garen. Frühlingszwiebeln und Gurke putzen, waschen und fein würfeln. Kerbel abspülen und trocken schütteln. Die Blättchen hacken. Den Pfeffer mit der Gabel zerdrücken. Quark, Zwiebeln, Gurke, Kerbel und Pfeffer gut vermischen. Mit dem Mineralwasser cremig rühren. Eventuell salzen. Kartoffeln aus dem Ofen nehmen, halbieren und mit dem Dip servieren.

1 Portion (ca. 370 g): 240 kcal,
35 g Kohlenhydrate (62 E%),
21 g Eiweiß (36 E%), 0,5 g Fett (2 E%)

Entwickelt und zubereitet von der U10

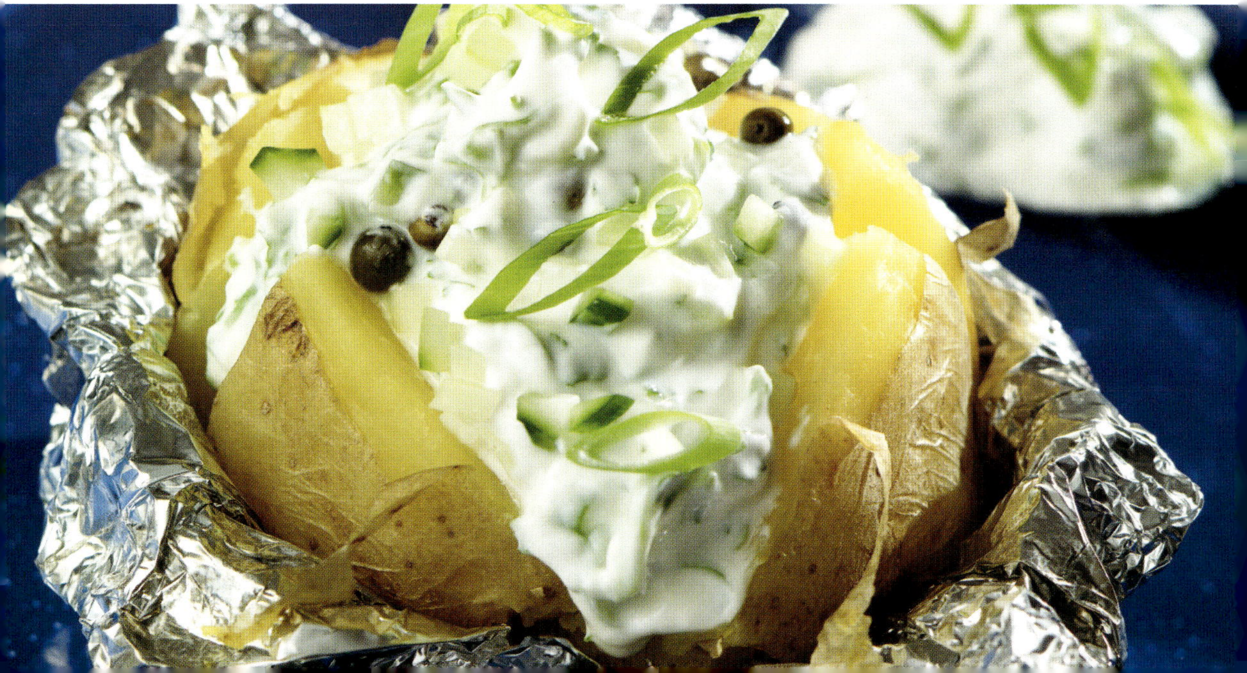

U11

DINKELVOLLKORN-MEHL-SPINAT-QUICHE

Vor einer intensiven Belastung

6 PORTIONEN FÜR U11-SPIELER

FÜR DEN TEIG

250 G DINKELVOLLKORNMEHL
1/2 TL SALZ
1 PRISE ZUCKER
5 G HEFE, FRISCH
1 EL OLIVENÖL
125 ML WASSER, LAUWARM

FÜR DIE FÜLLUNG

1 GROSSE ZWIEBEL
ETWAS OLIVENÖL
500 G BLATTSPINAT, TIEFGEKÜHLT
4 GETROCKNETE TOMATEN
SALZ UND PFEFFER
FRISCHE PETERSILIE
100 G SCHAFSKÄSE
20 G PINIENKERNE
200 G SCHMAND
2 EIER
20 ML SAHNE
ETWAS MUSKAT
PETERSILIE UND SCHNITTLAUCH

Und so einfach geht's:

Backofen auf 200 °C vorheizen (Ober- und Unterhitze). Aus Dinkelvollkornmehl, Salz, Zucker, Hefe, Öl und Wasser einen weichen Hefeteig kneten und diesen circa 30 Minuten abgedeckt gehen lassen. Am besten ein Küchenhandtuch darüberlegen.

Anschließend die Zwiebel schälen, fein würfeln und mit ein wenig Olivenöl andünsten. Den TK-Blattspinat auftauen lassen, anschließend leicht ausdrücken und hinzufügen. Die getrockneten Tomaten in Würfel schneiden und ebenfalls hinzugeben. Die Masse mit Salz und Pfeffer abschmecken und die Petersilie unterheben. Alles circa 5 Minuten dünsten, bis die Flüssigkeit komplett verdampft ist. Dann beiseitestellen.

Eine Quicheform (oder Springform Durchmesser 26 cm) mit etwas Öl ausfetten und mit dem Dinkelteig auslegen. Den Rand dabei nicht vergessen! Den zubereiteten Spinat auf den Teig geben und gut verteilen. Dann den Schafskäse darüber zerbröseln und zum Schluss die Pinienkerne darüber streuen. Nach Belieben können diese vorher noch angeröstet werden.

Den Schmand mit den Eiern, der Sahne, Salz, Pfeffer und etwas Muskat verquirlen und die Masse auf der Tarte verteilen. Abschließend Schnittlauch und Petersilie darüber streuen. Die Quiche in den Backofen schieben und circa 30 Minuten backen.

1 Portion (ca. 230 g): 372 kcal,
31 g Kohlenhydrate (35 E%),
11 g Eiweiß (12 E%), 22 g Fett (53 E%)

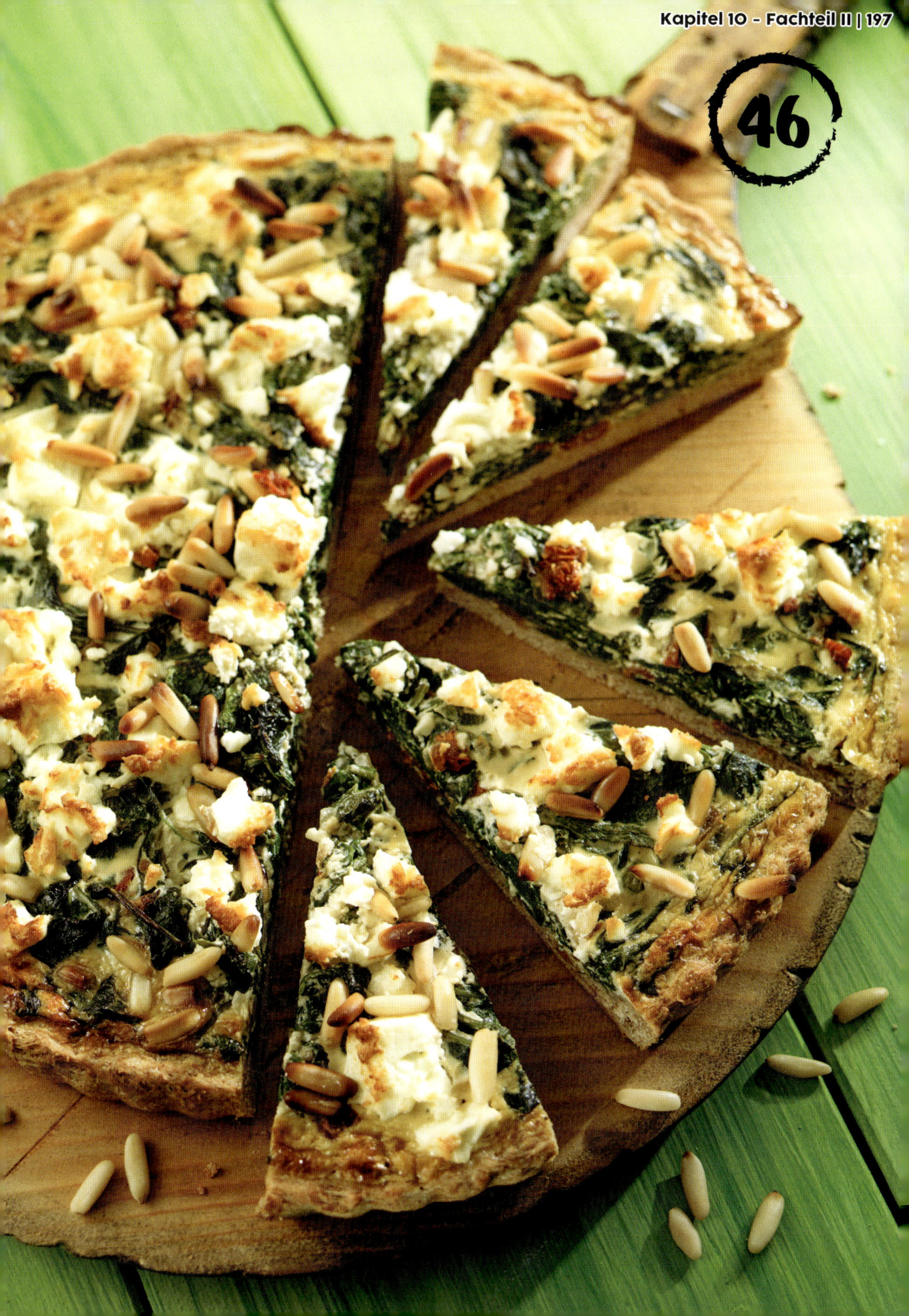
46

47

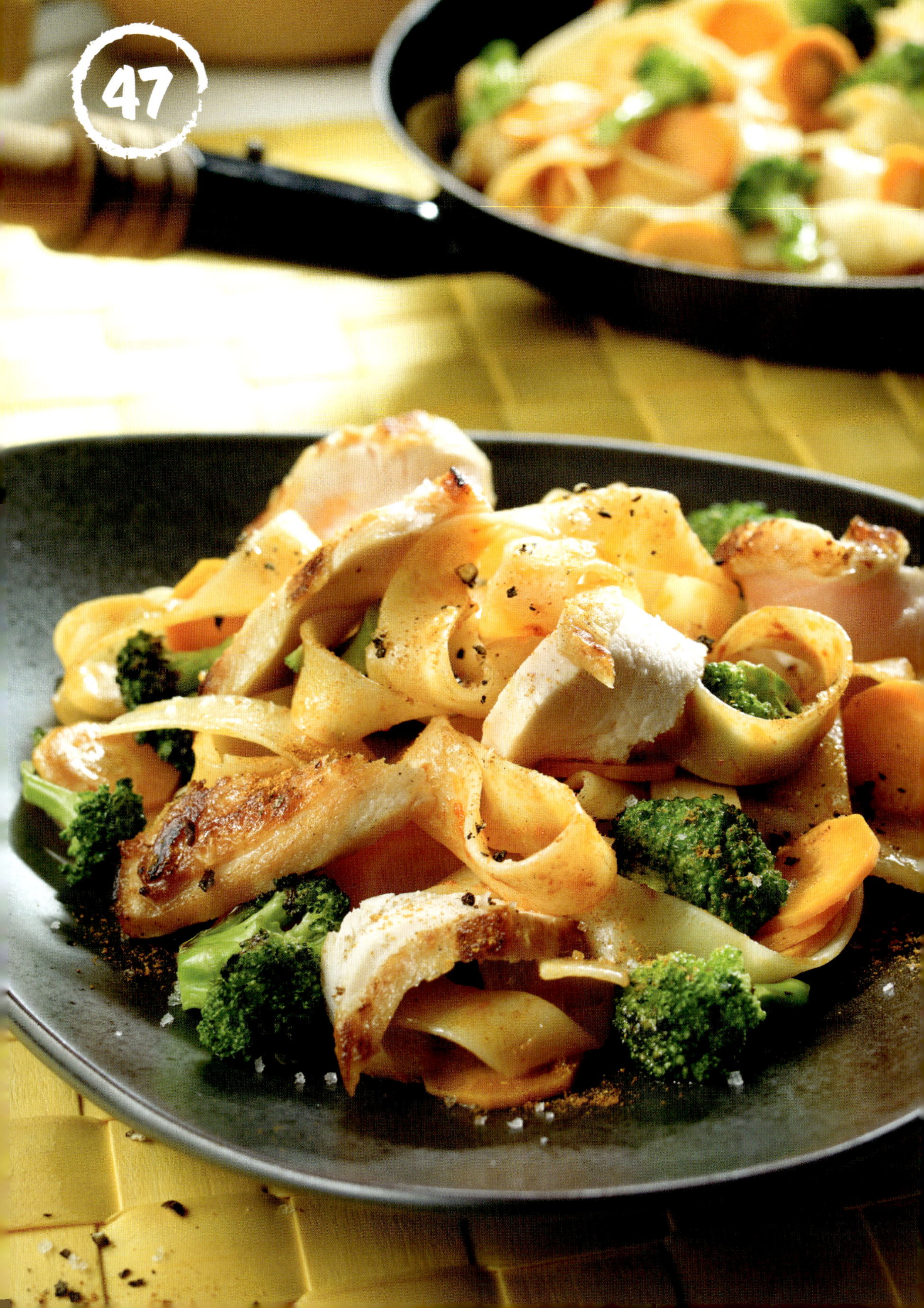

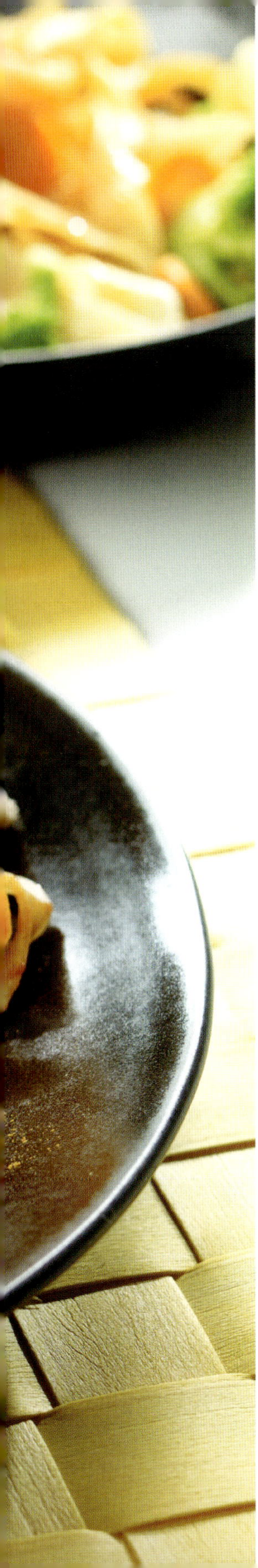

U13

FITNESSPFANNE

Vor dem Spiel oder vor einer intensiven Belastung

4 PORTIONEN FÜR U13-SPIELER

500 G MÖHREN
500 G BROKKOLI
400 G HÄHNCHENBRUSTFILET
SALZ UND PFEFFER
3 EL OLIVENÖL
400 G BANDNUDELN
300 ML WASSER
1 EL GEMÜSEBRÜHE (REZEPT 17)
1 TL PAPRIKAPULVER
50 G TOMATENMARK

Möhren schälen und in Scheiben schneiden. Brokkoli waschen und in Röschen zerteilen. Die Hähnchenfilets waschen und trocken tupfen, dann mit Salz und Pfeffer würzen. 1 EL Öl in einer Pfanne erhitzen. Fleisch darin unter mehrfachem Wenden 10–12 Minuten braten.
Die Nudeln zum Kochen bringen. 2 EL Öl in einer Pfanne erhitzen. Brokkoli darin andünsten. Mit Brühe ablöschen. Circa 5 Minuten garen. Nach etwa 2 Minuten die Möhren zugeben und mitgaren. Mit Salz, Pfeffer und Paprika würzen.
Nudeln abgießen, gut abtropfen und zum Gemüse geben. Tomatenmark unterrühren. Mit Salz und Pfeffer würzen.
Hähnchenfilets aus der Pfanne nehmen, in feine Scheiben schneiden und auf den Gemüsenudeln anrichten.

1 Portion (ca. 471 g): 400 kcal,
38 g Kohlenhydrate (40 E%),
2 g Eiweiß (33 E%), 12 g Fett (27 E%)

Entwickelt und zubereitet von der U13

U13

SPIEGELEIER MIT SPINAT UND KARTOFFELN

Ein tolles Mittagessen nach einem intensiven Training

1 PORTION FÜR U13-SPIELER

100 G KARTOFFELN
200 G SPINAT, TIEFGEFROREN
(ALTERNATIV: FRISCH)
1 EL BUTTER
1 EL KOKOSÖL
2 EIER
SALZ ZUM ABSCHMECKEN

Kartoffeln schälen, zerkleinern und in Salzwasser circa 15 Minuten kochen. Spinat auftauen und in einem Topf mit Butter aufkochen. Bei frischem Spinat: waschen, putzen und kurz (circa 10 Sekunden) in kochendem Wasser blanchieren. Anschließend wie beim tiefgefrorenen Spinat verfahren. Den fertigen Spinat abtropfen lassen. Währenddessen Kokosöl in einer Pfanne erhitzen, die Eier aufschlagen und im Fett bei mittlerer Hitze circa 7 Minuten braten.

1 Portion (ca. 444 g): 482 kcal,
16 g Kohlenhydrate (15 E%),
21 g Eiweiß (18 E%), 36 g Fett (67 E%)

48

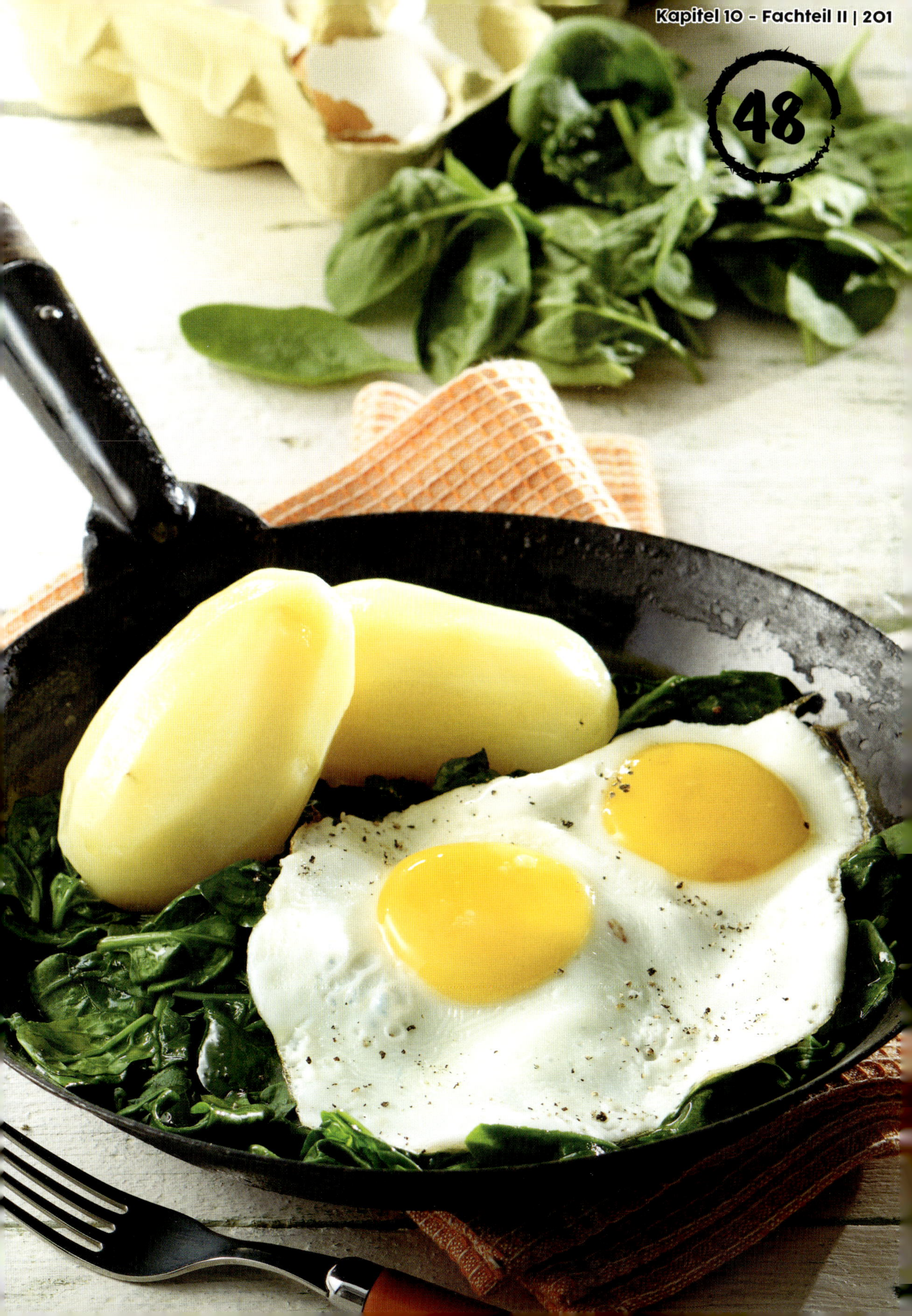

U13

49

GEFÜLLTE TOMATEN

Ein tolles Mittagessen vor dem Training

4 PORTIONEN FÜR U13-SPIELER

2 EL OLIVENÖL
200 G BULGUR
200 ML WASSER
1 EL GEMÜSEBRÜHE (REZEPT 17)
12 TOMATEN (À CA. 100 G)
100 G SCHAFSKÄSE
2 LAUCHZWIEBELN
1 BUND SCHNITTLAUCH
100 G TIEFGEFRORENE ERBSEN
1 EL TOMATENMARK
SALZ UND PFEFFER

Backofen auf 200 °C (Umluft) vorheizen. Öl in einem Topf erhitzen. Bulgur darin andünsten. Mit dem Wasser ablöschen, die Gemüsebrühe zufügen und alles kurz aufkochen. Anschließend vom Herd nehmen und ca. 15 Minuten quellen lassen. Von den gewaschenen Tomaten jeweils den Deckel abschneiden. Tomaten aushöhlen. Das Fruchtfleisch pürieren und beiseitestellen. Schafskäse würfeln. Lauchzwiebeln nach dem Waschen in Ringe schneiden. Schnittlauch waschen, trocken schütteln und in kleine Röllchen schneiden. Anschließend Schafskäse, Lauchzwiebeln, Schnittlauch und die gefrorenen Erbsen unter den heißen Bulgur heben und alles würzen. Dann die Bulgurmischung in die Tomaten füllen. Die gefüllten Tomaten in eine Auflaufform setzen. Die Tomatendeckel auflegen. Im vorgeheizten Backofen 10–15 Minuten backen. Das zuvor pürierte Innere der Tomaten und das Tomatenmark zusammen in einem Topf aufkochen lassen. Mit Salz und Pfeffer würzen. Sauce in die Auflaufform gießen und 5 Minuten mitbacken.

1 Portion (ca. 506 g): 347 kcal,
36 g Kohlenhydrate (44 E%),
12 g Eiweiß (14 E%), 16 g Fett (42 E%)

Entwickelt und zubereitet von der U13

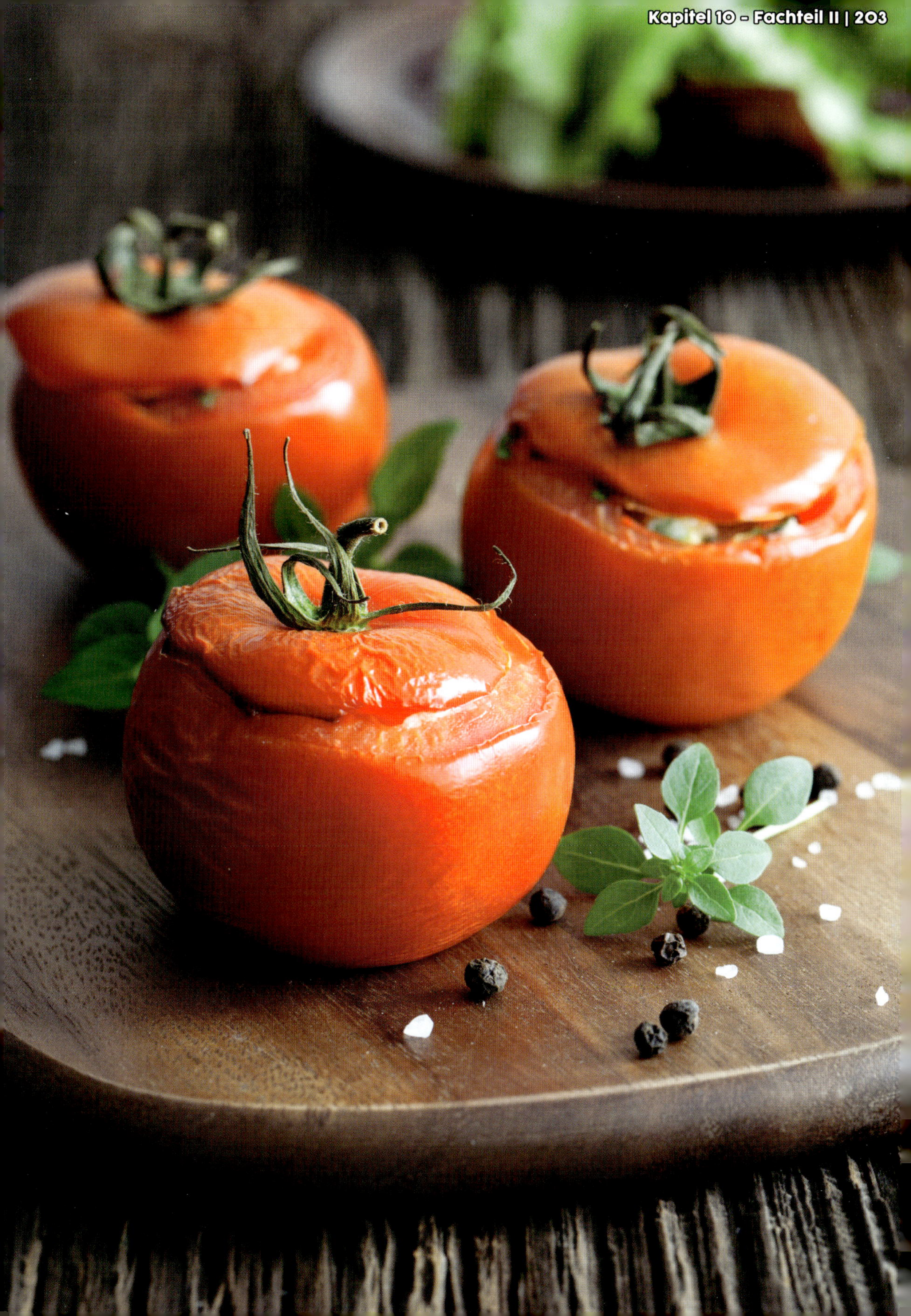

U17

50

CHILI CON CARNE

Wenig Kohlenhydrate und beliebt bei Kindern, - trainingsfrei und Regeneration

8 PORTIONEN FÜR U17-SPIELER

2 GROSSE ZWIEBELN
1 KNOBLAUCHZEHE
2 EL KOKOSÖL
2 TL CHILIPULVER
2 EL PAPRIKAPULVER, SCHARF
800 G RINDERHACKFLEISCH
3 DOSEN TOMATEN
(OHNE WEITERE ZUSÄTZE)
1 TL ZIMT
SALZ UND PFEFFER ZUM ABSCHMECKEN
2 DOSEN KIDNEYBOHNEN, ABGETROPFT
1 BECHER SCHMAND
GUACAMOLE ZUM GARNIEREN (REZEPT 13)

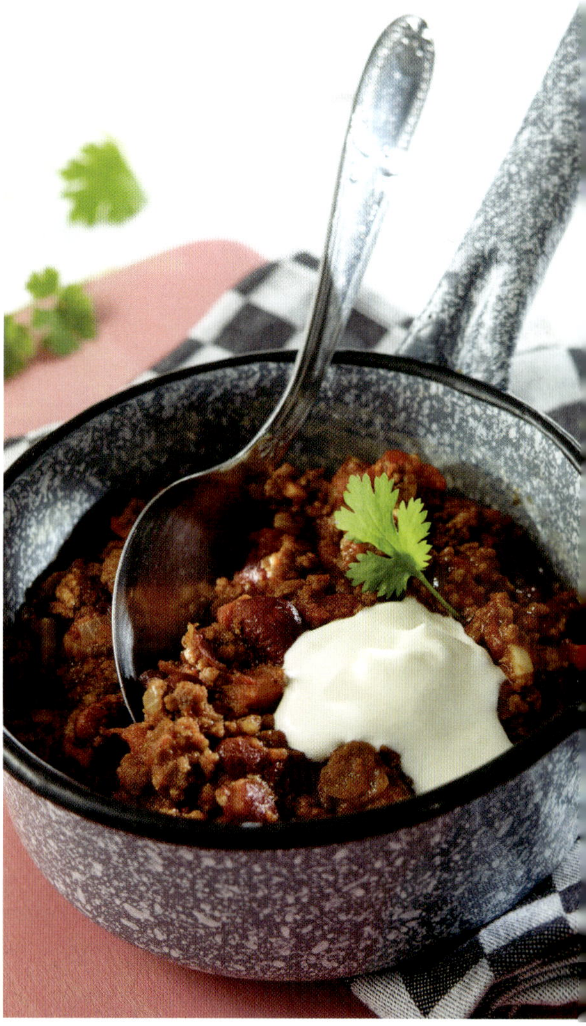

Die Zwiebeln und den Knoblauch schälen, würfeln und in heißem Öl 5 Minuten anschwitzen, bis sie weich sind. Chili-und Paprikapulver hinzufügen und weitere 2 Minuten dünsten. Das Rinderhack in den Topf geben und bei großer Hitze rundum krümelig anbraten. Die Dosentomaten und den Zimt unterrühren und mit Salz und Pfeffer kräftig würzen. Alles auf mittlerer Flamme etwa 90 Minuten köcheln lassen, dabei gelegentlich umrühren. 30 Minuten vor Ende der Garzeit die Bohnen hinzufügen. Mit einem Esslöffel Schmand und Guacamole servieren.

1 Portion (ca. 497 g): 766 kcal, 66 g Kohlenhydrate (37 E%), 44 g Eiweiß (24 E%), 33 g Fett (39 E%)

U17

51

ÜBERBACKENER SEELACHS

Trainingsfrei

2 PORTIONEN FÜR U17-SPIELER

250 G BLATTSPINAT (TK ODER FRISCH)
SALZ UND PFEFFER ZUM ABSCHMECKEN
1 PRISE MUSKATNUSS
300 G SEELACHSFILET
SAFT VON 1 ZITRONE
300 G ZUCCHINI
10 G BUTTER ZUM EINFETTEN
100 G MOZZARELLA
200 ML SAHNE

Den Backofen auf 200 °C (Ober- und Unterhitze) vorheizen. Spinat auftauen lassen bzw. den frischen putzen, waschen, trocken schleudern und blanchieren. Mit Salz, Pfeffer und Muskatnuss würzen. Den Seelachs abbrausen, trocken tupfen und von beiden Seiten mit Zitronensaft beträufeln. Die Zucchini waschen und in dünne Scheiben schneiden. In einem kleinen Topf mit wenig Salzwasser dünsten. Eine Auflaufform mit Butter einfetten, Zucchini und Spinat hineingeben und den Seelachs obendrauf legen. Mozzarella in kleine Würfel schneiden, mit der Sahne vermischen und die Mischung gut salzen und pfeffern. Das Gemisch über den Fisch geben und das Gericht im Backofen 20 Minuten auf mittlerer Schiene überbacken.

1 Portion (ca. 580 g): 744 kcal, 7 g Kohlenhydrate (4 E%), 44 g Eiweiß (24 E%), 59 g Fett (72 E%)

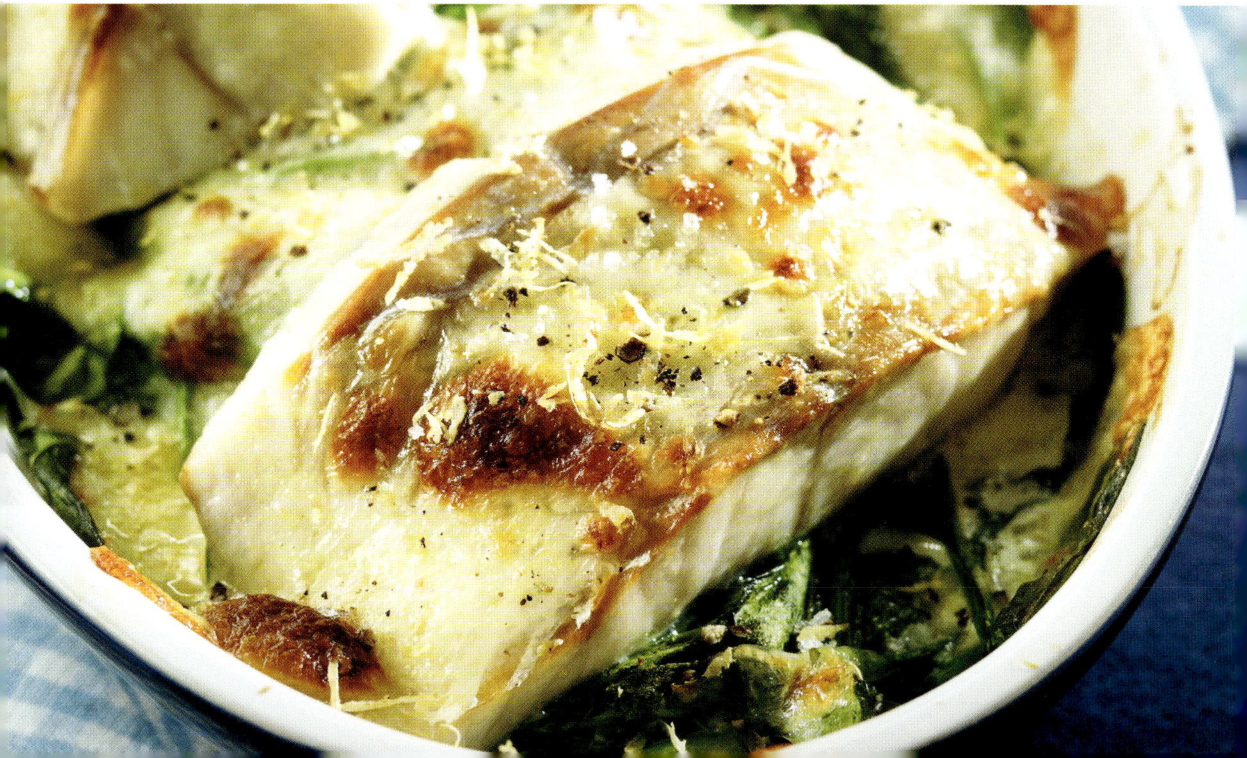

U10

GEMÜSE-HÄHNCHEN-CURRY

Trainingsfrei und Regeneration

2 PORTIONEN FÜR U10-SPIELER

100 G GRÜNE TK-BOHNEN
2 PAPRIKASCHOTEN (GELB UND ROT)
1 KLEINE ZUCCHINI
2 MÖHREN
1 LAUCHZWIEBEL
1 KNOBLAUCHZEHE
30 G FRISCHER INGWER
1 BUND FRISCHER KORIANDER
250 G HÄHNCHENBRUSTFILET
2 EL ERDNUSSÖL
SALZ UND PFEFFER NACH BELIEBEN
200 ML KOKOSMILCH
1 TL CURRYPULVER

1 Portion (ca. 400 g): 419 kcal,
31 g Kohlehydrate (31 E%),
35 g Eiweiß (33 E%), 15 g Fett (33 E%)

Entwickelt und zubereitet von der U10

Bohnen in kochendem Wasser 5 Minuten bissfest garen, abtropfen lassen und zur Seite stellen. Paprikaschoten und Zucchini waschen, küchenfertig vorbereiten und in kleine Würfel schneiden. Möhren und Lauchzwiebel putzen, waschen und in dünne Scheiben schneiden. Knoblauchzehe schälen und klein hacken. Ingwer schälen und ganz fein raspeln. Koriander waschen, trocken tupfen und fein hacken. Hähnchenbrustfilets waschen, trocken tupfen und in 2 cm dicke Medaillons schneiden. In einer mit Öl benetzten Pfanne Lauchzwiebel, Knoblauch und Ingwer anschwitzen. Paprika, Möhre und Zucchini dazugeben und unter Rühren bissfest anbraten. Mit Salz und Pfeffer abschmecken. Hähnchenbrustfilet in eine separate Pfanne mit dem restlichen Öl geben und von beiden Seiten anbraten. Mit Kokosmilch ablöschen und die Bohnen hinzugeben. Inhalte beider Pfannen zusammengeben. Zum Schluss Currypulver und Koriander darüber geben und bei schwacher Hitze alles zusammen noch weitere 5 Minuten köcheln lassen.

52

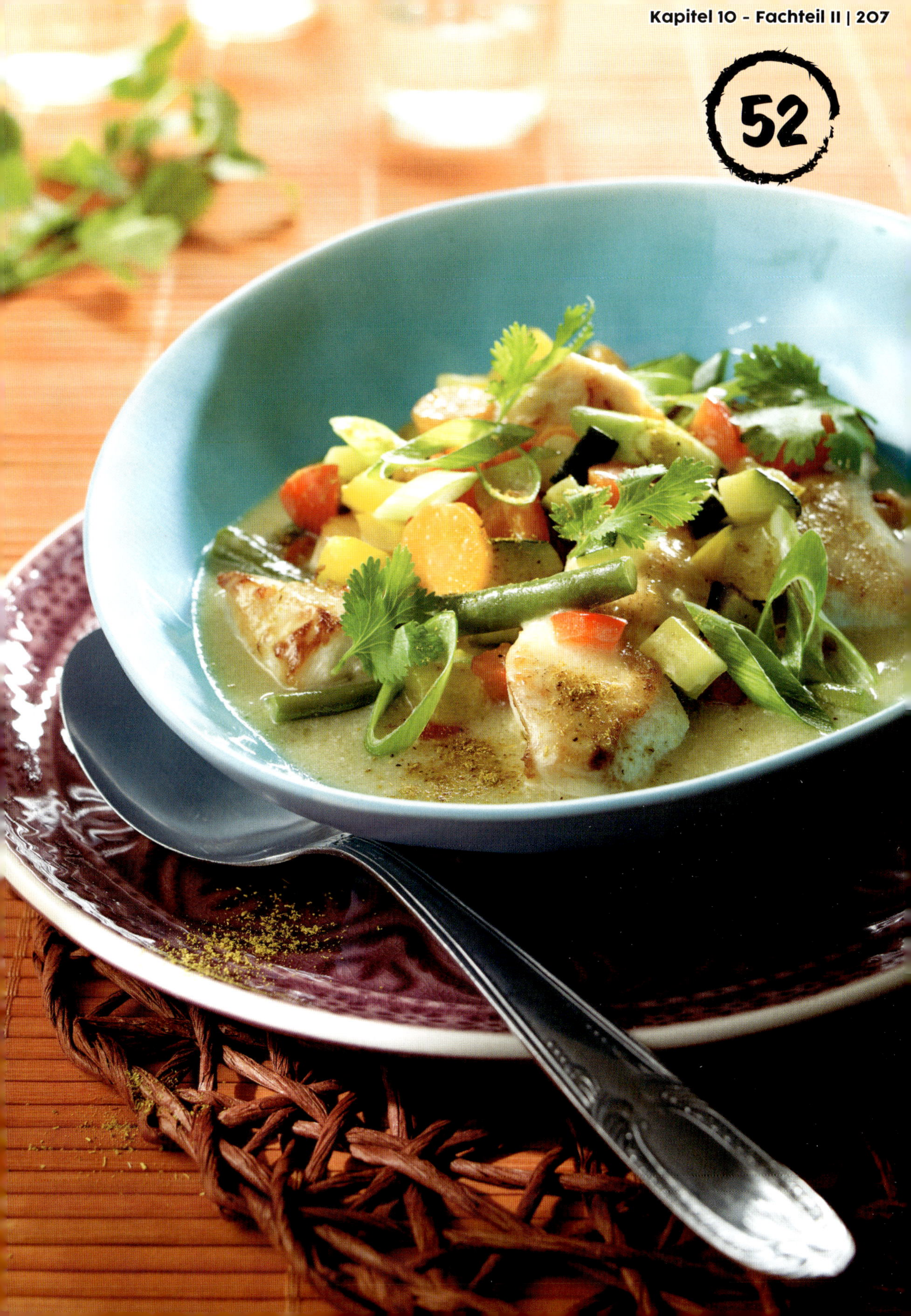

53

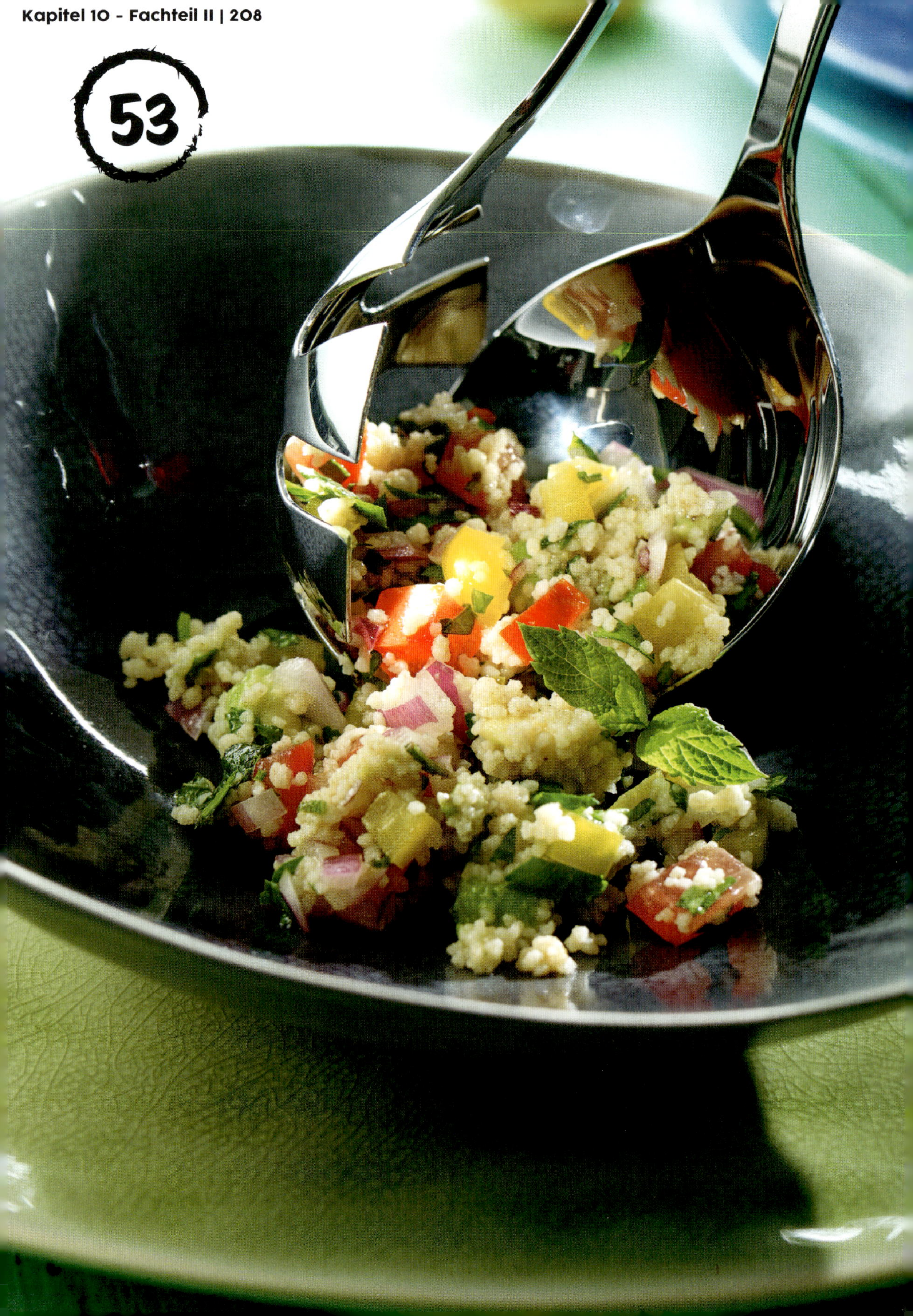

SALATE

U17

COUSCOUSSALAT MIT MINZE

Vor intensiven Belastungen mit langen Laufeinheiten

2 PORTIONEN FÜR U17-SPIELER

150 G COUSCOUS
CA. 220 ML WASSER
1 ZWIEBEL
1 PAPRIKASCHOTE
3 KLEINE TOMATEN
1 AVOCADO
PETERSILIE, FRISCH
MINZE, FRISCH
2 EL OLIVENÖL
SALZ UND PFEFFER
ZITRONEN- ODER LIMETTENSAFT

Couscous mit der ca. 1,5-fachen Menge heißem Wasser übergießen und 10 Minuten quellen lassen. Zwiebel schälen und fein würfeln. Paprika und Tomaten küchenfertig vorbereiten und in Würfel schneiden. Avocado schälen, entkernen und das Fruchtfleisch ebenfalls in Würfel schneiden. Petersilie und Minze hacken. Alle Zutaten miteinander vermischen, Öl zugießen und den Salat mit Salz, Pfeffer und Zitronensaft abschmecken. Etwas durchziehen lassen.

1 Portion (ca. 660 g): 420 kcal,
24 g Kohlenhydrate (23 E%),
5 g Eiweiß (4 E%), 34 g Fett (73 E%)

U12

54

LINSENSALAT

Vor einer leichten oder moderaten Belastung

4 PORTIONEN FÜR U12-SPIELER

150 G ROTE LINSEN
300 ML WASSER
1 TL GEMÜSEBRÜHE (REZEPT 17)
1 ZWIEBEL
1 AUBERGINE
2 MÖHREN
1 ZUCCHINI
1 KNOBLAUCHZEHE
4 EL OLIVENÖL
1 BUND PETERSILIE
SALZ UND PFEFFER

Linsen im leicht gesalzenen Wasser mit der Gemüsebrühe circa 8 Minuten bissfest kochen. Zwiebel schälen, würfeln und in einer Pfanne glasig braten. Aubergine, Möhren und Zucchini waschen, küchenfertig vorbereiten, in Würfel schneiden und ebenfalls in die Pfanne geben. Knoblauchzehe fein hacken und dazugeben. Den Pfanneninhalt mit den fertigen Linsen vermengen, die gehackte Petersilie zufügen und den Linsensalat mit Salz und Pfeffer abschmecken.

1 Portion (ca. 400 g): 257 kcal,
24 g Kohlenhydrate (39 E%),
10 g Eiweiß (16 E%), 13 g Fett (45 E%)

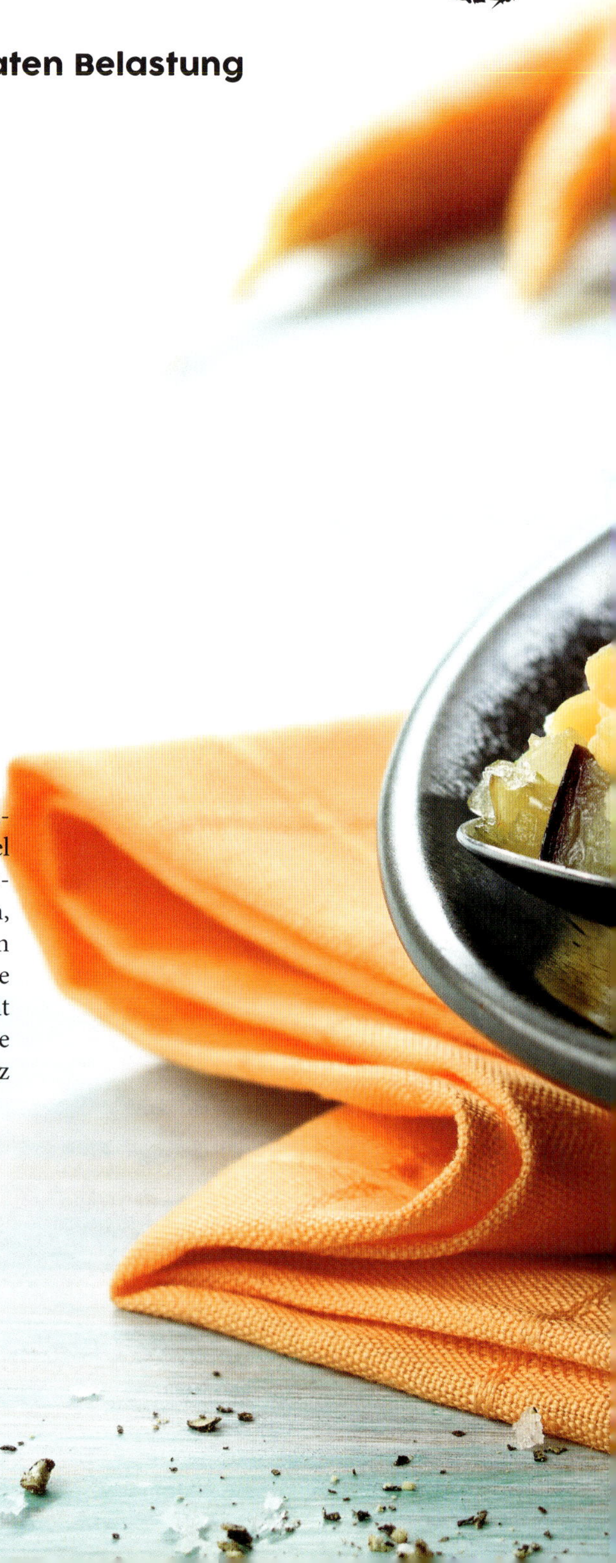

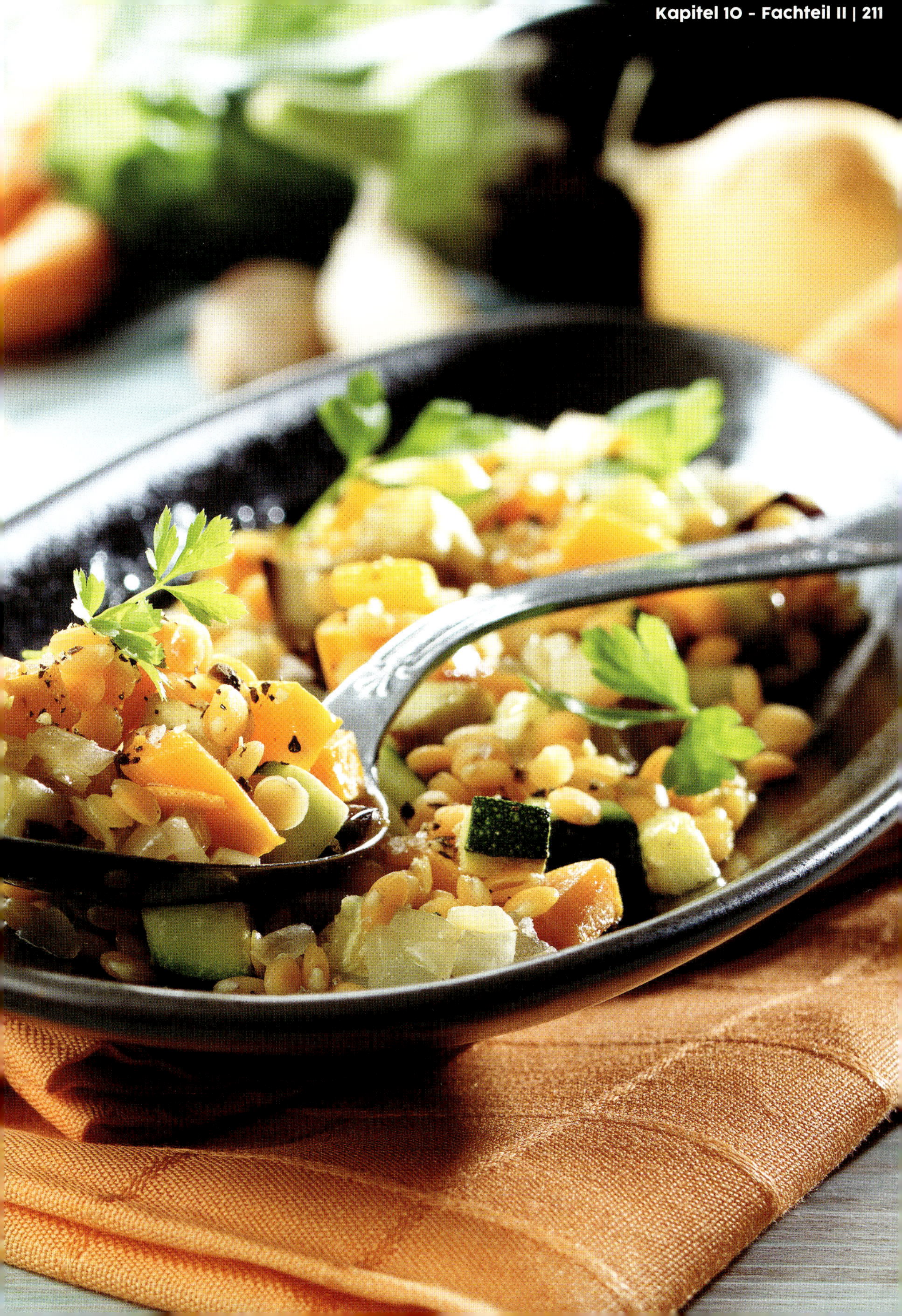

U11

55

THUNFISCH-TOMATEN-SALAT

Trainingsfrei und Regeneration

2 PORTIONEN FÜR U11-SPIELER

4 TOMATEN
50 G KÄSE
1 DOSE THUNFISCH (IN EIGENEM SAFT)
5 BASILIKUMBLÄTTER
2 EL BALSAMICOESSIG
1 EL OLIVENÖL
SALZ UND PFEFFER ZUM ABSCHMECKEN

Tomaten waschen, den Strunk entfernen und wür feln. Käse darüberreiben. Thunfisch und alle weiteren Zutaten zugeben und alles gut vermengen. Mit Salz und Pfeffer abschmecken.

1 Portion (ca. 300 g): 340 kcal,
4 g Kohlenhydrate (5 E%),
24 g Eiweiß (29 E%), 25 g Fett (66 E%)

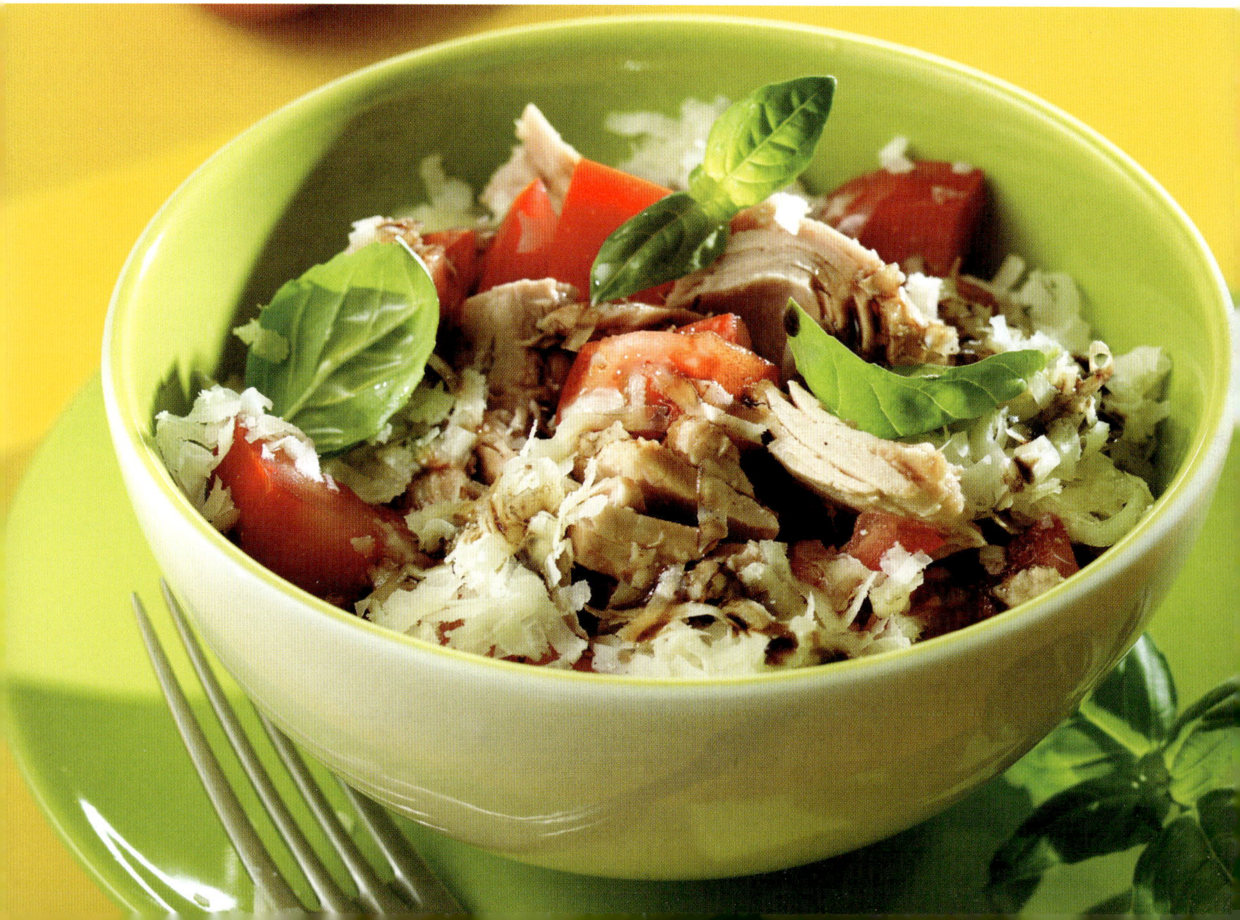

U19

56

AVOCADO-TOMATEN-SALAT

Trainingsfrei und Regeneration

2 PORTIONEN FÜR U19-SPIELER

4 GROSSE TOMATEN
1 AVOCADO
80 G PARMESAN
10 BASILIKUMBLÄTTER
4 EL OLIVENÖL
40 G WALNÜSSE
SALZ UND PFEFFER ZUM ABSCHMECKEN

Tomaten waschen, den Strunk entfernen und in Würfel schneiden. Avocado schälen, den Kern entfernen und das Avocadofleisch ebenfalls würfeln. Parmesan darüber reiben. Alle weiteren Zutaten zufügen und gut miteinander vermengen. Dieser Salat eignet sich auch sehr gut als Beilagensalat.

1 Portion (ca. 430 g): 676 kcal,
7 g Kohlenhydrate (4 E%),
18 g Eiweiß (10 E%), 65 g Fett (86 E%)

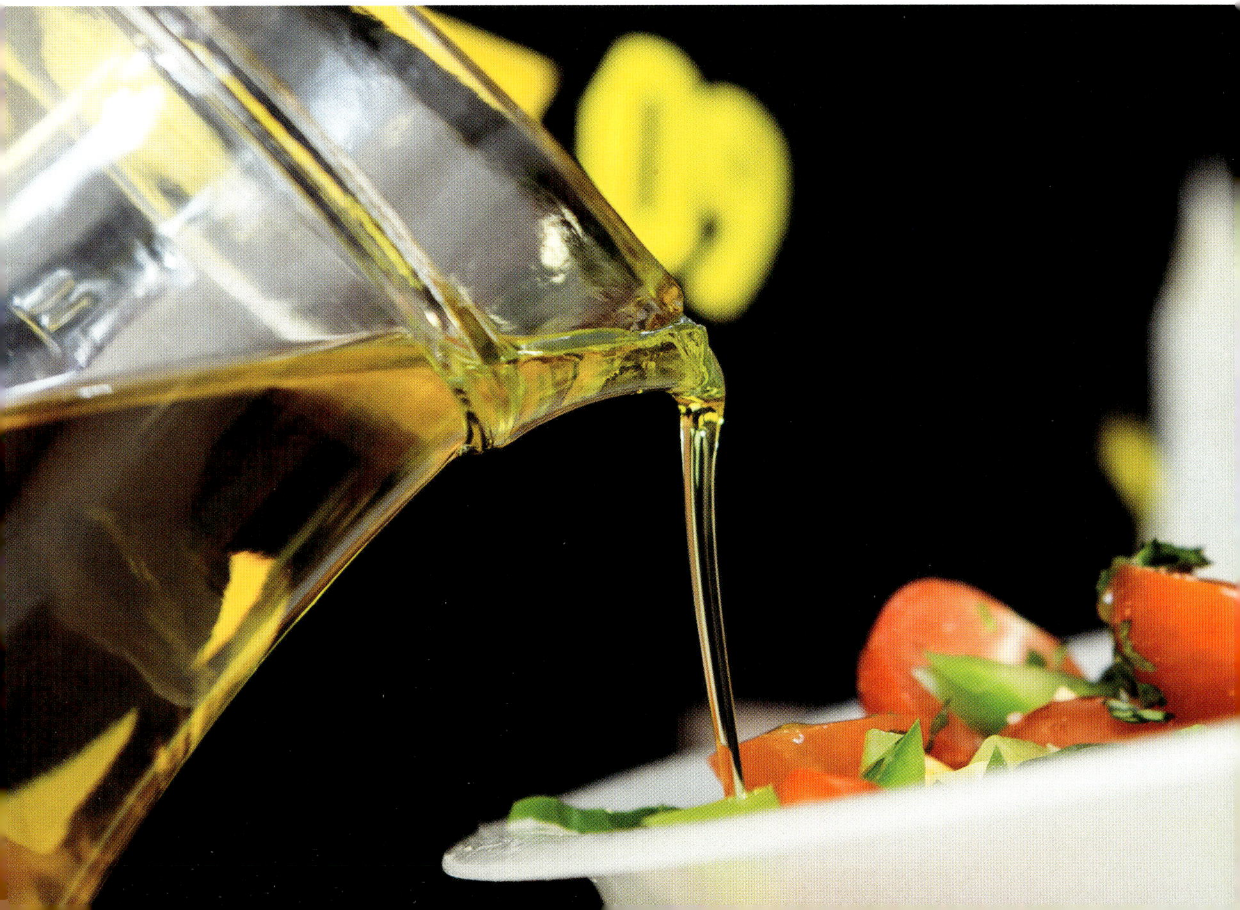

U17

EIER-GURKEN-SALAT

57

Vor einem Training mit leichter Belastung oder an trainingsfreien Tagen

1 PORTION FÜR U17-SPIELER

- 1 GEKOCHTES EI
- 1 TOMATE
- 1/2 AVOCADO
- 1/2 GURKE
- 3 EL JOGHURT (3,5 % FETT)
- SALZ UND PFEFFER
- NACH BELIEBEN FRISCHE KRÄUTER
- AUCH 1/2 ZWIEBEL MÖGLICH

Das gekochte Ei, die Tomate und das Avocadofleisch in Würfel schneiden. Die Gurke fein raspeln! Den Joghurt dazugeben, mit Salz, Pfeffer und Kräutern abschmecken und fertig! Zu dem Salat kann Knäckebrot serviert werden.

1 Portion (ca. 500 g): 278 kcal,
6 g Kohlenhydrate (8 E%),
11 g Eiweiß (17 E%), 23 g Fett (75 E%)

U10

58

MÖHREN-APFEL-SALAT

Als Beilage passend zu jeder Zeit

4 PORTIONEN FÜR U10-SPIELER

- 500 G MÖHREN
- 250 G SÄUERLICHE ÄPFEL

FÜR DAS DRESSING

- 3 EL ZITRONENSAFT
- 3 EL ORANGENSAFT
- 1-2 TL HONIG
- SALZ
- 1 TL OLIVENÖL

Die gewaschenen und geschälten Möhren und Äpfel auf einer Haushaltsreibe raspeln. Für das Dressing Zitronen- und Orangensaft mit Honig und Salz verrühren. Das Öl zugeben. Geraspelte Möhren und Äpfel mit dem Dressing vermengen.

Entwickelt und zubereitet von der U10

1 Portion (ca. 200 g): 61 kcal,
11 g Kohlenhydrate (78 E%),
1 g Eiweiß (5 E%), 1 g Fett (17 E%)

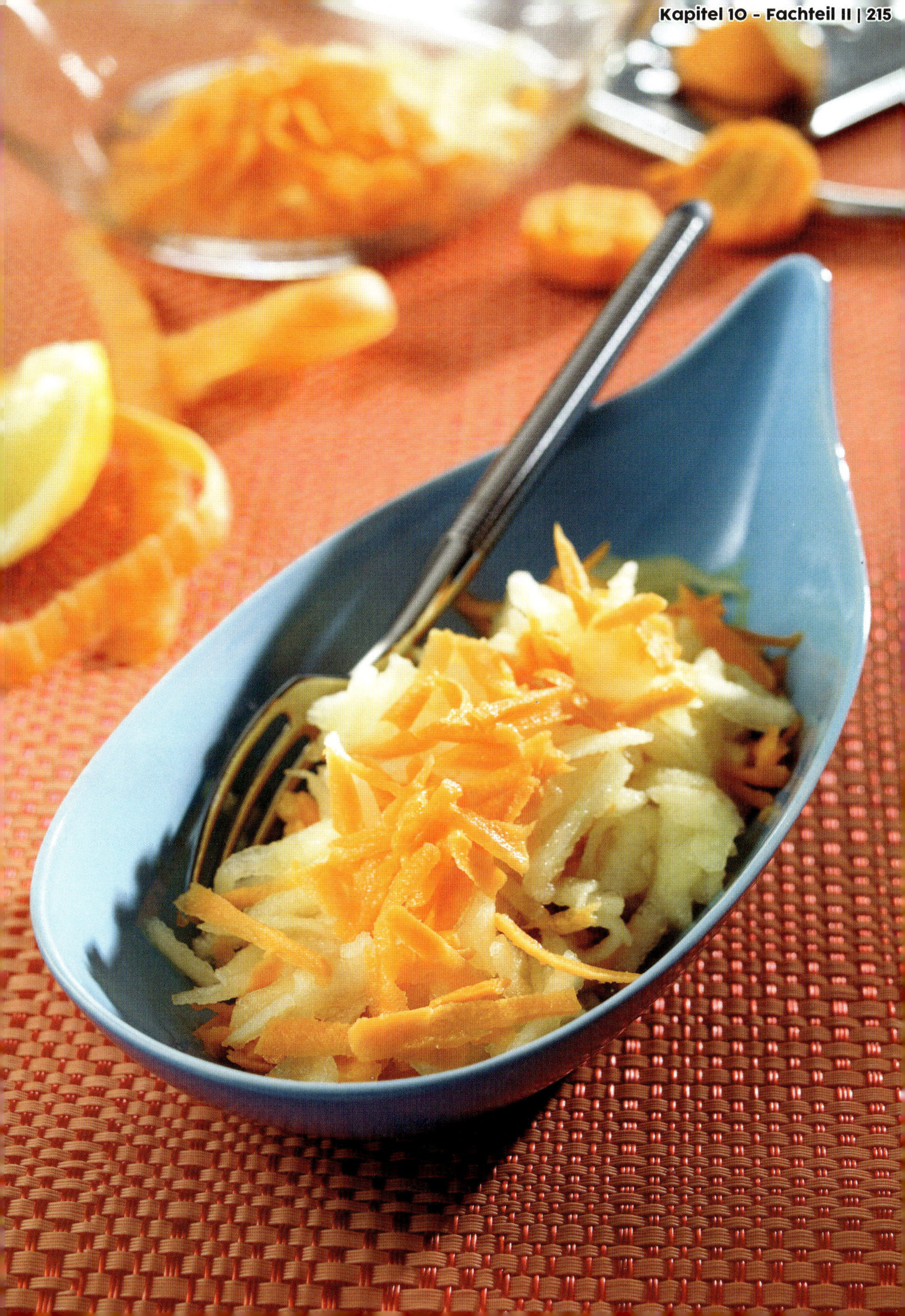

LECKERE SÜSSE SNACKS

U13

NATURJOGHURT MIT FRÜCHTEN

59

Frühstück oder Zwischenmahlzeit - an trainingsfreien Tagen

1 PORTION FÜR U13-SPIELER

- 2 KIWIS
- 1 APFEL
- 250 G NATURJOGHURT (3,5 % FETT)
- 1 EL LEINÖL
- 1 EL KOKOSFLOCKEN

Kiwis schälen und klein schneiden, Apfel gut waschen und mit der Schale zerkleinern. Das Obst in den Joghurt geben. Leinöl und Kokosflocken zugeben und alles gut miteinander vermengen.

1 Portion (ca. 450 g): 473 kcal, 38 g Kohlenhydrate (34 E%), 10 g Eiweiß (9 E%), 29 g Fett (57 E%)

Entwickelt und zubereitet von der U13

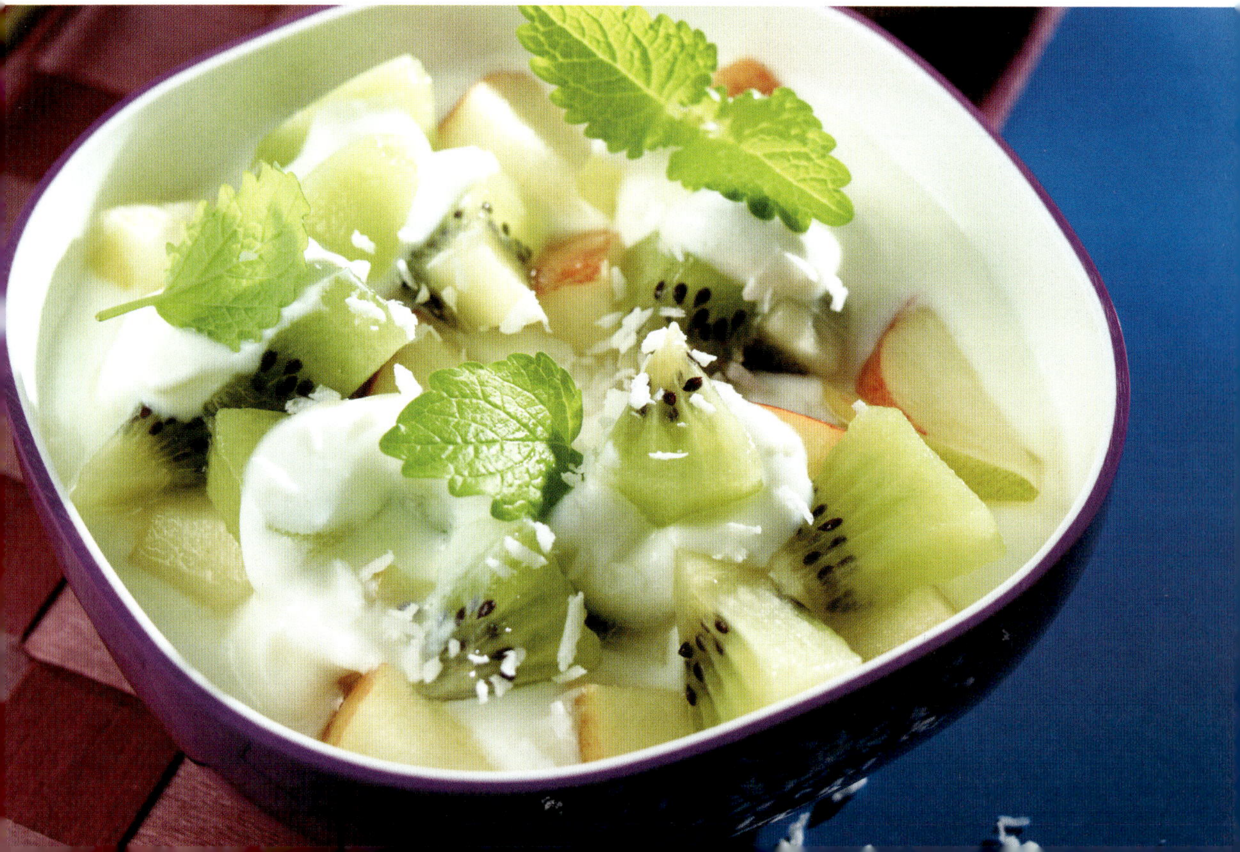

U13

60

SUPERFOOD FRÜHSTÜCK

Perfekt für trainingsfreie Tage oder vor einem leichten Training

2 PORTIONEN FÜR U13-SPIELER

250 G MAGERQUARK
150 G JOGHURT (10 % FETT)
125 G HIMBEEREN
125 G HEIDELBEEREN
20 G GOJIBEEREN
20 G KÜRBISKERNE

Quark und Joghurt miteinander verrühren. Anschließend Obst und Kürbiskerne unterheben.

1 Portion (ca. 345 g): 229 kcal, 16 g Kohlenhydrate (30 E%), 10 g Eiweiß (18 E%), 13 g Fett (52 E%)

Entwickelt und zubereitet von der U13

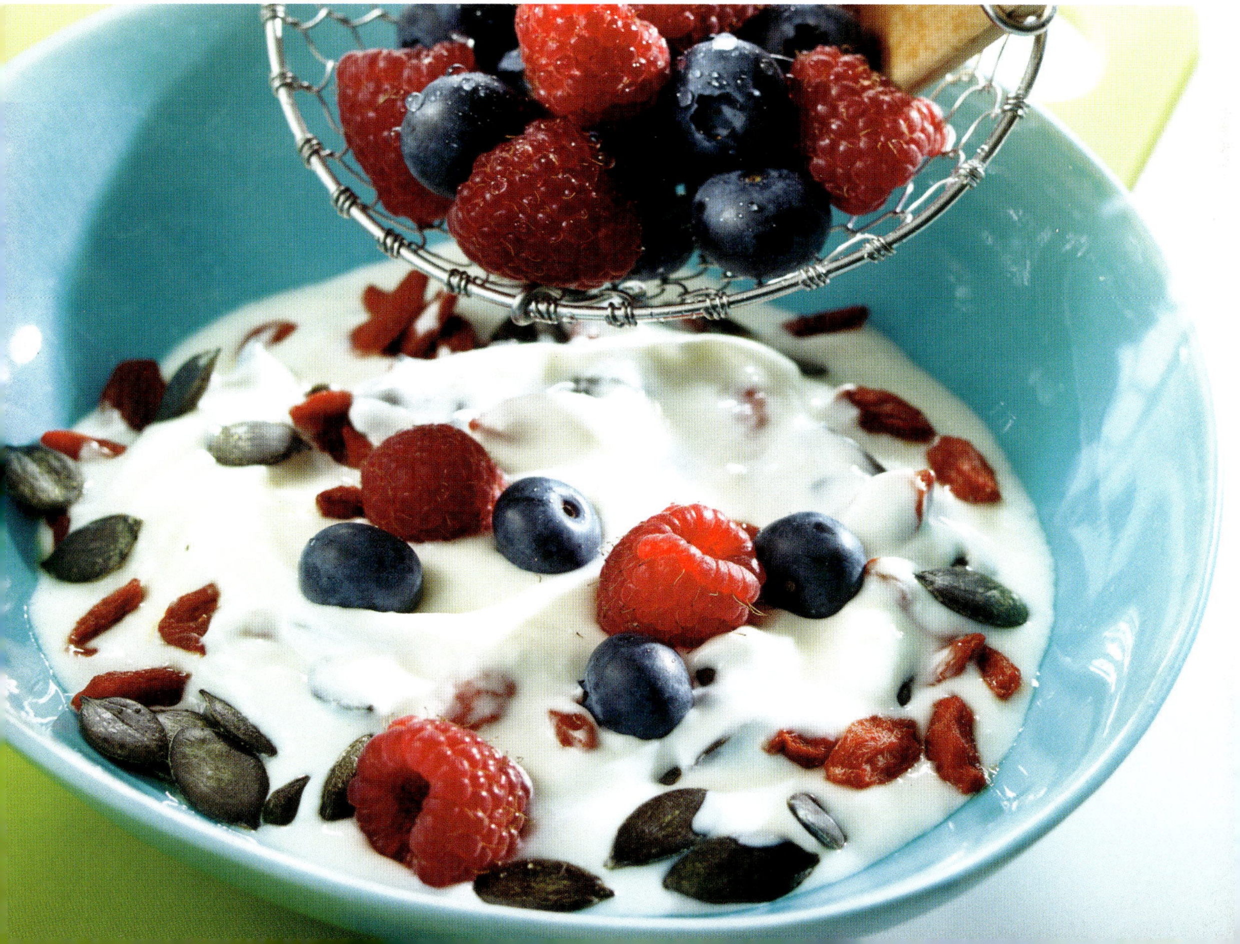

U13

BANANEN-APFEL-MUFFINS

Empfehlenswert als Snack während eines Turniers

FÜR CA. 10 MUFFINS

125 G WEIZENMEHL
125 G VOLLKORNDINKELMEHL
50 G ZUCKER
1 PRISE ECHTE VANILLE
1 PÄCKCHEN BACKPULVER
30 G GEMAHLENE MANDELN
200 ML MILCH (3,5 % FETT)
2 EIER
125 G WEICHE BUTTER
2 GROSSE ÄPFEL, GESCHÄLT UND KLEIN GESCHNITTEN
1 GROSSE BANANE

Backofen auf 180 °C (Ober- und Unterhitze) vorheizen. Mehl, Zucker, Vanille, Backpulver und Mandeln mischen. In einer weiteren Schüssel Milch, Eier, Butter, klein geschnittene Äpfel und Banane miteinander vermengen. Danach die vermischten, trockenen Zutaten mit in die Schüssel geben und alles mit einem Kochlöffel verrühren. Achtung: Kein Handrührgerät benutzen. Teig in die Muffinförmchen verteilen und 20 Minuten backen. In einem Muffinblech bleiben die Muffins besser in Form.

1 Portion (ca. 110 g): 346 kcal,
37 g Kohlenhydrate (44 E%),
6 g Eiweiß (7 E%), 19 g Fett (49 E%)

Entwickelt und zubereitet von der U13

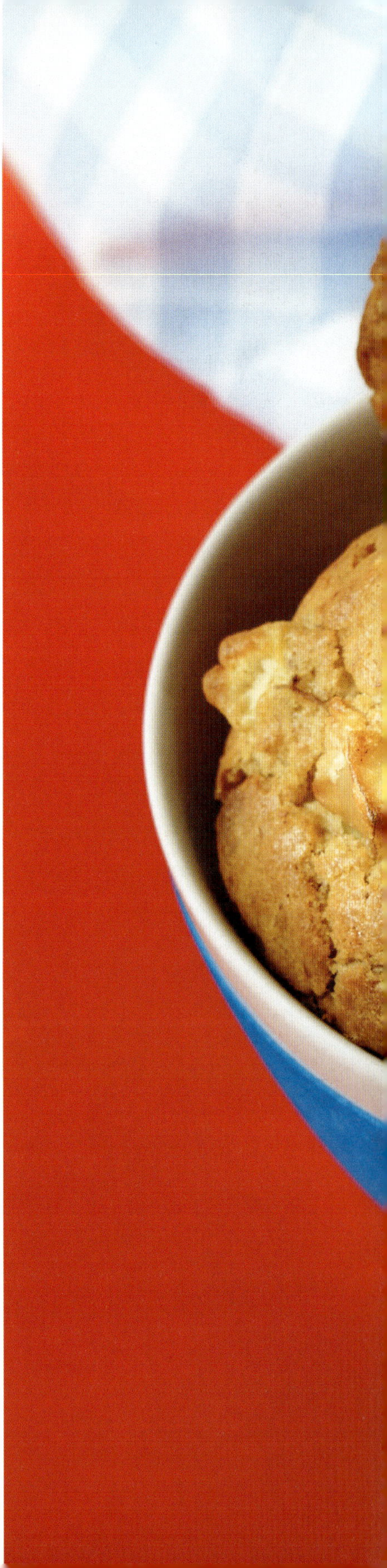

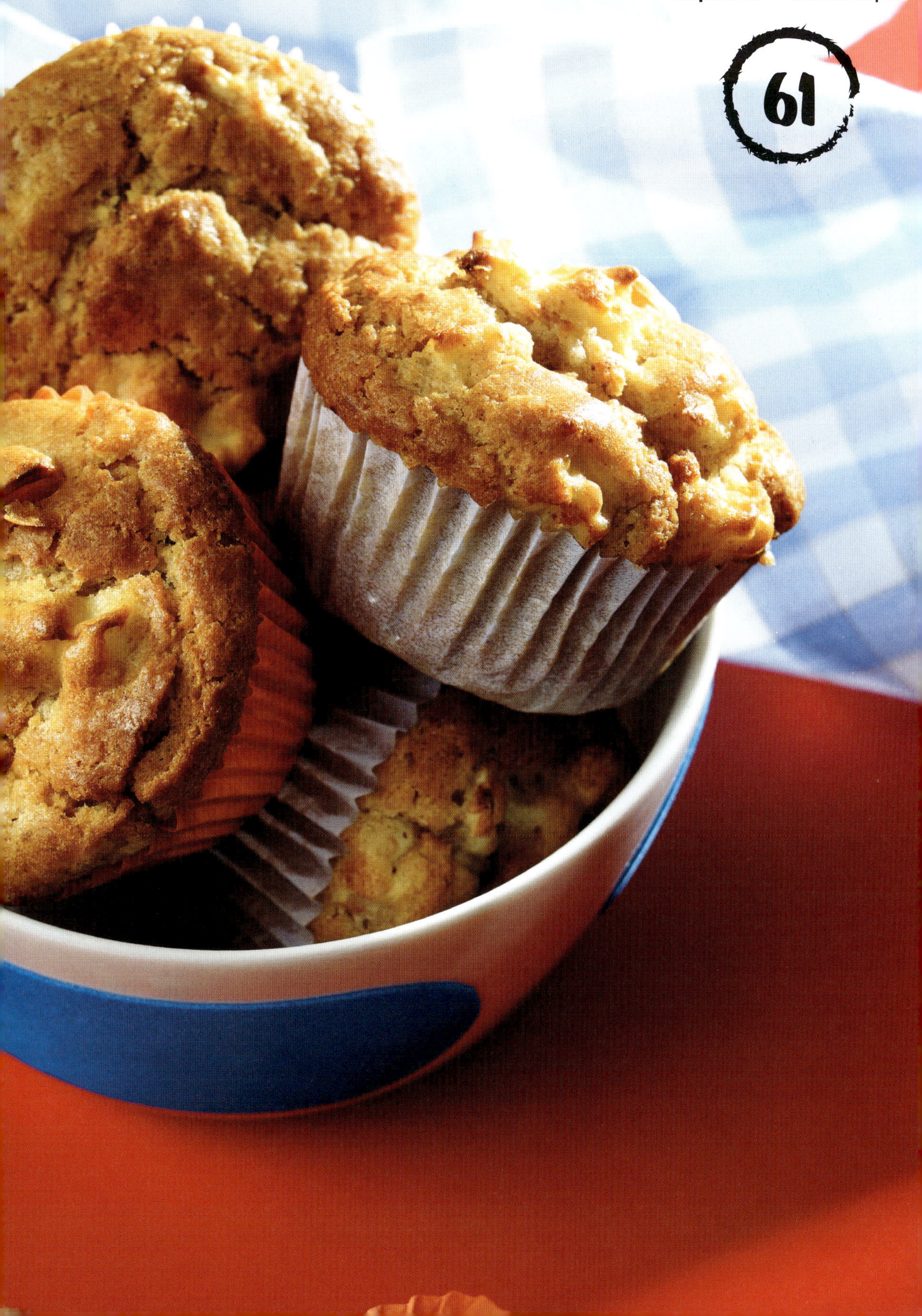
61

ALLE ALTERSSTUFEN

BANANEN-HEIDELBEER-MUFFINS

Ohne Mehl und ohne Zucker – ein Snack an trainingsfreien Tagen

FÜR CA. 10 MUFFINS

- 100 G GEMAHLENE MANDELN
- 3 EL KOKOSFLOCKEN (FEIN GEMAHLEN)
- 2 TL ZIMT
- 1 EL BACKPULVER
- 1 MESSERSPITZE VANILLEPULVER
- 4 EIER
- 50 G KOKOSFETT
- 2 BANANEN
- 200 G HEIDELBEEREN

1 Portion (ca. 80 g): 193 kcal,
9 g Kohlenhydrate (18 E%),
6 g Eiweiß (11 E%), 15 g Fett (71 E%)

Backofen auf 170 °C (Ober- und Unterhitze) vorheizen. Mandeln, Kokosflocken, Zimt, Backpulver, Vanillepulver, Eier und Kokosfett (vorher anschmelzen lassen) miteinander verrühren. Bananen klein schneiden und hinzugeben. Das Ganze gut miteinander verrühren, damit die Banane ihre Süße abgeben kann. Die Heidelbeeren vorsichtig unterheben und in Muffinförmchen portionieren. 25–30 Minuten backen.

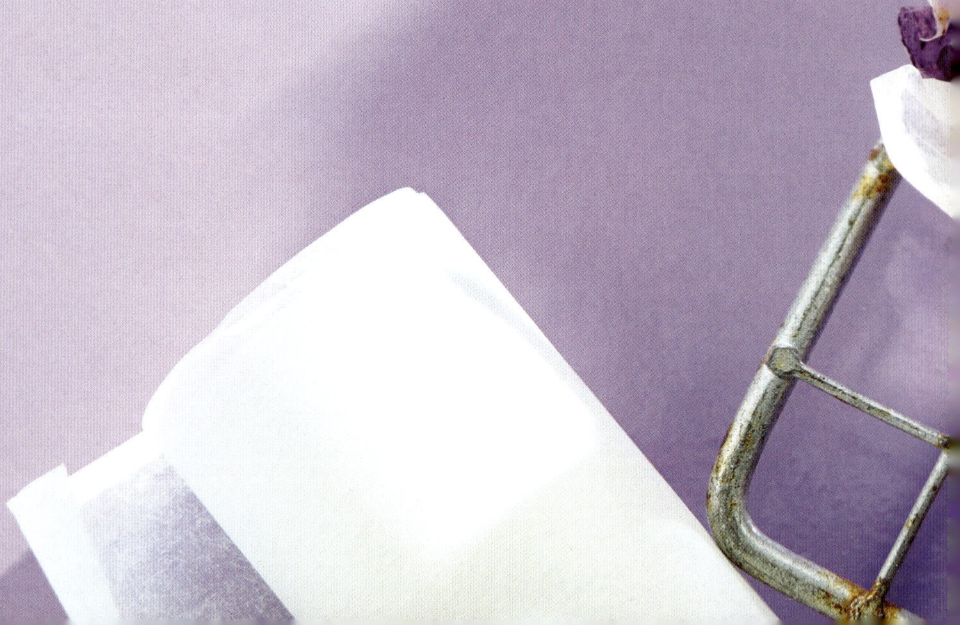

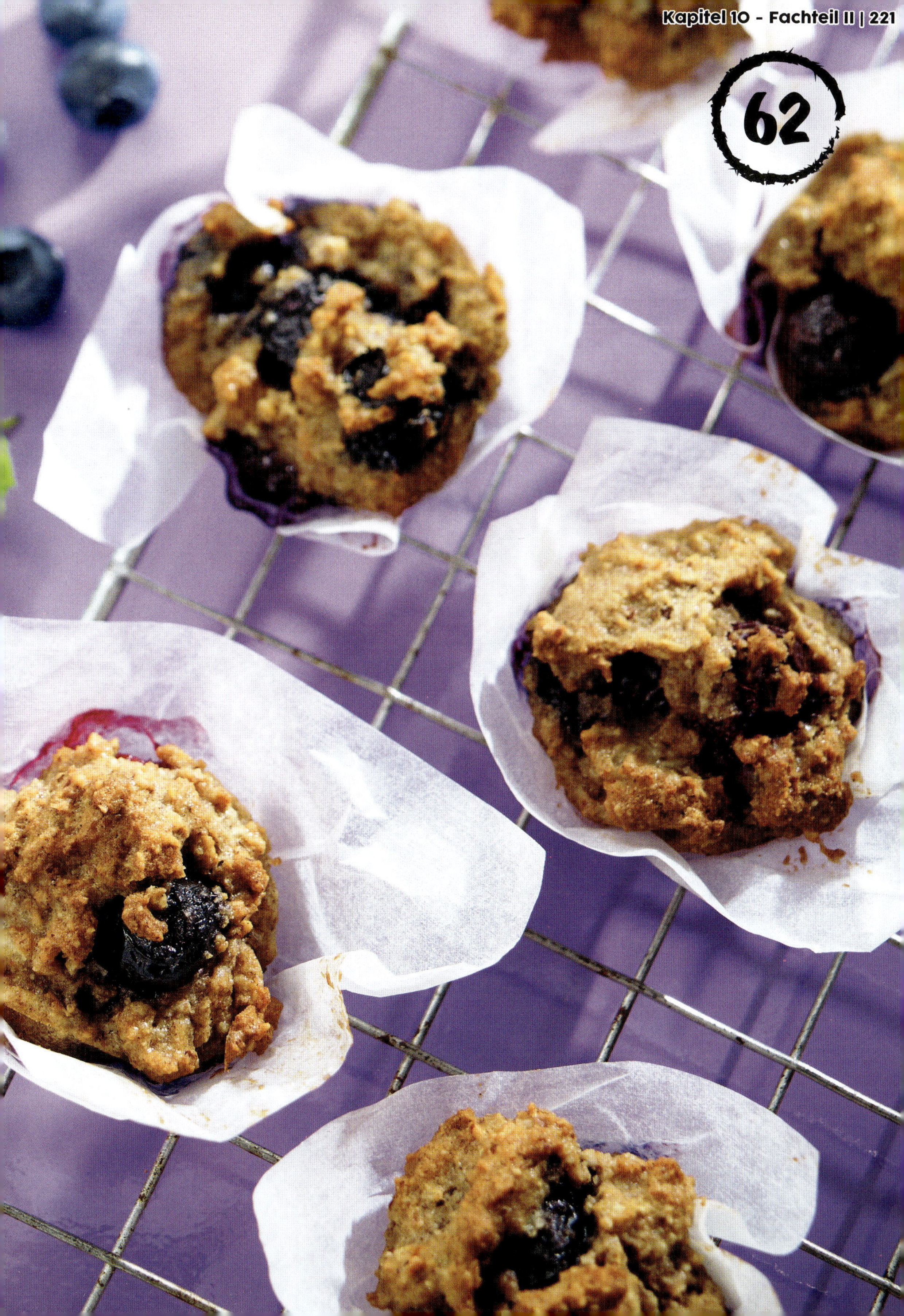
62

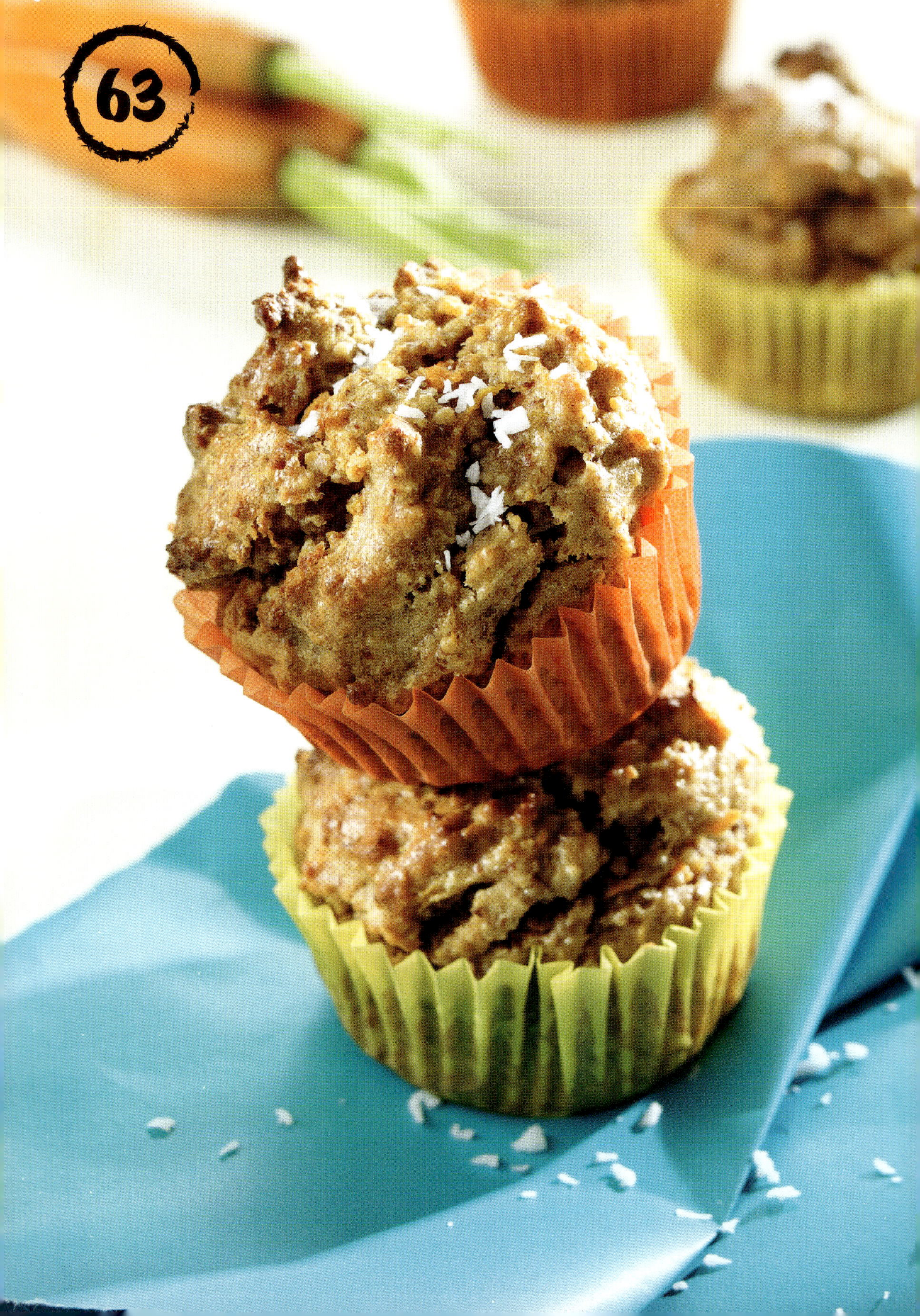
63

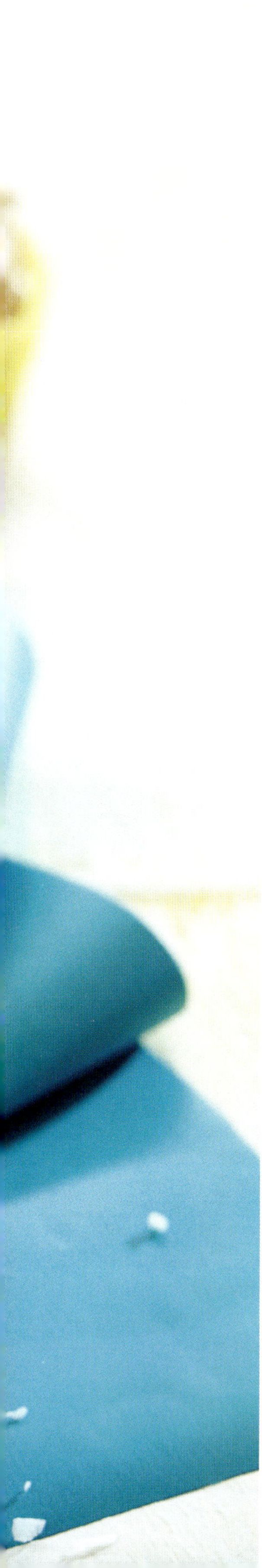

ALLE ALTERSSTUFEN

RÜBLIMUFFINS

Ohne Mehl und ohne Zucker – ein Snack an trainingsfreien Tagen

FÜR CA. 10 MUFFINS

3 EL KOKOSÖL
3 EIER
3 EL HONIG
1 GROSSE KAROTTE
300 G GEMAHLENE MANDELN
1/2 EL BACKPULVER
1 EL MUSKATNUSS
1/2 EL GEMAHLENE NELKEN
1 PRISE SALZ
2 EL ZIMT
1 EL KOKOSFLOCKEN

Den Backofen auf 160 °C vorheizen (Ober- und Unterhitze). Kokosfett schmelzen lassen und mit Eiern und Honig mixen, bis es eine einheitliche Flüssigkeit ist. Die Karotte raspeln, zusammen mit den restlichen Zutaten zufügen und alle gut miteinander verrühren. In Muffinförmchen füllen und etwa 16 Minuten backen.

1 Portion (ca. 80 g): 244 kcal,
4 g Kohlenhydrate (7 E%),
11 g Eiweiß (15 E%), 19 g Fett (78 E%)

U10

64

JOGHURTKÜCHLEIN MIT OBSTSALAT

Empfehlenswert als Snack während eines Turniers und unmittelbar nach Belastungen

4 PORTIONEN FÜR U10-SPIELER

2 EIER
2 EL ZUCKER
100 ML SPRUDELWASSER
150 G NATURJOGHURT (1,5 % FETT)
100 G MEHL
50 G ZARTE HAFERFLOCKEN
ETWAS KOKOSÖL

FÜR DEN OBSTSALAT
CIRCA 250 G OBST NACH WAHL
ETWAS ZITRONENSAFT

Die Eier trennen. Das Eiweiß steif schlagen und beiseite stellen. Das Eigelb mit dem Zucker schaumig rühren. Sprudelwasser, Joghurt, Mehl und Haferflocken zugeben, alles gründlich verrühren und etwas quellen lassen. Den Eischnee unterheben. Etwas Kokosöl in einer Pfanne erhitzen und kleine Küchlein backen. Das Obst waschen, bei Bedarf schälen und klein schneiden und mit etwas Zitronensaft vermischen. Den Obstsalat und die Küchlein gemeinsam servieren.

1 Portion (ca. 130 g): 200 kcal,
27 g Kohlenhydrate (53 E%),
8 g Eiweiß (17 E%), 7 g Fett (30 E%)

Entwickelt und zubereitet von der U10

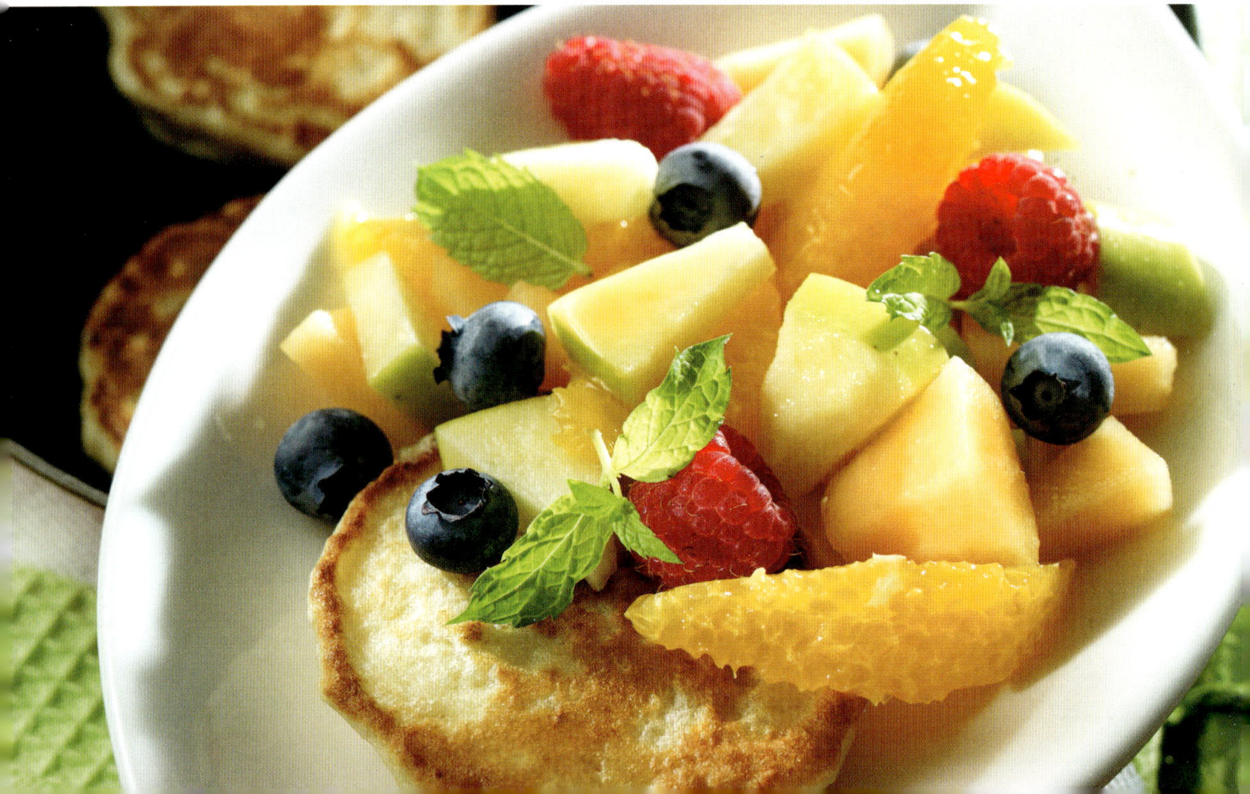

U10

APFELAUFLAUF

65

Empfehlenswert als Snack während eines Turniers und unmittelbar vor und nach intensiven Belastungen

Entwickelt und zubereitet von der U10

6 PORTIONEN FÜR U10-SPIELER
8 ÄPFEL
6 EL ERDNUSSÖL
3 EIER
150 G MEHL
120 G ZUCKER
250 ML MILCH (3,5 % FETT)
1 PRISE ECHTE VANILLE
ZIMT NACH GESCHMACK

Den Backofen auf 175 C° (Ober- und Unterhitze) vorheizen. Die Äpfel waschen, das Kerngehäuse entfernen, klein schneiden und in eine gefettete, flache Auflaufform geben. Die übrigen Zutaten mit einem Mixer zu einem Teig verrühren und diesen über die Äpfel gießen. Anschließend den Auflauf circa 40–50 Minuten backen. Vor dem Servieren mit Zimt bestreuen.

1 Portion (ca. 230 g): 354 kcal,
55 g Kohlenhydrate (63 E%),
9 g Eiweiß (9 E%), 11 g Fett (28 E%)

TURBO-AUFLADER-RIEGEL

66

FÜR 25 RIEGEL
30 G BUTTER
30 G KOKOSÖL
250 G HONIG
100 G CASHEWKERNE, UNGESALZEN
100 G WALNÜSSE
100 G GETROCKNETE DATTELN UNGEZUCKERT
300 G WEISSE HAFERFLOCKEN
1/2 ORANGE, AUSGEPRESST

Backofen auf 130 °C (Umluft) vorheizen. Butter, Kokosöl und Honig in einem Topf schmelzen lassen. Nüsse und Datteln mit einem Messer grob hacken. Haferflocken, Nüsse und Datteln in den Topf geben und unter ständigem Rühren alles goldbraun werden lassen. Mit dem Orangensaft ablöschen und noch mal gut durchrühren. Ein Blech mit Backpapier auslegen und die Masse gleichmäßig mit einem Teigschaber darauf verteilen. Im vorgeheizten Backofen 20 Minuten backen. Die Riegel noch im warmen Zustand in die gewünschte Größe schneiden und dann vollständig auskühlen lassen. Auch hier sind die Riegel im warmen Zustand noch etwas bröselig, aber nach dem Abkühlen fest.Dieser super Snack eignet sich ebenfalls zum Verzehr kurz vor einer intensiven Belastung. Durch die weißen Haferflocken und den Honig sind – ebenso wie beim BVB-Abwehr-Riegel (Seite 226) zwei schnelle Kohlenhydratarten enthalten, sodass dem Körper eine schnelle und stetige Energiequelle zur Verfügung steht. Der Müsliriegel kann zwischen 1 Stunde bis zu 30 Minuten vor der Belastung gegessen werden.

1 Portion (ca. 40 g): 156 kcal,
20 g Kohlenhydrate (51 E%),
3 g Eiweiß (7 E%), 7 g Fett (42 E%)

BVB-ABWEHR-RIEGEL

67

Fertige Müsliriegel enthalten häufig viele unerwünschte Zutaten, u. a. künstliche und chemische Zusätze. Dabei ist es wirklich sehr einfach, sie selbst zu machen. Je nach Familiengröße reichen sie bis zu einer Woche aus, und die jungen Spieler können sich etwas Gesundes zum Turnier oder zu den Spielen mitnehmen. So wird auch der Süßhunger auf natürliche und gesunde Weise gestillt. Für den schnellen Hunger und Langzeitenergie.

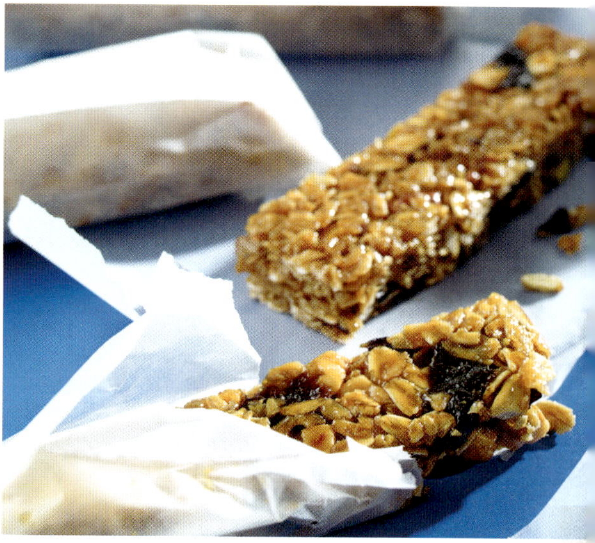

FÜR 25 RIEGEL

- 30 G BUTTER
- 30 G KOKOSÖL
- 250 G HONIG
- 100 G CASHEWKERNE, UNGESALZEN
- 50 G PEKANNÜSSE
- 50 G PISTAZIEN, UNGESALZEN
- 100 G GETROCKNETE PFLAUMEN, UNGEZUCKERT
- 300 G KERNIGE HAFERFLOCKEN
- 1/2 ORANGE, AUSGEPRESST
- 1 PRISE ZIMT

1 Portion (ca. 40 g): 153 kcal,
19 g Kohlenhydrate (51 E%),
3 g Eiweiß (7 E%), 7 g Fett (42 E%)

Backofen auf 130 °C (Umluft) vorheizen. Butter, Kokosöl und Honig in einem Topf schmelzen lassen. Nüsse und Pflaumen mit einem Messer grob hacken. Haferflocken, Nüsse und Pflaumen in den Topf geben und unter ständigem Rühren goldbraun werden lassen. Mit dem Orangensaft ablöschen und noch einmal durchrühren. Mit Zimt abschmecken. Ein Blech mit Backpapier auslegen und die Masse gleichmäßig mit einem Teigschaber darauf verteilen. Im vorgeheizten Backofen 20 Minuten backen. Die Riegel noch im warmen Zustand in die gewünschte Größe schneiden und dann vollständig auskühlen lassen. Nicht wundern: Beim Schneiden der warmen Riegel sind diese noch sehr bröselig. Das ändert sich nach dem Auskühlen.

Ein super Snack kurz vor einer intensiven Belastung. Durch die kernigen Haferflocken und den Honig sind zwei unterschiedlich schnelle Kohlenhydratarten enthalten, sodass dem Körper eine schnelle und eine stetige Energiequelle zur Verfügung stehen. Somit kann der Müsliriegel zwischen zwei Stunden bis zu 30 Minuten vor der Belastung gegessen werden.

U11

BANANENQUARK MIT WALNÜSSEN

68

Nach einem intensiven Training

2 PORTIONEN FÜR U11-SPIELER

250 G MAGERQUARK
100 G SCHMAND
100 ML MILCH (3,5 % FETT)
2 EL WALNÜSSE
1 GROSSE BANANE
1 EL ZITRONENSAFT
NACH BEDARF 1-2 EL FLÜSSIGEN HONIG

Quark, Schmand und Milch verrühren. Walnüsse grob hacken. Banane schälen und in Scheiben schneiden. Sofort mit Zitronensaft beträufeln. Anschließend mit den Walnüssen und dem Honig unter die Quarkcreme rühren. In Schüsseln anrichten.

1 Portion (ca. 260 g): 436 kcal, 42 g Kohlenhydrate (40 E%), 23 g Eiweiß (22 E%), 19 g Fett (38 E%)

Entwickelt und zubereitet von der U11

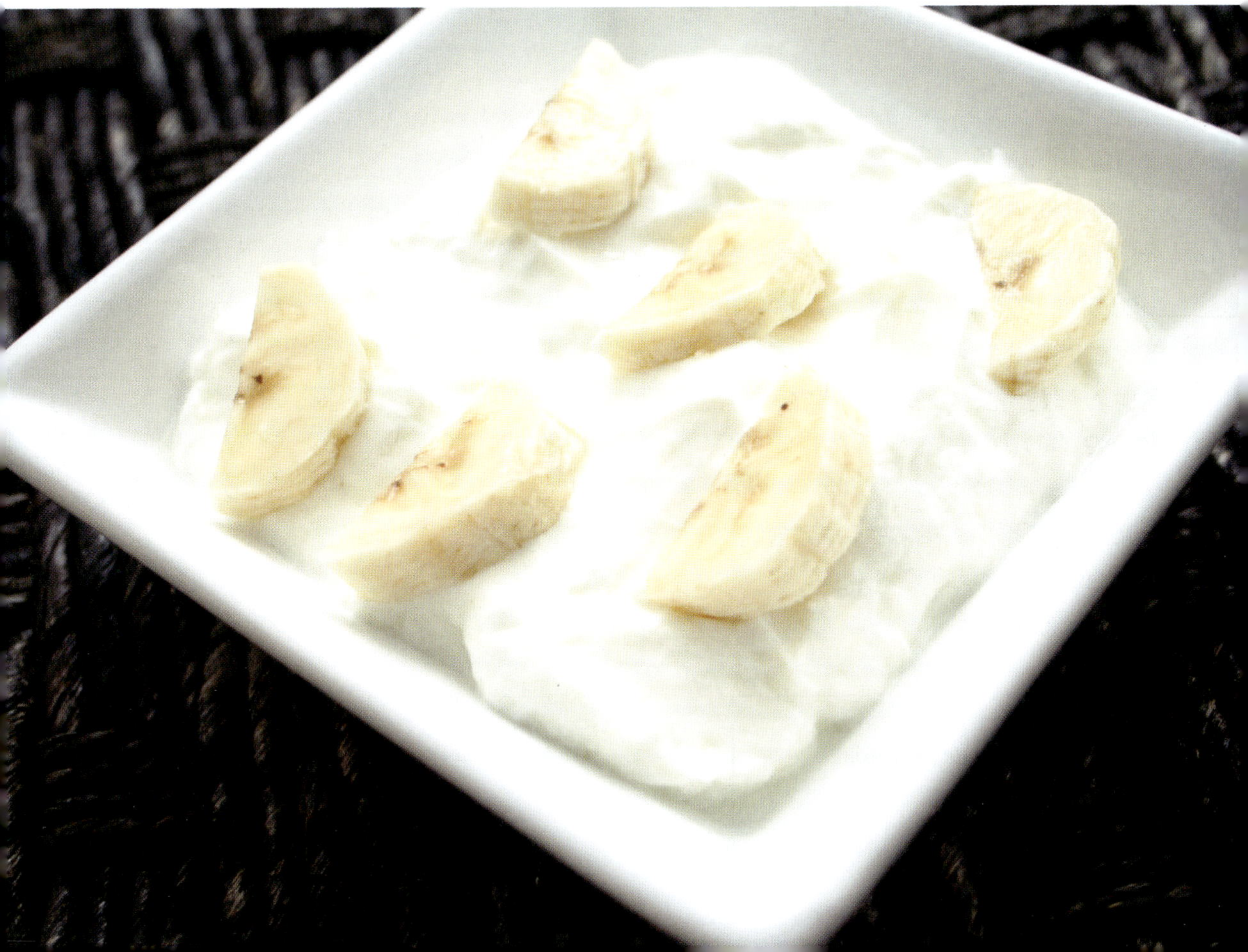

REZEPTE FÜR GETRÄNKE UND SMOOTHIES

69

PAUSEN-POWER-TEE

In der Pause, besonders im Winter, gut bekömmlich. Am besten eignen sich Kräutertees (alle Sorten). Nicht empfehlenswert sind schwarzer Tee oder Früchtetee. Sie enthalten viel Säure, was sich negativ auf die Magensäure auswirken kann. Das typische „saure Aufstoßen“ kann während des Spiels unangenehm sein. Geeignete Sorten sind dagegen Kamille, Minze, Pfefferminze und auch Kräutermischungen. Kräutertees können außerdem den pH-Wert mit einem hohen Säuregrad, der sich leistungsmindernd auswirkt, wieder in eine richtige Richtung lenken. Ganz vorzüglich schmecken frisch aufgebrühte Minze und frischer Ingwer. Um ein tolles isotones Getränk daraus zu zaubern, werden auf 1 l Tee 40 g Haushaltszucker, 20 g Traubenzucker und 1 g Salz beigemischt. Dieses isotone Getränk enthält keine Farbstoffe oder weitere unerwünschte Zusätze. Ein besseres Sportlergetränk gibt es bis heute nicht auf dem Markt, und hier beim BVB wird auf natürliche, leistungssteigernde Getränke und Lebensmittel gesetzt.

1 Liter: 240 kcal, 60 g Kohlenhydrate (100 E%)

ZAUBERTRANK

70

Vor, während und nach dem Spiel und bei intensiver Belastung

FÜR 1 PORTION

- 1 L STILLES WASSER
- 40 G HAUSHALTSZUCKER
- 20 G TRAUBENZUCKER
- 1 G SALZ
- 1/2 LIMETTE, AUSGEPRESST ODER ALTERNATIV ZITRONENSAFT

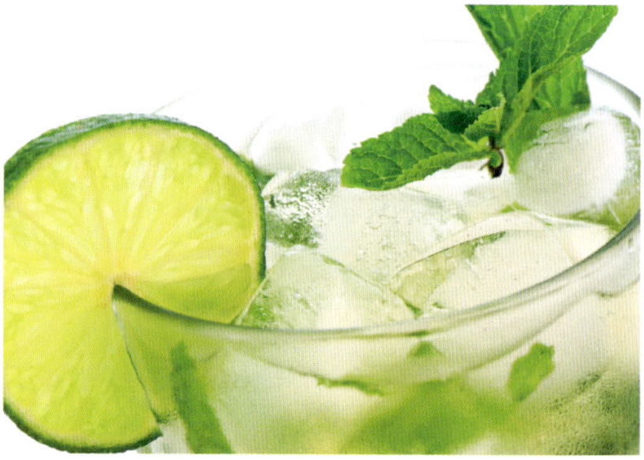

1 Liter: 240 kcal, 60 g Kohlenhydrate (100 E%)

Alle Zutaten im stillen Wasser auflösen.

U13

KOHLENHYDRATSHAKE

71

Vor einem Spiel oder sofort nach einer intensiven Belastung

2 PORTIONEN FÜR U13-SPIELER

2 BANANEN
100 G ERDBEEREN
500 ML BUTTERMILCH
40 G HAFERFLOCKEN

Die Bananen schälen und in kleine Scheiben schneiden. Erdbeeren waschen, putzen und zerkleinern. Alle Zutaten zusammen in den Mixer geben und ordentlich durchmixen.

1 Portion (ca. 470 g): 290 kcal, 52 g Kohlenhydrate (74 E%), 12 g Eiweiß (17 E%), 3 g Fett (9 E%)

Entwickelt und zubereitet von der U13

U13

ERDBEERSMOOTHIE

72

Nach einer intensiven Belastung

6 PORTIONEN FÜR U13-SPIELER

900 G ERDBEEREN
6 TL LIMETTENSAFT
6 TL HONIG
20 G CASHEWKERNE
600 G FLÜSSIGER JOGHURT (1,5 % FETT)
150 ML MILCH (1,5 % FETT)

Erdbeeren waschen und gut abtropfen lassen. Danach putzen und klein schneiden. Auf einem Tablett ausbreiten und kurz im Eisfach anfrieren lassen. Erdbeeren, Limettensaft, Honig und Cashewkerne in ein hohes Gefäß geben und fein pürieren oder im Blender durchmixen.
Joghurt und Milch cremig rühren und mit dem Fruchtpüree verquirlen. In Gläser füllen. Nach Belieben mit Erdbeeren und Limettenspalten garnieren.

Entwickelt und zubereitet von der U13

1 Portion (ca. 300 g): 149 kcal, 19 g Kohlenhydrate (52 E%), 5 g Fett (31 E%), 6 g Eiweiß (17 E%)

NACHWUCHS KOCHT

1

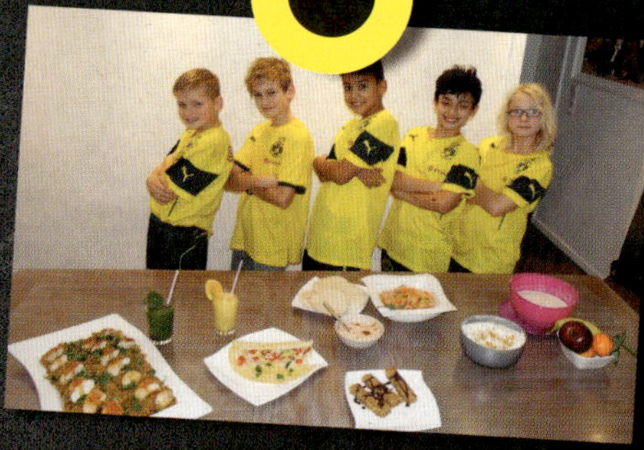

2

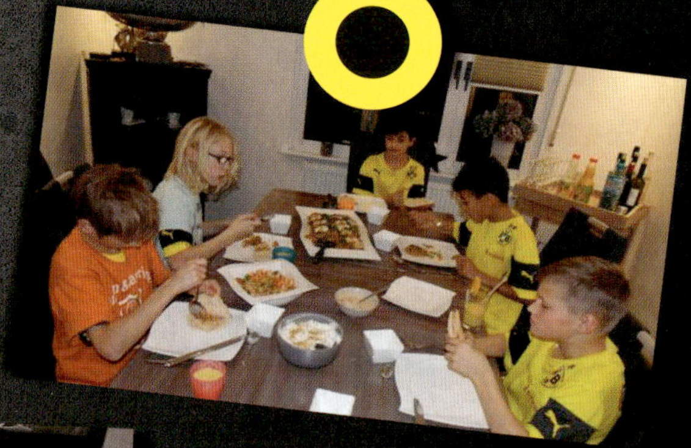

3

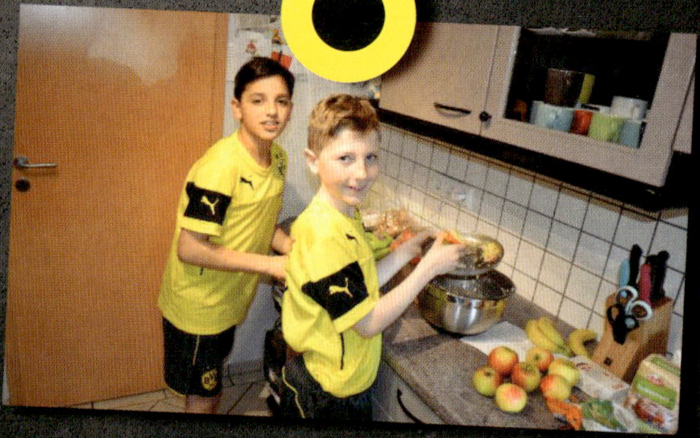

4

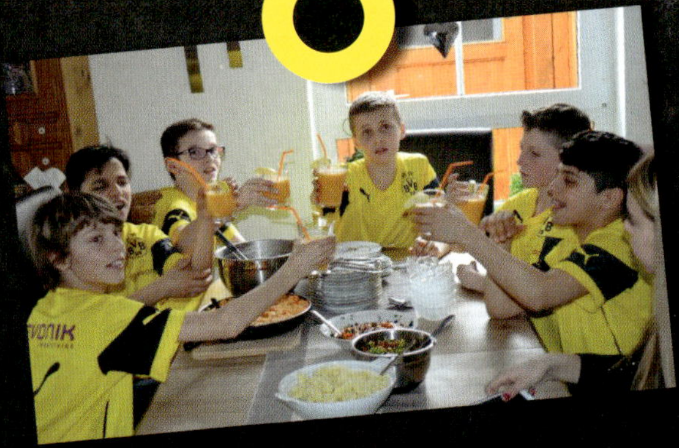

5

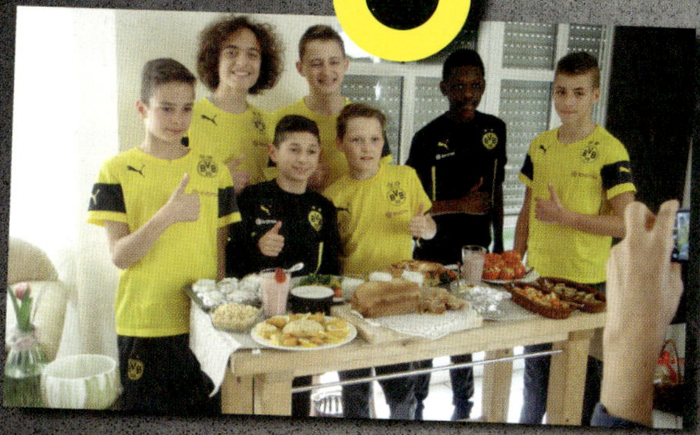

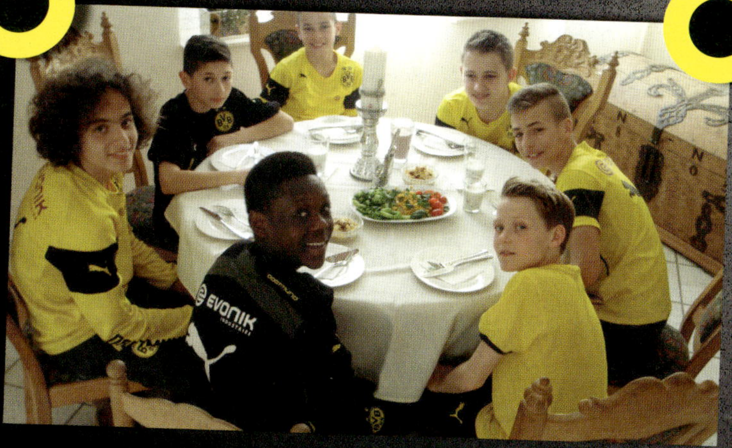

6

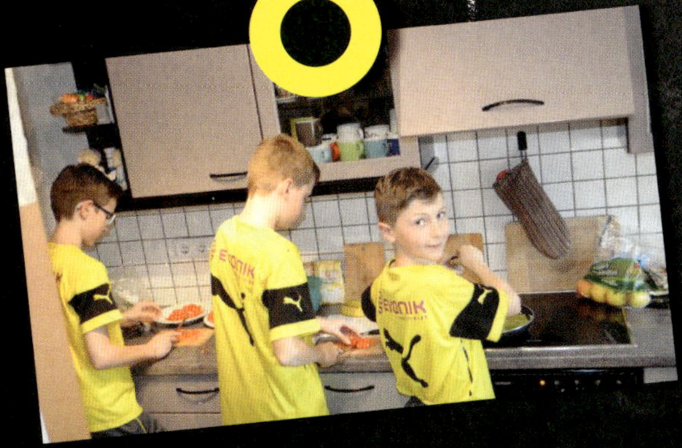

7

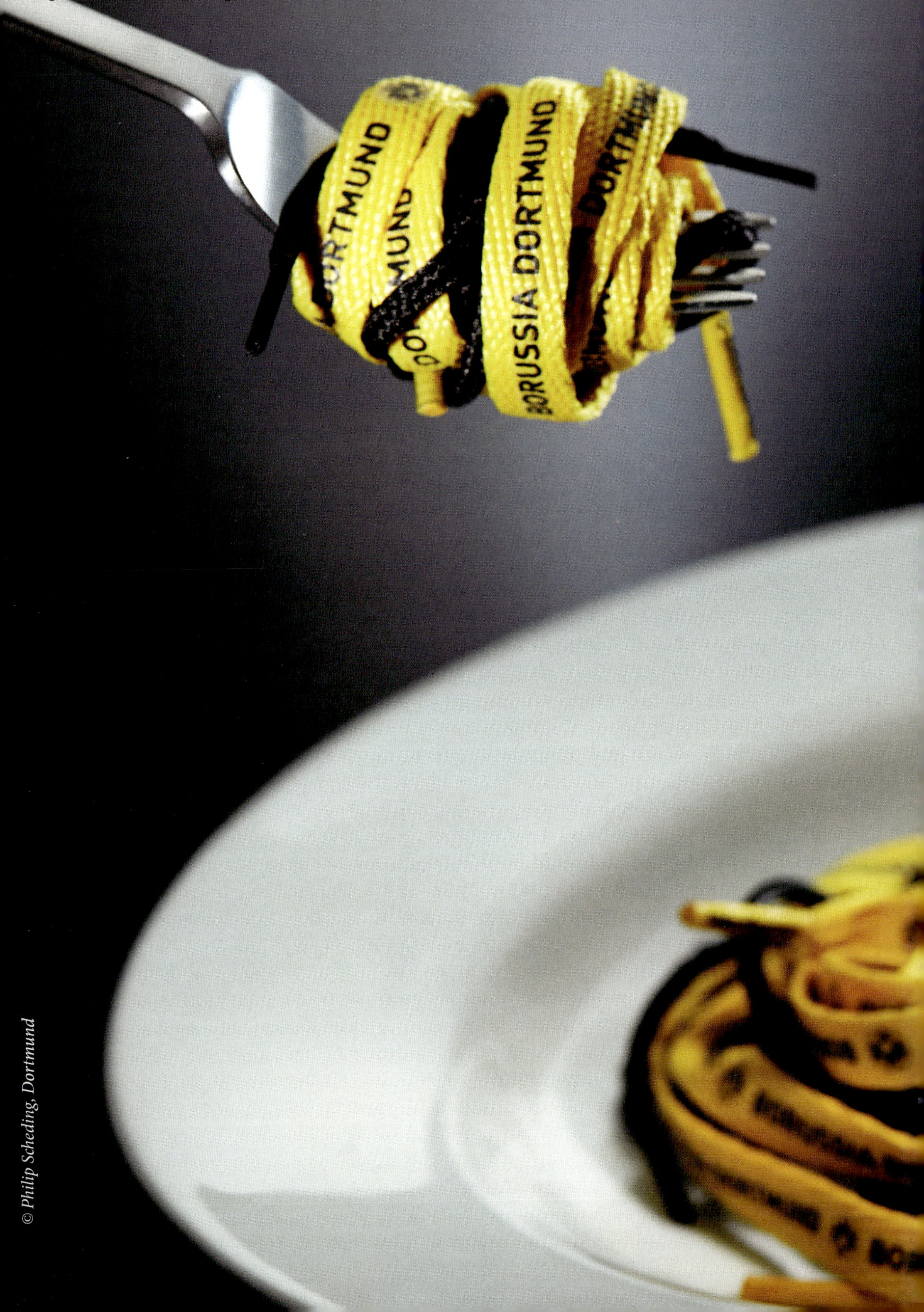
BORUSSIA DORTMUND
DORTMUND
DORTMUND

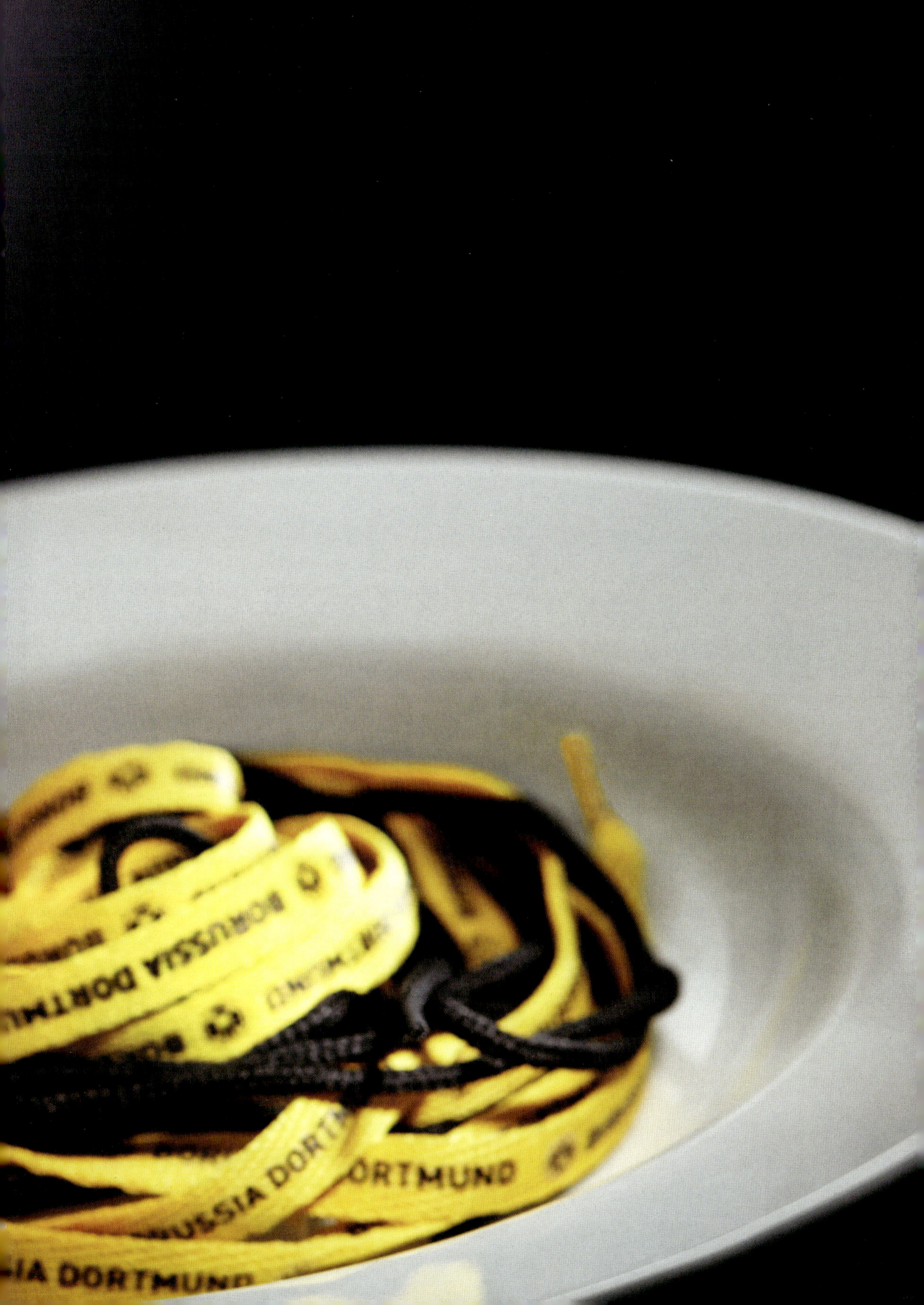
ORTMUND
SIA DORTMUND

Index

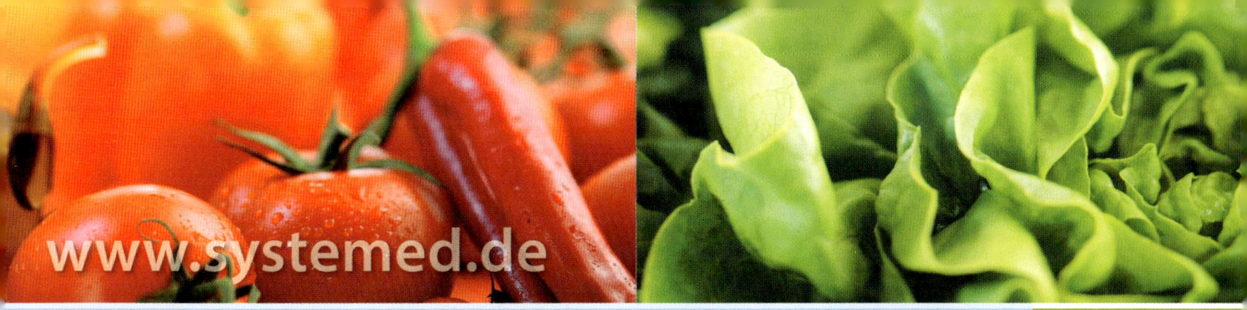

LOGI-Methode

Glücklich und schlank.
Mit viel Eiweiß und dem richtigen Fett. Das komplette LOGI-Basiswissen. Mit umfangreichem Rezeptteil.
Dr. Nicolai Worm
978-3-942772-96-9 **19,99 €**

Das große LOGI-Kochbuch.
120 raffinierte Rezepte zur Ernährungsrevolution von Dr. Nicolai Worm. Mit exklusiven LOGI-Kompositionen der Spitzenköche Alfons Schuhbeck, Vincent Klink, Ralf Zacherl, Christian Henze und Andreas Gerlach.
Franca Mangiameli
978-3-942772-79-2 **19,99 €**

Das neue große LOGI-Kochbuch.
120 neue Rezepte – auch für Desserts, Backwaren und vegetarische Küche. Jede Menge LOGI-Tricks und die klügsten Alternativen zu Pizza, Pommes und Pasta.
Franca Mangiameli | Heike Lemberger
978-3-942772-88-4 **19,99 €**

Abnehmen lernen. In nur zehn Wochen!
Das intelligente LOGI-Power-Programm zur dauerhaften Gewichtsreduktion. Mit diesem Tagebuch werden Sie Ihr eigener LOGI-Coach!
Heike Lemberger
Franca Mangiameli
978-3-942772-59-4 **15,99 €** ~~18,99 €~~

Das große LOGI-Back- und Dessertbuch.
Über 100 raffinierte Dessertrezepte, die sie niemals für möglich gehalten hätten. So macht Leben nach LOGI noch mehr Spaß!
Mit ausführlichem Stevia-Extrakapitel.
Franca Mangiameli | Heike Lemberger
978-3-927372-66-5 **19,95 €**

Das große LOGI-Grillbuch.
120 heiß geliebte Grillrezepte rund um Gemüse, Fisch und Fleisch. Ein Fest für LOGI-Freunde.
Heike Lemberger
Franca Mangiameli
978-3-942772-12-9 **15,99 €** ~~18,00 €~~

Das große LOGI-Fischkochbuch.
Köstliche Gerichte mit Fisch und Meeresfrüchten aus heimischen Gewässern und aus aller Welt.
S. Thiel | A. Fischer
978-3-942772-07-5 **15,99 €** ~~19,99 €~~

Vegetarisch kochen mit der LOGI-Methode.
LOGI ohne Fisch und Fleisch? Na klar! 80 innovative und kreative LOGI-Veggie-Rezepte. Wenige Kohlenhydrate – glutenfrei! Mit vielen veganen Rezeptalternativen.
Susanne Thiel | Dr. Nicolai Worm
978-3-942772-89-1 **19,99 €**

Leicht abnehmen! Geheimrezept Eiweiß.
Gewicht verlieren mit Eiweiß und Formula-Mahlzeiten. Und dann: gesund und schlank auf Dauer mit LOGI.
Dr. Hardy Walle | Dr. Nicolai Worm
978-3-95814-009-7 **19,99 €**

Leicht abnehmen! Das Rezeptbuch.
Gewicht verlieren mit Eiweiß und Formula-Mahlzeiten. Und für danach: 70 einfache und abwechslungsreiche LOGI-Rezepte.
Dr. Hardy Walle
978-3-927372-40-5 **12,95 €**

LOGI. Das Buch. (NEU)
Das Beste aus 15 Jahren LOGI. 300 Rezepte, Theorie und Tipps.
978-3-95814-026-4 **30,00 €**

Eiweiß-Guide.
Tabellen mit über 500 Lebensmitteln bewertet nach ihrem Eiweißgehalt und ausgewählten Aminosäuren.
Franca Mangiameli | Heike Lemberger
Dr. Nicolai Worm
978-3-942772-64-8 **9,99 €**

Fett Guide.
Wie viel Fett ist gesund? Welches Fett wofür? Tabellen mit über 500 Lebensmitteln, bewertet nach ihrem Fettgehalt und ihrer Fettqualität.
Heike Lemberger | Ulrike Gonder
Dr. Nicolai Worm
978-3-942772-09-9 **7,49 €** ~~9,99 €~~

LOGI-Guide.
Tabellen mit über 500 Lebensmitteln, bewertet nach ihrem glykämischen Index und ihrer glykämischen Last.
Franca Mangiameli
Dr. Nicolai Worm | Andra Knauer
978-3-942772-02-0 **6,99 €**

Die LOGI-Kochkarten.
Die besten LOGI-Rezepte. Einfallsreich, einfach, preiswert.
978-3-942772-54-9 **12,99 €**

Das große LOGI-Familienkochbuch.
Die LOGI-Ernährungsmethode für die ganze Familie in Theorie und Praxis. Mit 100 tollen Rezepten, die auch Kindern schmecken.
Marianne Botta | Dr. Nicolai Worm
978-3- 95814-016-5 **19,99 €**

Der LOGI-Muskel-Coach.
Die ultimative Sporternährung für Muskelaufbau und Ausdauertraining.
Dr. Torsten Albers | Dr. Nicolai Worm
Kirsten Segler
978-3-942772-13-6 **19,99 €**

Mehr vom Sport! Low-Carb und LOGI in der Sporternährung.
Unter Mitwirkung zahlreicher Spitzensportler: Boxweltmeister Felix Sturm, Schwimmprofi Mark Warnecke, Leichtathlet Danny Ecker und viele mehr.
Clifford Opoku-Afari | Dr. Nicolai Worm
Heike Lemberger
978-3-927372-41-2 **19,95 €**

LOGI und Low Carb in der Sporternährung. (FÜR FACHKREISE)
Glykämischer Index und glykämische Last – Einfluss auf Gesundheit und körperliche Leistungsfähigkeit.
Jan Prinzhausen
978-3-927372-30-6 **24,90 €**

Bauch, Beine, Po – das LOGI-Workout für Frauen. (DVD)
Inklusive ausführlichem Booklet.
M. Maier | Dr. N. Worm
978-3-927372-98-6 **8,99 €** ~~14,95 €~~

#POWERFÜRDICH. (DVD)
Trainiert, schlank & sexy. Das 12-Wochen-Programm von Promi-Trainer Cliff.
Clifford Opoku-Afari
978-3-95814-010-3 **14,99 €**

LOGI im Alltag, in der Praxis und in der Klinik.
Andra Knauer
978-3-942772-31-0 **6,99 €** ~~8,99 €~~

Die LOGI-Jubiläumsbox.
10 erfolgreiche, glückliche und schlanke Jahre mit der LOGI-Methode. Enthält DIE drei Standardwerke rund um die LOGI-Methode zum Jubiläumspreis.
- Glücklich und schlank.
- Das große LOGI-Kochbuch.
- Das neue große LOGI-Kochbuch.

Dr. Nicolai Worm | Franca Mangiameli
Heike Lemberger
978-3-927372-68-9 **50,00 €**
(erhältlich solange der Vorrat reicht)

Noch mehr LOGI.
Die LOGI-Fisch-, -Back- und -Grillbox. Über 400 raffinierte Rezepte.
Die Box beinhaltet:
- das große LOGI-Fischkochbuch
- das große LOGI-Grillbuch,
- das große LOGI-Back- und -Dessertbuch

Heike Lemberger | Franca Mangiameli
Susanne Thiel | Anna Fischer
978-3-942772-48-8 **45,00 €**
(erhältlich solange der Vorrat reicht)

LOGI durch den Tag. (FLIPCHART TISCHAUFSTELLER)
Kombinieren Sie Ihren LOGI-Abnehmplan aus 50 Frühstücken, 50 Mittagessen und 50 Abendessen. Maximale Sättigung mit weniger als 1.600 Kalorien und 80 Gramm Kohlenhydraten pro Tag!
Franca Mangiameli
978-3-95814-007-3 **24,99 €**

Das LOGI-Menü. (FLIPCHART TISCHAUFSTELLER)
Logisch kombiniert: 50 Vorspeisen, 50 Hauptgerichte, 50 Desserts.
Franca Mangiameli
978-3-95814-006-6 **24,99 €**

Die LOGI-Akademie. (FLIPCHART TISCHAUFSTELLER, FÜR FACHKREISE)
LOGI lehren – LOGI verstehen. Ein Leitfaden zur Patientenschulung und zum Selbststudium.
Franca Mangiameli
978-3-927372-59-7 **34,99 €** ~~48,00 €~~

Gesundheit

Syndrom X oder Ein Mammut auf den Teller!
Mit Steinzeitdiät aus der Wohlstandsfalle.
Dr. Nicolai Worm
978-3-927372-23-8 **19,90 €**

Heilkraft D.
Wie das Sonnenvitamin vor Herzinfarkt, Krebs und anderen Zivilisationskrankheiten schützt.
Dr. Nicolai Worm
978-3-927372-47-4 **15,95 €**

Die Schlafmangel-Fett-Falle.
… wie Sie trotzdem gesund und schlank bleiben.
Dr. Nicolai Worm
978-3-927372-94-8 **4,99 €** ~~14,95 €~~

Das Fastenbuch.
Die besten Fastenkuren für jeden Typ.
Anna Cavelius
978-3-927372-85-6 **19,99 €**

Vegan Detoxfasten. (NEU)
Das 7-Tage-Programm zur Regulation des Säure-Basen-Haushaltes.
Anna Cavelius
978-3-942772-97-6 **8,99 €**

Endlich schlank ohne Diät.
Erfolgreich abnehmen ohne Jo-Jo-Effekt und Kalorienzählen - nach dem LOGI-Erfolgsprinzip von Dr. Nicolai Worm.
Anna Cavelius
978-3-942772-10-5 **7,49 €** ~~9,99 €~~

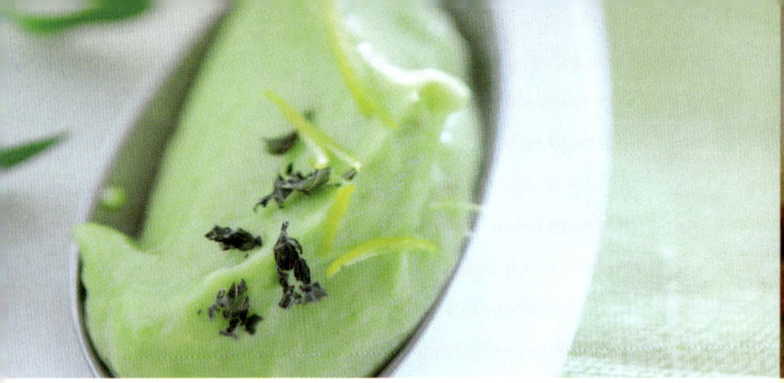

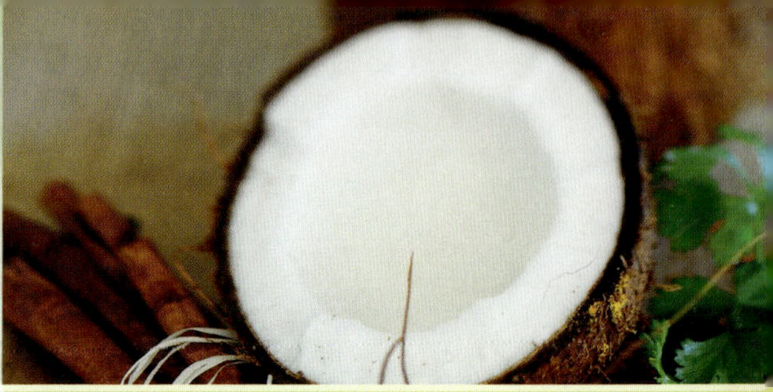

systemed Küchenratgeber

Low-Carb – Low-Budget.
Kohlenhydratbilanzierte Küche für den kleinen Geldbeutel.
Wolfgang Link | Dr. med. Jürgen Voll
978-3-942772-65-5 **8,99 €**

Low-Carb für Sportler.
30 kohlenhydratreduzierte Gerichte für den Sportler.
Wolfgang Link | Dr. med. Jürgen Voll
978-3-942772-91-4 **8,99 €**

Low-Carb kalte Küche.
40 kohlenhydratarme Rezepte ohne zu kochen.
Manuela Oehninger Suter
978-3-95814-021-9 **8,99 €**

Low-Carb unterwegs.
40 Rezepte für die Reise und zum Mitnehmen.
Franca Mangiameli | Heike Lemberger
978-3-942772-66-2 **8,99 €**

Low-Carb-Desserts.
40 Desserts mit wenig Kohlenhydraten.
Wolfgang Link
978-3-942772-95-2 **8,99 €**

Low-Carb-Aufläufe.
40 kohlenhydratarme Rezepte aus dem Ofen & Wissenswertes zu Auflaufformen.
Wolfgang Link
978-3-95814-022-6 **8,99 €**

Low-Carb vegan.
40 Rezepte ohne tierische Lebensmittel.
Franca Mangiameli | Heike Lemberger
978-3-942772-68-6 **8,99 €**

Low-Carb-Pfannengerichte.
40 Rezepte für die schnelle Pfanne mit wenig Kohlenhydraten.
Wolfgang Link
978-3-942772-93-8 **8,99 €**

Low-Carb-Backen für den Alltag.
22 kohlenhydratarme, einfache und 100% funktionierende Rezepte für Kuchen und Kekse.
Beate Strecker
978-3-95814-033-2 **8,99 €**

Low-Carb in 15 Minuten.
40 »leichte« Schnellrezepte zum Genießen.
Wolfgang Link
978-3-942772-75-4 **8,99 €**

Low-Carb bei Nahrungsmittelunverträglichkeit.
30 Rezepte bei Laktoseintoleranz/Fruktoseintoleranz/Zöliakie.
W. Link | Dr. med. J. Voll
978-3-942772-74-7 **4,99 €** ~~7,99 €~~

Low-Carb für den Hund.
Artgerechte Hundeernährung mit wenig Kohlenhydraten – Wissen, Tipps und Rezepte.
Ursula Bien
978-3-95814-011-0 **8,99 €**

Low-Carb-Powerwoche.
In 7 Tagen Vitalität gewinnen und Gewicht verlieren.
Wolfgang Link | Dr. med. Jürgen Voll
978-3-942772-87-7 **8,99 €**

Low-Carb vegetarisch.
40 vegetarische Rezepte ohne Fisch und Fleisch.
Wolfgang Link
978-3-95814-005-9 **8,99 €**

NEU
Low-Carb für Diabetiker.
30 kohlenhydratarme Rezepte zur Blutzuckerregulation.
Wolfgang Link | Dr. Jürgen Voll
978-3-95814-045-5 **8,99 €**

Low-Carb in der Schwangerschaft.
Gesundheit mit wenig Kohlenhydraten für Mutter und Baby.
Annett Schmittendorf
978-3-942772-72-3 **8,99 €**

Low-Carb-Suppen.
40 Suppen und Eintöpfe zum einfachen Nachkochen.
Manuela Oehninger Suter
978-3-95814-004-2 **8,99 €**

NEU
Low-Carb-Frühstück.
40 abwechslungsreiche Frühstücksideen mit wenig Kohlenhydraten.
Wolfgang Link
978-3-95814-046-2 **8,99 €**

NEU
Low-Carb-Nudelküche.
40 köstliche echte Pastarezepte mit wenig Kohlenhydraten.
Wolfgang Link
978-3-95814-047-9 **8,99 €**

NEU
Low-Carb für Einsteiger.
32 einfache Rezepte für den Start in eine kohlenhydratarme Ernährung.
Manuela Oehninger Suter
978-3-95814-048-6 **8,99 €**

Ketogene Ernährung

BEST-SELLER
Krebszellen lieben Zucker – Patienten brauchen Fett.
Gezielt essen für mehr Kraft und Lebensqualität bei Krebserkrankungen.
Prof. Ulrike Kämmerer
Dr. Christina Schlatterer | Dr. Gerd Knoll
978-3-927372-90-0 **24,99 €**

JETZT ALS PAPERBACK
Stopp Alzheimer!
Wie Demenz vermieden und behandelt werden kann.
Dr. Bruce Fife
978-3-942772-86-0 **20,00 €** ~~24,99 €~~

Das Beste aus der Kokosnuss.
Natives Bio-Kokosöl und Bio-Kokosmehl.
Ulrike Gonder
978-3-942772-56-3 **4,99 €**

NEU
Ketogene Ernährung bei Krebs.
Die besten Lebensmittel bei Tumorerkrankungen.
Prof. Ulrike Kämmerer
Dr. Christina Schlatterer | Dr. Gerd Knoll
978-3-95814-037-0 **14,99 €**

Stopp Alzheimer! Praxisbuch.
Wie Demenz vermieden und behandelt werden kann. Mit zahlreichen Rezepten, Mental-Test sowie Warenkunde und Kohlenhydrattabellen.
Dr. Bruce Fife
978-3-942772-27-3 **12,99 €**

Kokosöl (nicht nur) fürs Hirn!
Wie das Fett der Kokosnuss helfen kann, gesund zu bleiben und das Gehirn vor Alzheimer und anderen Schäden zu schützen.
Ulrike Gonder
978-3-942772-38-9 **5,99 €**

KetoKüche für Einsteiger: Rezepte & Kraftshakes.
50 ketogene Rezepte, die schmecken.
Dorothee Stuth | Ulrike Gonder
978-3-942772-42-6 **14,99 €**

Positives über Fette und Öle.
Warum gute Fette und Öle so wichtig für uns sind.
Ulrike Gonder
978-3-942772-57-0 **4,99 €**

Alle 3 Bücher im Paket
978-3-942772-55-6 **12,00 €**

KetoKüche zum Genießen.
Mit gesunden Gewürzen und Kokosnuss. Über 100 ketogene Rezepte für Genießer.
Bettina Matthaei | Ulrike Gonder
978-3-942772-44-0 **19,99 €**

KetoKüche kennenlernen.
Die ketogene Ernährung in Theorie und Praxis.
Ulrike Gonder | Anja Leitz
978-3-942772-80-8 **8,99 €**

Das angesagte, neue Ernährungsthema im systemed Verlag: Gezielt essen bei Krebserkrankungen, Alzheimer und Demenz mit ketogener Ernährung.

NEU
KetoKüche mediterran.
90 kohlenhydratarme Gerichte rund um das Mittelmeer.
Bettina Matthaei
978-3-95814-044-8 **19,99 €**

Praxisbroschüre Rezepte zur Unterstützung einer ketogenen Ernährung für Krebspatienten.
Prof. Ulrike Kämmerer | Nadja Pfetzer
(erhältlich nur beim Verlag) **6,90 €**

systemed verlag

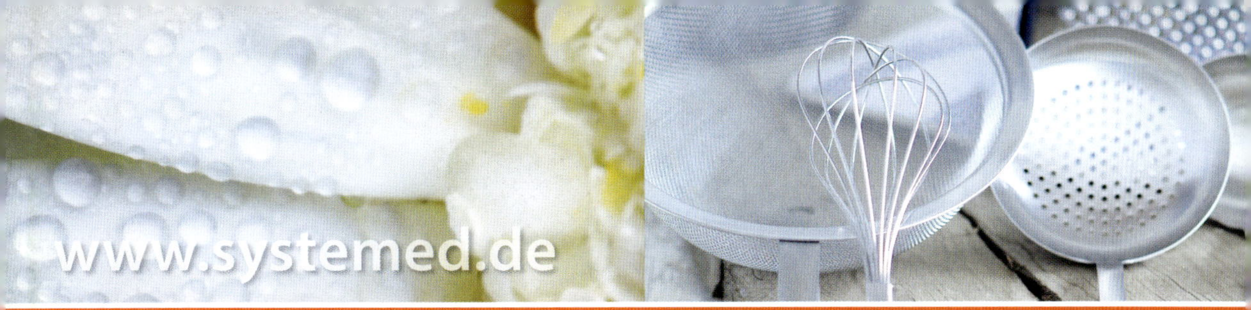

Ernährung, Gesundheit, Lifestyle, Wellness

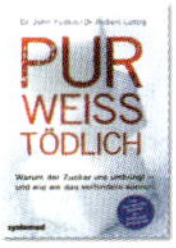

Pur – weiß – tödlich.
Warum der Zucker uns umbringt – und wie wir das verhindern können.
Prof. John Yudkin | Prof. Robert Lustig
978-3-942772-41-9 14,99 €

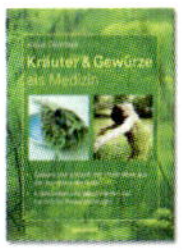

JETZT ALS PAPERBACK

Kräuter & Gewürze als Medizin.
Gesund und schlank mit Vitalkräften aus der Apotheke der Natur.
Klaus Oberbeil
978-3-942772-92-1 15,00 € ~~19,95 €~~

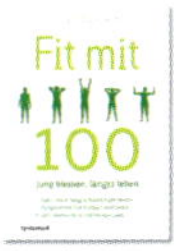

Fit mit 100.
Jung bleiben, länger leben.
- Ein Leben lang schlank & glücklich.
- Programme für Körper und Seele.
- 100 wertvolle Ernährungstipps.

Klaus Oberbeil
978-3-927372-93-1 14,99 €

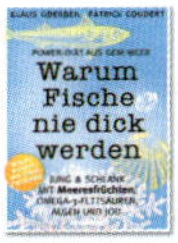

Warum Fische nie dick werden.
Jung & schlank mit Meeresfrüchten, Omega-3-Fettsäuren, Algen und Jod.
Klaus Oberbeil | Patrick Coudert
978-3-942772-71-6 9,99 €

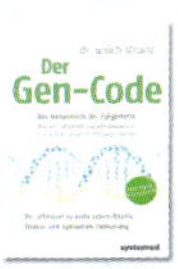

Der Gen-Code.
Das Geheimnis der Epigenetik – wie wir mit Ernährung und Bewegung unsere Gene positiv beeinflussen können.
Dr. Ulrich Strunz
978-3-942772-01-3 14,99 €

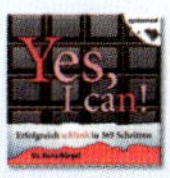

Yes, I can!
Erfolgreich schlank in 365 Schritten.
Dr. Ilona Bürgel
978-3-927372-51-1 4,99 € ~~15,00 €~~

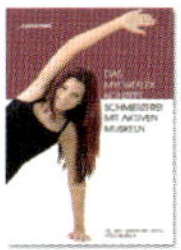

Das Myoreflexkonzept.
Schmerzfrei mit aktiven Muskeln.
Dr. med. E. Jörg | P. Kensok 13,99 € ~~19,99 €~~
978-3-942772-49-5

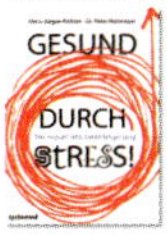

Gesund durch Stress!
Wer reizvoll lebt, bleibt länger jung!
Hans-Jürgen Richter
Dr. Peter Heilmeyer 4,99 € ~~15,95 €~~
978-3-927372-42-9

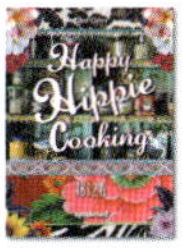

NEU

Happy-Hippie-Cooking Ibiza.
72 Rezepte, die auf Konventionen pfeifen. Love & Peace an der Pfanne.
Elke Clörs
978-3-95814-025-7 19,99 €

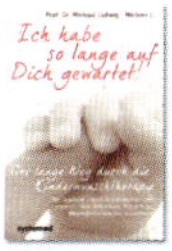

Ich habe so lange auf Dich gewartet!
Der lange Weg durch die Kinderwunsch-therapie. Ein Tagebuch – ärztlich kommentiert und ergänzt – über Hoffnungen, Misserfolge, Wegbegleiter und das Wunschkind.
Prof. M. Ludwig | Maileen L. 9,59 € ~~15,99 €~~
978-3-942772-11-2

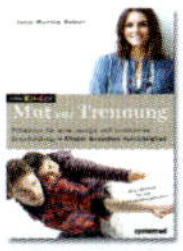

Mut zur Trennung.
Plädoyer für eine mutige und produktive Entscheidung – Kinder brauchen Aufrichtigkeit.
Jutta Martha Beiner 9,59 € ~~15,99 €~~
978-3-942772-47-1

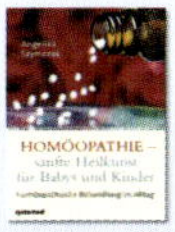

Homöopathie – sanfte Heilkunst für Babys und Kinder.
Homöopathische Behandlung im Alltag.
Angelika Szymczak 5,99 € ~~19,95 €~~
978-3-927372-49-8

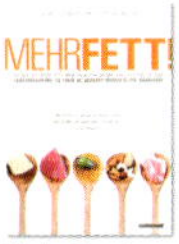

BEST-SELLER

Mehr Fett!
Warum wir mehr Fett brauchen, um gesund und schlank zu sein.
U. Gonder | Dr. N. Worm 13,99 € ~~19,95 €~~
978-3-927372-54-2

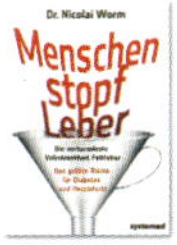

Menschenstopfleber.
Die verharmloste Volkskrankheit Fettleber.
Dr. Nicolai Worm
978-3-927372-78-8 19,99 €

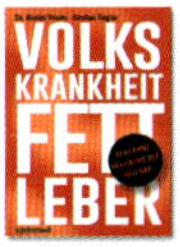

Volkskrankheit Fettleber.
Verkannt – verharmlost – heilbar.
Dr. Nicolai Worm | Kirsten Segler
978-3-942772-78-5 16,99 €

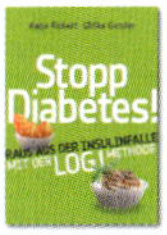

BEST-SELLER

Stopp Diabetes!
Raus aus der Insulinfalle mit der LOGI-Methode.
Katja Richert | Ulrike Gonder
978-3-927372-56-6 16,95 €

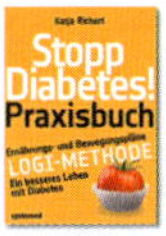

Stopp Diabetes! Praxisbuch.
Ernährungs- und Bewegungspläne. LOGI-Methode.
Ein besseres Leben mit Diabetes.
Katja Richert
978-3-942772-08-2 16,99 €

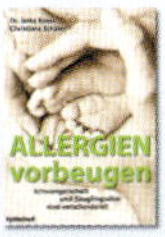

Allergien vorbeugen.
Schwangerschaft und Säuglingsalter sind entscheidend!
Dr. I. Reese | Chr. Schäfer 9,99 € ~~14,95 €~~
978-3-927372-50-4

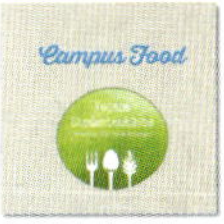

Campus Food.
Vegane Studentenküche.
Anne Bühring | Kurt-Michael Westermann
978-3-942772-21-1 12,00 €

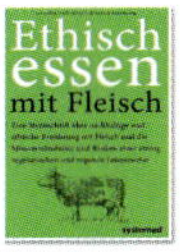

Ethisch Essen mit Fleisch.
Eine Streitschrift über nachhaltige und ethische Ernährung mit Fleisch und die Missverständnisse und Risiken einer streng vegetarischen und veganen Lebensweise.
Lierre Keith | Ulrike Gonder
978-3-927372-87-0 14,99 €

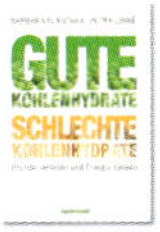

Gute Kohlenhyrate – schlechte Kohlenhydrate.
Pfunde verlieren und Energie tanken.
Barbara Plaschka | Petra Linné
978-3-927372-81-8 12,95 €

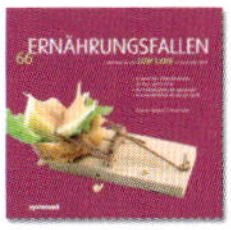

66 Ernährungsfallen … und wie sie mit Low-Carb zu vermeiden sind.
- in typischen Alltagssituationen
- für Büro und Freizeit
- mit Einkaufsführer im Supermarkt
- mit ausführlichem Restaurant-Guide

Barbara Plaschka | Petra Linné
978-3-927372-55-9 15,95 €

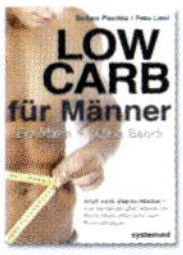

Low-Carb für Männer. Ein Mann – (k)ein Bauch.
Jetzt noch übersichtlicher – mit komplett überarbeiteter Kohlenhydrattabelle zum Nachschlagen.
Barbara Plaschka | Petra Linné
978-3-942772-52-5 15,99 €

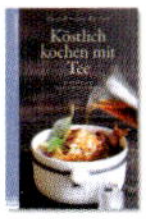

Köstlich kochen mit Tee.
Einfache und inspirierende Rezepte.
Tanja Bischof | Harry Bischof 4,99 € ~~8,95 €~~
978-3-942772-76-1

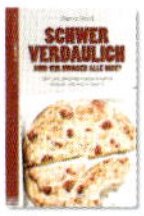

nur als eBOOK

Schwer verdaulich.
Wie uns die Ernährungsindustrie mästet und krank macht.
Pierre Weill
epub: 978-3-95814-060-8
pdf: 978-3-95814-061-5 8,99 €

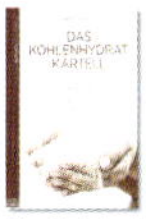

Das Kohlenhydratkartell.
Über die Diätkatastrophe, die finsteren Machenschaften der Zuckerlobby und Wege aus dem Diätendschungel.
Clifford Opoku-Afari
978-3-942772-39-6 12,95 €

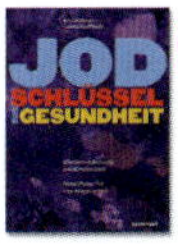

NEU

Jod. Schlüssel zur Gesundheit.
Wiederentdeckung eines Heilmittels.
Neue Power für Ihre Körperzellen.
Kyra Hoffmann | Sascha Kauffmann
978-3-95814-017-2 12,99 €

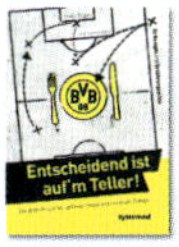

Entscheidend ist auf'm Teller!
Das BVB-Prinzip für optimale Fitness und maximale Energie.
Frank Fligge | Jola Jaromin-Bowe
978-3-95814-040-0 19,99 €

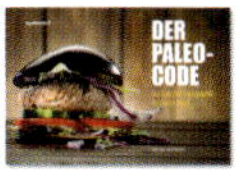

Der Paleo-Code.
Das Steinzeit-Programm.
Romy Dollé
978-3-927372-86-3 19,99 €

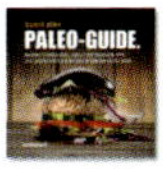

NEU

Paleo-Guide.
Kompaktes Basiswissen, Tabellen und praktische Tipps zum leichten Einstieg in ein Leben im Einklang mit den Genen.
Susanne Bader
978-3-95814-036-3 7,99 €

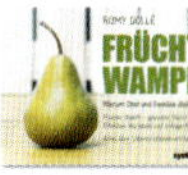

Früchtewampe.
Warum Obst und Gemüse dick machen!
Romy Dollé
978-3-942772-83-9 19,99 €

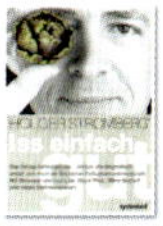

Iss einfach gut.
Das Prinzip Nahrungskette – einfach und pragmatisch erklärt vom Koch der Deutschen Fußballnationalmannschaft.
In Hardcover-Luxusausführung mit Moleskine Gummi und Saisonkalender als DIN-A3-Poster
Holger Stromberg 14,99 € ~~18,99 €~~
978-3-942772-50-1

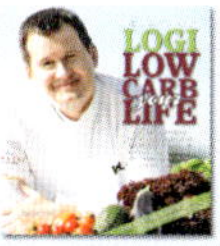

NEU

Low-Carb your life.
Die Lieblingsrezepte aus seiner erfolgreichen Ratgeberreihe rund um den gesunden Lebensstil.
Wolfgang Link
978-3-95814-027-1 19,99 €

Bestellen Sie direkt beim Verlag. Versandkostenfreie Lieferung. Alle bereits erschienenen Bücher sind sofort lieferbar. Mehr Infos zum Programm, zu den Autoren und zu weiteren Neuerscheinungen finden Sie auf www.systemed.de.

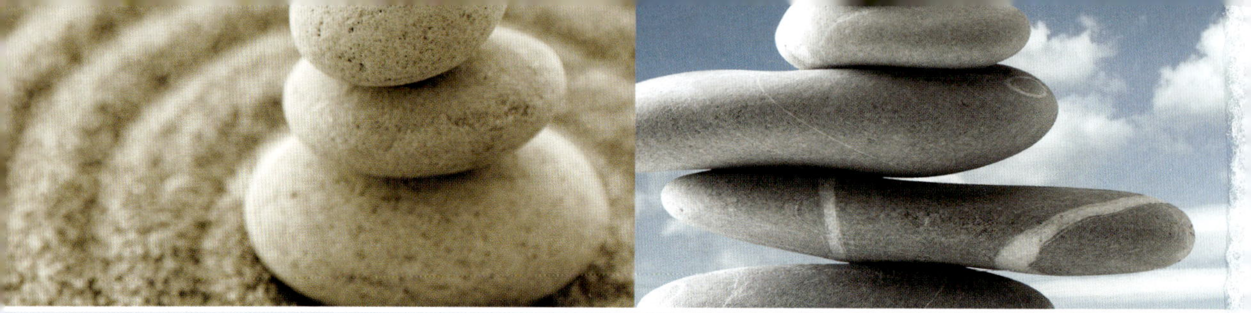

Yoga & Achtsamkeit

Das Hatha Yoga Praxisbuch.
Für Einsteiger und Fortgeschrittene.
Marcel Anders-Hoepgen
978-3-95814-035-6 **29,99 €**

Sampoorna Hatha Yoga Stunde. (DVD)
Stufe 1
Marcel Anders-Hoepgen
978-3-927372-64-1 **17,95 €**

Sampoorna Hatha Yoga Stunde. (CD)
Stufe 1
Marcel Anders-Hoepgen
978-3-927372-65-8 **9,79 €** ~~14,95 €~~

Sampoorna Hatha Yoga Stunde. (DVD)
Leichte Mittelstufe
Schwerpunkt: Dehnung der Hüften
Marcel Anders-Hoepgen
978-3-942772-04-4 **17,95 €**

Hatha Yoga Stunde. (DVD)
Leichte Mittelstufe
Schwerpunkt: Kraftaufbau
Marcel Anders-Hoepgen
978-3-927372-84-9 **17,99 €**

Hebammen Yoga.
Übungen zur Geburtsvorbereitung und Rückbildung. ***Inkl. Mantra-Audio-CD.***
Marcel Anders-Hoepgen
978-3-927372-99-3 **5,99 €** ~~19,99 €~~

Hebammen Yoga. (Doppel-DVD)
Übungen zur Geburtsvorbereitung und Rückbildung.
Marcel Anders-Hoepgen
978-3-942772-03-7 **16,95 €**

Yoga von Kopf bis Fuß.
5-Minuten-Übungen aus dem Sampoorna Hatha Yoga.
Die Box beinhaltet:
- Augenentspannung (CD)
- Gleichgewicht (CD)
- Oberen Rücken stärken (CD)
- Unteren Rücken stärken (CD)
- Bauchmuskulatur stärken (CD)

Marcel Anders-Hoepgen
978-3-942772-45-7 **15,00 €** ~~30,00 €~~
(erhältlich solange der Vorrat reicht)

Nada-Yoga-Musik-Reihe.
Marcel Anders-Hoepgen

Eternal OM (CD)
978-3-942772-16-7 9,99 €

Shanti (CD)
978-3-942772-29-7 9,99 €

Runterkommen (CD)
978-3-942772-17-4 9,99 €

Gelassenheit (CD)
978-3-942772-15-0 9,99 €

Marcel Anders-Hoepgen

Besser schlafen. (CD)
Entspannung für die Nacht.
978-3-942772-25-9 **9,99 €**

Gut schlafen. (CD)
Entspannung für die Nacht.
978-3-927372-62-7 **9,95 €**

Kraft tanken. (CD)
Entspannung für den Tag.
978-3-927372-61-0 **7,99 €**

Marcel Anders-Hoepgen

Augenentspannung (CD)
978-3-927372-71-9 8,95 €

Gleichgewicht (CD)
978-3-927372-72-6 8,95 €

Oberen Rücken stärken (CD)
978-3-927372-73-3 8,95 €

Unteren Rücken stärken (CD)
978-3-927372-74-0 8,95 €

Bauchmuskulatur stärken (CD)
978-3-927372-75-7 8,95 €

Die Yogi-Methode.
30-Tage-Challenge zur achtsamen Ernährung.
Vegan – ayurvedisch – yogisch.
Marcel Anders-Hoepgen
978-3-942772-69-3 **19,99 €**

FLIP CHART TISCHAUFSTELLER

Yoga: Jeden Tag neu!
Über 100.000 mögliche Kombinationen für Übungseinheiten à 5 bis 10 Minuten.
Marcel Anders-Hoepgen
978-3-927372-69-6 **13,99 €** ~~28,00 €~~

Sonnengruß, Teil 1. (DVD + CD)
Das perfekte Workout.
Marcel Anders-Hoepgen
978-3-927372-77-1 **9,99 €** ~~16,95 €~~

Sonnengruß, Teil 2. (DVD + CD)
Der perfekte Stressabbau.
Marcel Anders-Hoepgen
978-3-927372-97-9 **9,99 €** ~~16,95 €~~

Rücken for fit.
Das 30-Tage-Programm für einen schmerzfreien Rücken in nur fünf Minuten pro Tag.
Inklusive Übungs-DVD.
Marcel Anders-Hoepgen
978-3-942772-53-2 **14,99 €** ~~19,99 €~~

Anti-Stress-Yoga.
Kartenbox mit 18 Rezepten und 56 Asanas.
Petra Orzech
978-3-942772-85-3 **14,99 €**

Der Glücksvertrag
Das 21-Tage-Programm. Ein glückliches Leben in Balance dank einer Formel aus Psychologie und fernöstlicher Heilkunst.
Inklusive DVD.
A. Mehta | G. Brüggemann
978-3-942772-14-3 **5,99 €** ~~19,99 €~~

Yoga X-Large.
Auch Dicke können Yoga machen! Yoga- und Bewusstheitsübungen für Menschen mit Plus-Size-Körpern.
Birgit Feliz Carrasco
978-3-942772-77-8 **17,99 €**

BESTSELLER

Schlank durch Achtsamkeit.
Durch inneres Gleichgewicht zum Idealgewicht.
Ronald Pierre Schweppe
978-3-942772-90-7 **14,99 €**

Achtsam abnehmen.
33 Methoden für jeden Tag.
Ronald Pierre Schweppe
978-3-942772-99-0 **12,99 €**

Warum Stress dick macht
... und warum wir entspannt schneller abnehmen.
Ronald Pierre Schweppe
978-3-942772-51-8 **9,75 €** ~~12,99 €~~

NEU

Der Burnout-Irrtum
Ausgebrannt durch Vitalstoffmangel – Burnout fängt in der Körperzelle an! Das Präventionsprogramm mit Praxistipps und Fallbeispielen.
Uschi Eichinger | Kyra Hoffmann
978-3-95814-042-4 **19,99 €**

NEU

Die Anti-Stress-Ernährung.
Die LOGI-Methode zur Stressbewältigung. Mehr Power für die Körperzellen.
Uschi Eichinger | Kyra Hoffmann
978-3-95814-032-5 **19,99 €**

Glückliche Kinder.
Erziehung in Liebe und Achtsamkeit.
Aus der Reihe »mitGefühl«
Ronald Pierre Schweppe
978-3-95814-000-4 **7,99 €**

Starke Partner.
Beziehung in Liebe und Achtsamkeit.
Aus der Reihe »mitGefühl«
Aljoscha Long
978-3-95814-001-1 **7,99 €**

Dauerhaft schlank.
Ernährung mit Liebe und Achtsamkeit.
Aus der Reihe »mitGefühl«
Dr. Julia Bollwein
978-3-95814-002-8 **7,99 €**

Selbstheilung.
Gesundheit durch Liebe und Achtsamkeit.
Aus der Reihe »mitGefühl«
Fei Long
978-3-95814-003-5 **7,99 €**

systemed Verlag
Kastanienstraße 10
D-44534 Lünen
Telefon 02306 63934
Telefax 02306 61460
www.systemed.de
faltin@systemed.de

systemed verlag